中国临床案例·康复医学案例精选丛书

总主编 潘 钰 周谋望

盆底康复案例精选

李建华 主 编

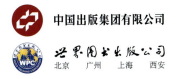

中国出版集团有限公司

世界图书出版公司
北京 广州 上海 西安

图书在版编目（CIP）数据

盆底康复案例精选 / 李建华主编 . -- 北京 : 世界
图书出版有限公司北京分公司 , 2025. 3. -- ISBN 978
-7-5232 -2013-9

Ⅰ . R711.509
中国国家版本馆 CIP 数据核字第 2025PK5176 号

书　　名　盆底康复案例精选
　　　　　PENDI KANGFU ANLI JINGXUAN

主　　编　李建华
总 策 划　吴　迪
责任编辑　刘梦娜
特约编辑　李东雪

出版发行　世界图书出版有限公司北京分公司
地　　址　北京市东城区朝内大街 137 号
邮　　编　100010
电　　话　010-64033507（总编室）　0431-80787855　13894825720（售后）
网　　址　http://www.wpcbj.com.cn
邮　　箱　wpcbjst@vip.163.com
销　　售　新华书店及各大平台
印　　刷　长春市印尚印务有限公司
开　　本　787 mm × 1092 mm　1/16
印　　张　19.25
字　　数　339 千字
版　　次　2025 年 3 月第 1 版
印　　次　2025 年 3 月第 1 次印刷
国际书号　ISBN 978 -7-5232-2013-9
定　　价　238.00 元

文　伟　上海交通大学医学院附属第一人民医院

石汝婷　中南大学湘雅三医院

印　婷　华润武钢总医院

朱伟新　金华市中心医院

刘晓广　宁波市康复医院

江浩清　福建省漳州市医院

李玉玮　天津市人民医院

李旭红　中南大学湘雅三医院

杨亦青　同济大学附属养志康复医院

吴　娟　北京博爱医院

吴李秀　丽水市第二人民医院

何　晴　浙江大学医学院附属邵逸夫医院

汪晓茜　温州市人民医院

宋克薇　济宁市第一人民医院

郝　彦　浙江大学医学院附属邵逸夫医院

胡金娜　浙江大学医学院附属邵逸夫医院

袁梦玮　成都市第三人民医院

原　筝　河南省中医院

黄智慧　浙江大学医学院附属邵逸夫医院

蔡月云　福建省漳州市医院

主编简介

李建华，在职博士研究生，主任医师，现任浙江大学医学院附属邵逸夫医院康复医学中心主任，浙江大学医学院康复医学研究中心副主任。兼任中华医学会物理医学与康复学分会副主任委员，中国康复医学会运动康复专业委员会主任委员，中国医师协会康复医师分会常务委员，国家康复质量控制工作委员会常务委员，浙江省医学会物理医学与康复学分会主任委员，浙江省医师协会康复医师分会副会长（兼总干事），浙江省残疾人康复协会副理事长，浙江省康复医学住院医师规范化培训质量控制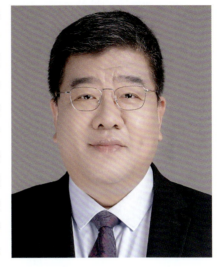中心副主任，浙江省康复医学质量控制中心副主任，浙江省医学会运动医学分会委员（兼运动康复学组组长），浙江大学医学院康复医学研究中心副主任，《中华物理医学与康复杂志》《中国康复医学杂志》《中国运动医学杂志》编委。

承担国家级、省部级科研项目 10 余项，主持浙江省科技厅重大专项 1 项；获浙江省医药卫生科技进步三等奖 2 项（2013 年度和 2014 年度）；国内核心期刊发表学术论文 50 余篇，其中 SCI 文章 10 余篇，主编（或参编）康复医学教材 30 余本，发明专利 2 项。

主编、参编康复医学教材和参考书 7 部；在浙江省内率先开展成人肢体肌肉痉挛肉毒毒素注射治疗技术；在浙江省内率先开展临床疾病肌肉功能表面肌电图检查技术；参与研发国内首台康复机器人和表面肌电图检查设备，获得专利 2 项。

前　言

　　盆底功能障碍性疾病是一类疾病的总称，包括尿失禁、尿潴留、大便失禁、便秘、盆底脏器脱垂、盆底疼痛和性功能障碍等。对于盆底功能障碍性疾病的康复治疗，我们不仅要掌握治疗手段的种类、应用范围，也要针对不同原因所致盆底功能障碍性疾病的发病机制有所了解，并在此基础上有针对性地灵活采用不同康复手段进行治疗。治疗手段的创新永远赶不上应用范围的创新，治疗手段的合理选择永远优于简单综合的治疗手段应用。因此，本书的编写模式也是基于近年来医学发展对于盆底功能障碍性疾病诊治与康复的最新要求，联合了妇产科、泌尿外科、肛肠外科、消化内科、疼痛科等相关科室，从疾病基础的机制介绍和基本诊断方面入手，过渡到疾病的专科化评估和针对性治疗，体现了多学科合作的优势。因此，本书的内容适用于从事盆底疾病诊疗的相关科室从业人员了解各个专科对于不同类型的盆底功能障碍性疾病的诊断思路，也有助于各个专科相关人员更加深入地了解康复医学科如何开展盆底功能障碍性疾病的评估与治疗策略选择，从而可以更加有效地促进多学科合作模式在盆底功能障碍性疾病诊治中发挥更大的作用。

　　目前盆底功能障碍性疾病理论学习的相关书籍多集中于疾病的评估、诊断、专科治疗，疾病本身缺乏具象化。该书以病例介绍形式直观展示疾病的病因、起病过程、诊疗步骤、经验总结，囊括了多学科合作对疾病的诊疗，也列举了专科对专病治疗的优势，为大家开展盆底功能障碍性疾病的诊治与康复提供参考。临床上大部分的治疗手段已十分常见，且被大众所接受。事实上，许多盆底功能障碍性疾病包括盆底疼痛、性功能障碍等复杂且对患者日常生活质量影响明显的疾病种类，其发病机制复杂、涉及科室众多、治疗效果差异性明显，仍然有待于未来更加有效的诊断、评估和治疗方法的研究，以探索其发病机制与治疗机制，预示着未来多学科合作与深度融合是盆底功能障碍性疾病诊治的必然发展模式。

　　因此，根据国内医疗环境及相关诊治流程、诊治技术水平等特征，构建一个多学科合作的典型范式，以致于后续可规模化复制应用于各种不同规模的综合性医院，是未来可进行研究的一个重大创新点。

编　者
2024 年 4 月

目 录

病例1 产后排尿困难伴盆底疼痛的康复治疗

一、病历摘要

（一）病史简介

患者女性，33岁。

主诉：产后排尿困难及盆底疼痛3年。

现病史：患者3年前无痛分娩后出现尿潴留，留置导尿数周拔除尿管可自主排尿，仍有排尿困难，表现为排尿无力、尿线变细、排尿中断。产后存在骶尾部及盆底疼痛，骶尾部疼痛以胀痛为主，盆底疼痛以持续性阴道内部、会阴部刺痛为主，否认尿频、尿急、尿痛，否认肢体麻木、无力。患者曾于当地医院多次就诊，并行口服药物（具体不详）、盆底电刺激与生物反馈治疗，针灸及盆底肌力训练等康复治疗后排尿困难、骶尾部疼痛症状逐步好转，但仍存在盆底疼痛，疼痛性质如前，长期站立或坐位等劳累后疼痛可加重，排尿费力感亦加重。当地医院妇产科曾完善盆腔磁共振检查未见异常，建议继续康复治疗。现为进一步治疗，门诊拟"盆腔痛"收入院。患者自患病以来，神志清楚，精神尚可，情绪偶有低落，饮食、睡眠尚可，大便正常，小便如上述，体重无明显下降。

既往史：2年前于当地某三甲医院泌尿外科行经阴道铒激光治疗盆底疼痛，自诉效果欠佳。

（二）体格检查

心肺腹查体无特殊，双下肢无水肿。外阴无特殊，四肢肌力Ⅴ级，四肢深浅感觉无特殊。阴道口触痛：2点、4点、10点。尿道口触痛：3点、9点。经阴道检查：盆腔器官脱垂评估（pelvic organ prolapse quantitive examination，POP-Q）：Aa：-3 cm，Ba：-3 cm，C：-3 cm，D：-7 cm，Ap：-3 cm，Bp：-3 cm，tvl：7cm。阴道可容2^+指。改良牛津肌力Ⅱ级。肛门指检：球-肛门反射存在，肛门深压觉存在，肛门收缩可。盆腔痛检查：双侧闭孔内肌压痛，左侧肛提肌腱弓压痛。肛门指检：双侧坐骨棘压痛，双侧骶棘韧带压痛。骨盆带检查：双侧"4"字试验（+），双侧梨状肌试验（+）。骨盆周围肌肉检查：双侧内收肌紧张，左侧股直肌、双侧阔筋膜张肌紧张。脊柱检查：脊柱稍侧弯，腰椎偏左。特殊检查：双侧腹壁反射、膝腱反射和踝反射对称引出，双侧巴宾斯基征（-），脑膜刺激征（-）。日常生活活动能力（activities of daily living，ADL）评分100分。疼痛数字评分（numerical rating scale，NRS）3分。

（三）辅助检查

经阴道彩超检查：子宫及双侧附件区未见明显异常。

膀胱残余尿量彩超：排尿后膀胱残余尿量约 31 mL。

（四）诊断

1. 盆腔痛；

2. 排尿困难。

（五）诊疗经过

患者入院后完善相关检查：①血常规、生化筛查、传染病四项、凝血功能、心电图无特殊。②泌尿系统彩超检查无特殊；膀胱残余尿量 B 超：排尿后膀胱残余尿量约 24 mL。③女性盆腔痛超声：左侧耻骨直肠肌耻骨附着处及左侧骶棘韧带方向触痛明显。④盆底功能彩超：子宫脱垂（轻度），左侧肛提肌可疑撕裂伤。⑤肛门括约肌与耻骨直肠肌彩超＋弹性成像检查：耻骨直肠肌偏左侧局部回声减低，瘢痕考虑。⑥局部肌张力正电子发射断层显像-计算机断层扫描（positron emission tomography - computed tomography，PET-CT）：盆底肌肉及臀部肌肉放射性分布未见明显增高，请结合临床。⑦盆底肌电图：体感诱发电位（somatosensory evoked potential，SEP）检查可见耻骨联合正常 SEP，阴蒂背神经正常 SEP，肛门正常 SEP；自主神经检查可见阴蒂背神经交感神经兴奋性低，肛管交感神经兴奋性高；反射检查可见正常阴蒂海绵体反射；针极肌电图检查肛门外括约肌、耻骨直肠肌、球海绵体肌未见明显异常，尿道括约肌收缩力弱。结论提示：阴蒂背神经交感支受累；肛管交感神经兴奋性高；尿道括约肌收缩力弱。

药物治疗予普瑞巴林胶囊 75 mg 口服、2 次／日改善神经病理性疼痛，甲钴胺片 0.5 mg 口服、3 次／日＋维生素 B_1 片 10 mg 口服、3 次／日营养神经等对症治疗。康复治疗予核心肌群、呼吸肌群、盆底肌群肌力训练改善骨盆与盆底肌肌力，盆底肌筋膜手法松解改善盆底肌筋膜疼痛、盆底冲击波治疗改善阴道腔内瘢痕粘连，盆底肌电刺激与生物反馈训练增强盆底肌感知与肌肉收缩，骶尾部针灸促进排尿功能恢复等综合康复治疗方案。

入院后患者排尿困难仍存在，完善简易膀胱压力测定见膀胱容量、膀胱压力、残余尿量均未见异常，故未予间歇导尿治疗，经药物治疗及康复训练后，盆底疼痛感稍有缓解，但劳累后盆底疼痛仍然存在。查房期间，患者描述存在久坐后盆底疼痛感加重的特征性现象，结合患者查体存在双侧骶结节韧带的压痛，考虑骶结节韧带劳损所致盆底疼痛可能，遂予以双侧骶结节韧带及骶棘韧带局部封闭注射治疗，但注射治疗后患者盆底疼痛缓解欠佳。仔细询问其疼痛病史，盆底疼痛部位为阴道内部不适感、尿道口刺痛感，坐位或劳累时可加重，考虑疼痛与神经卡压所致疼痛类似。存在双侧梨状肌试验阳性，进一步复习解剖结构可见阴部神经来自 $S_2 \sim S_4$ 骶神经前支，分布于会阴部和外生殖器的肌肉和皮肤。其自骶神经发出后横向走行，穿梨状肌下孔到达臀部，在骶棘韧带和骶结节韧带之间穿行后到达会阴区，通过坐骨小孔到坐骨直肠窝，前行于阴部神经管，分为肛神经、会阴神经和阴茎（阴蒂）背神经。其中肛神经即直肠下神经，主要支配肛门外括约肌及肛门部；会阴神经支配会阴诸肌和阴囊或大阴唇；阴茎（阴蒂）背神经走行在阴茎（阴蒂）的背侧，支配阴茎（阴蒂）。

由此，考虑患者存在梨状肌出口水平压痛点位置阴部神经卡压可能，再次查体见在左侧梨状肌压痛点位置持续点按 10 秒左右，患者诉阴道内部不适感与尿道口刺痛感加重。后予以左侧梨状肌利多卡因及高渗葡萄糖增生疗法注射治疗，患者盆底疼痛感显著缓解。

患者经 3 周康复治疗与 2 次左侧梨状肌注射治疗后症状好转出院，出院后 2 周随访症状改善良好。

二、诊疗经验

本例患者 3 年前无痛分娩后出现尿潴留，经对症治疗后遗留排尿困难，产后出现骶尾部及盆腔痛等临床问题。当地医院对症治疗后，排尿困难虽然改善但仍然存在排尿费力感，骶尾部疼痛缓解，盆腔痛在经阴道铒激光治疗后缓解并不明显。因此，患者本次主因盆腔痛入院就诊。盆腔痛的门诊就诊患者人数逐年增加，但多数患者常被简单地诊断为盆腔炎性疾病而误诊。目前对其发病病因尚不清楚，部分学者认为盆底肌肉及筋膜过度紧张或牵拉是引起盆腔痛的原因之一。盆腔痛定义为非周期性的骨盆及骨盆周围组织器官的疼痛，导致机体器官功能异常，且盆腔器官无明显创伤和病理改变，影响患者社会行为和生活质量，需要进行治疗的一组综合征，多见于生育期女性。

该患者入院后完善相关体格检查，重点进行盆底功能障碍性疾病专科查体。查体结果提示存在阴道口、尿道口触痛；腔内查体提示存在阴道松弛、盆底肌力下降、双侧闭孔内肌压痛，左侧肛提肌腱弓压痛、双侧坐骨棘压痛，双侧骶棘韧带压痛；腔外检查提示存在双侧"4"字试验（＋）、双侧梨状肌试验（＋）、双侧内收肌紧张、左侧股直肌、双侧阔筋膜张肌紧张。根据患者既往妇科就诊病史排除盆腔炎等器质性病变。结合上述查体，我科予以改善神经病理性疼痛、营养神经等对症治疗，康复训练方案的设计重点在于盆底肌训练及骨盆周围肌群的训练，另外结合盆底肌筋膜手法松解的腔内治疗手段，缓解因肌筋膜因素所致的疼痛可能性。

该患者的主要临床问题，仍然是明确疼痛来源的问题。上述药物治疗、康复治疗手段可针对性改善神经因素、肌骨因素、肌筋膜因素等所致的疼痛，但经过一段时间治疗后缓解效果欠佳，故在后续诊治中，我们进一步进行了深入的鉴别诊断。如前所述，患者描述存在久坐后盆底疼痛感加重的特征性征象，因此我们在病例讨论过程中提出了该特征与阴部神经痛的特征相类似，进而寻找阴部神经可能存在卡压或损伤的位置，并完善了盆底肌电图检查。

会阴部神经分布有来自髂腹股沟神经、生殖股神经和阴部神经等的躯体神经支配，还有来自腰交感神经链及下腹下丛等交感神经和副交感神经的支配。盆底肌电图提示"阴蒂背神经交感支受累，肛管交感神经兴奋性高，尿道括约肌收缩力弱"，且在查体过程中存在臀部特定位置持续点按导致阴道内部不适感与尿道口刺痛感加重的现象。由此判断阴部神经卡压所致盆腔及盆底的疼痛，鉴于该点位位置较深，且位置较为局限，康复治疗方案设计予以精准化的注射治疗，经治疗后患者诉疼痛症状显著好转。

三、病例讨论

（一）盆腔痛的原因

欧洲泌尿外科协会（European association of urology，EAU）指南指出，盆腔痛分为特定疾病（如感染、癌症等）相关盆腔痛和无明确病理因素盆腔痛（又称慢性盆腔痛综合征）。盆腔痛病因复杂，可能来源于生殖系统、泌尿系统、消化系统、神经系统、肌肉骨骼系统等，且通常伴有心理 - 行为因素。常见病因包括：慢性炎症如慢性宫颈炎等，感染性疾病如细菌或寄生虫类感染，腹部手术史患者的盆腔粘连，盆腔血管扩张淤血所致的盆腔静脉淤血症，宫内节育器异物刺激，失去规律性的痛经，子宫阴道脱垂等盆腔松弛症，子宫内膜异位症和子宫肥大症，子宫肌瘤等肿瘤性疾病，子宫颈管狭窄，盆腔器官病理性改变后诱发肌筋膜综合征，尿道炎或输尿管结石等泌尿系统因素，胃肠功能紊乱或消化道溃疡等胃肠道因素，以及骶尾骨慢性损伤、系统性红斑狼疮等。

（二）盆腔痛查体的注意事项

在盆腔痛康复治疗前，应积极寻找盆底肌筋膜扳机点，表现为触诊肌肉中结节或条索状结构、痛觉敏感区或按压时引起牵涉痛的结构。本例中，患者入院时已关注到相关情况，并在专科查体中进行了详细的描述，包括感觉系统、神经系统的查体，外阴视诊、触诊等，对于疼痛位置、程度进行了记录。在经过仔细查体后，还需有针对性地进行鉴别和分析。本例患者的疼痛为刺痛，以阴道内部及尿道口为主，虽然存在阴道腔内较多的压痛，但也需考虑神经痛的可能性，不可单纯考虑阴道撕裂所致阴道腔内筋膜或肌肉紧张原因所致疼痛。此外，还需关注盆腔痛的发病机制。近年研究证据支持中枢敏化在慢性疼痛综合征中的重要性，即当周围疼痛引起中枢神经元的过度反应时，就会出现中枢敏化，会加剧疼痛感，通常与负面的认知、行为、性和情感后果，以及与下尿路、性、肠、盆底、肌筋膜或妇科功能障碍的症状有关。

（三）盆腔痛的鉴别诊断注意事项

因为盆腔痛发病因素复杂且不明确，故在评估和诊断过程中需要遵循合理的程序。首先，需要详细询问病史，如疼痛时间、疼痛性质、诱发因素、生育史、诊疗史、妇科疾病史、手术史、药物过敏史、工作及生活环境。另外，详细的查体也很重要，包括腹部和盆腔神经肌肉骨骼系统检查。除了内脏，注意潜在的肌筋膜结构可能会产生准确的诊断。另有研究指出，肌筋膜源性慢性盆腔痛与盆底肌肉压痛和肌肉高张存在密切相关性。腹部检查包括内脏检查和可能潜在的肌筋膜结构的异常；盆腔神经肌肉骨骼系统评估应包括下背部、骶髂关节、耻骨联合及腹部和生殖器的触诊。腹部或盆底的局部压痛可通过单指指诊检查或用棉签检查发现。因为盆腔脏器涉及泌尿、消化、妇科等多学科，评估筛查还应包括间质性膀胱炎或疼痛性膀胱综合征、肠易激综合征、憩室炎和合并的情绪障碍。

（四）盆腔痛的康复治疗

康复治疗主要包括手术诊断及治疗、药物治疗、介入治疗、物理治疗及补充和替代治疗。介入治疗由于其微创性应用越来越广泛，局部注射局麻药和长效糖皮质激素的神经阻滞法非常普遍，神经调制和射频热凝术也给难治性疼痛患者的治疗带来希望。物理治疗也是盆腔痛治疗的重要手段，常见治疗方法包括手法治疗、生物反馈治疗、经皮神经电刺激治疗等。

手法治疗主要包括肌筋膜放松和扳机点治疗。2015年EAU慢性盆腔痛指南中，推荐对慢性盆腔痛患者通过触诊和描记表面肌电图等方法评估盆底肌功能，并积极寻找扳机点。手法治疗首先要对盆底肌和盆壁肌进行评估，感受并定位紧张挛缩的肌肉，然后对痉挛的肌肉筋膜进行拉伸和脱敏，同时增强神经中枢对盆底肌的控制，恢复正常的肌肉功能。

盆底生物反馈是将电极置入阴道或直肠内，检测盆底肌的电信号活动，将模拟的声音或视觉信号反馈给患者和医生，帮助患者在反馈信号的指导下学会自主正确控制盆底肌的收缩和舒张。基于表面肌电的生物反馈疗法可以纠正肌肉的过度活动和功能失调，指导正确的盆底肌放松和上调训练。

经皮神经电刺激（transcutaneous electrical nerve stimulation, TENS）是根据疼痛的闸门控制理论设计的非药物、非侵入治疗方法，通过皮肤表面电极之间传导电流，达到镇痛目的。高频电刺激能兴奋传导外周触觉和压力觉的粗纤维 Aβ 纤维，进而兴奋脊髓胶质细胞（SG 细胞），SG 细胞对于疼痛的传导起到闸门作用，兴奋后能抑制外周痛觉细纤维（C 纤维）将痛觉信号传入脊髓后角第二级神经元（T 细胞），从而抑制疼痛刺激上传。盆腔痛往往既有外周痛觉感受器，也有中枢神经系统的超敏反应，因此综合以上两种频率的 TENS 治疗效果更佳。治疗下腹部疼痛时，电极贴的位置应该放在 $T_8 \sim L_3$ 水平（覆盖自主神经 $T_8 \sim L_2$ 及体神经 $L_1 \sim L_3$），治疗腰骶部和臀部疼痛时，电极贴应放在 $L_4 \sim S_3$ 水平，治疗会阴部疼痛时，电极贴应放置在 $S_2 \sim S_5$ 水平。

（五）阴部神经痛的诊治特点

盆腔痛的类型中有较多为神经因素所致，其中较为典型的是阴部神经痛。阴部神经痛为阴部神经支配区域内，临床表现多样的难治性疼痛疾病，是一种无器质性病变，可与会阴部慢性疾病、肿瘤、盆腔手术、分娩等因素相关，在成年人中的发病率约 1%。

阴部神经痛的典型临床表现为会阴区和肛门直肠区痛，坐位时疼痛加重，站立和卧位时缓解，疼痛可进行性加重、范围扩大。同时可伴有便秘、排便痛、排尿弛缓、尿频、尿急、尿痛和性功能障碍等。阴部神经痛诊断标准可以参考"南斯标准"，主要是疼痛位于阴部神经支配区、坐位时疼痛加重、夜间不会痛醒、查体无感觉缺失、神经阻滞可改善疼痛，此外还可存在直肠或阴道异感、阴道或直肠检查坐骨棘压痛等特征性表现。

药物治疗主要以阿米替林等三环类抗抑郁药物、普瑞巴林等改善神经病理疼痛药物及肌松药为主。物理治疗不可忽略，盆底肌训练、牵伸、理疗等可适度缓解疼痛。注射治疗是改善阴部神经痛的主要有效方法，包括 B 超或电子计算机断层扫描（computed tomography, CT）引导下的阴部神经阻滞、奇神经节阻滞、下腹下神经丛及骶管注射等。此外，对于前述治疗效果欠佳者可采用射频热凝术、脊髓电刺激、外科神经减压术等手术治疗方式。

四、病例点评

盆腔痛是鉴别诊断较多的一类疑难疾病，阴部神经痛是其中一种临床上并非常见但有典型特征的疾病。在日常诊治中，盆腔痛经常会被误诊为慢性盆腔炎等慢性疾病，从而导致较多患者未能得到有效的合理诊治。

仔细地鉴别诊断，捕捉特征性的有效信息，对临床诊治水平的提高十分有利。该例在诊治过程中存在盆腔疼痛，查体可见腔内多处压痛，很容易将诊治方向偏向分娩后阴道损伤导致的肌肉收缩功能下降、肌筋膜过度紧张、肌腱或韧带损伤等因素，而在后续的治疗中及时捕捉到了坐位时疼痛加重这个特征性信息，由此将盆腔痛的诊治方向进一步明确为阴部神经痛，故后续患者的治疗方向明确，治疗效果就得以体现。

该例属于分娩后康复治疗的一部分，合并存在排尿费力、盆腔疼痛等不适症状，既往在当地医院已多次行盆底电刺激、生物反馈、针灸乃至激光灯治疗，但效果欠佳。此次入院时，就需要重新进行审视，仔细查体和询问病史，在合理地推断、明确地鉴别诊断后才能确定引起临床症状的最终病因。确定病因后，治疗的效果就可以事半功倍。

总体来说，这个病例展示了盆底功能障碍性疾病康复的复杂性、鉴别诊断的重要性，以及康复医学科在盆底功能障碍性疾病康复中的重要性。

（病例提供：吴方超　浙江大学医学院附属邵逸夫医院）
（病例点评：杨艳红　山西医科大学第一医院）

参考文献

[1]Lamvu G, Carrillo J, Ouyang C, et al.Chronic pelvic pain in women：a review[J].JAMA, 2021, 325（23）：2381-2391.

[2]Fall M, Baranowski AP, Elneil S, et al.EAU guidelines on chronic pelvic pain[J]. Eur Urol, 2010, 57（1）：35-48.

[3] 朱兰，孙智晶.慢性盆腔疼痛的分类、发病机制及非妇科病因 [J].实用妇产科杂志，2007，23（4）：200-202.

[4]Sun Y, Liu Y, Liu B, et al.Efficacy of acupuncture for chronic prostatitis/ chronic pelvic pain syndrome：a randomized trial[J].Ann Intern Med, 2021, 174（10）：1357-1366.

[5] 张晓薇，欧璐.慢性盆腔疼痛的诊断与鉴别诊断 [J].实用妇产科杂志，2007，23（4）：195-197.

[6]Cardaillac C, Levesque A, Riant T, et al.Evaluation of a scoring system for the detection of central sensitization among women with chronic pelvic pain[J].Am J Obstet Gynecol, 2023, 229（5）：530.

[7]Meister MR, Sutcliffe S, Badu A, et al.Pelvic floor myofascial pain severity and pelvic floor disorder symptom bother : is there a correlation[J] ? Am J Obstet Gynecol，2019，221（3）：235.

[8]Cottrell AM, Schneider MP, Goonewardene S, et al.Benefits and harms of electrical neuromodulation for chronic pelvic pain : a systematic review[J].Eur Urol Focus, 2020, 6（3）：559-571.

[9] 李娜，倪家骧.阴部神经痛诊疗进展 [J]. 中国康复医学杂志，2014，29（7）：690-693.

[10]Steen CJ, Lam D, Chandra R, et al.Pudendal nerve block for posthemorrhoidectomy pain : a prospective, single-blinded randomized control trial[J].Dis Colon Rectum, 2022, 65（4）：546-551.

[11] 金晨，付子越，章颂，等 . 体外冲击波治疗在慢性前列腺炎／慢性盆腔疼痛综合征中的应用进展及其潜在作用机制 [J]. 中华泌尿外科杂志，2022，43（3）：234-236.

病例2 慢性便秘的康复治疗

一、病历摘要

（一）病史简介

患者男性，32岁。

主诉：排便困难数年，加重半年。

现病史：患者于数年前无明显诱因出现排便费力，每次排便超半小时，大便不规律（最长时间1周排一次大便），自行服用"番泻叶、大黄"等药物后排便稍通畅。近半年自觉排便费力加重，伴肛门坠胀、疼痛，每次均需使用开塞露方可排出。大便性状干结，呈黑色，质硬，无腹胀、腹痛，无恶心、呕吐，无嗳气、反酸等。今为进一步改善排便情况，遂至我院就诊。患者自患病以来，神志清楚，精神尚可，情绪偶有低落，饮食、睡眠尚可，大便困难，小便正常，体重无明显下降。

既往史：1年前诊断焦虑症，服药后改善。无吸烟、饮酒史。自述工作压力大。

家族史：否认家族遗传病史及类似疾病史，妻子有抑郁症。

（二）体格检查

体温36.1℃，脉搏81次/分，呼吸20次/分，血压127/80 mmHg。体重指数（body mass index，BMI）19.26，体型消瘦，声音细弱。腹部平软，耻骨联合上有压痛，肛周干燥有皮赘，无皮损、湿疹，直肠指检无肿瘤，肛门收缩力较差，力排动作时肛周肌肉不能放松，退指无血迹。

功能评定：Bristol粪便性状分型为1型或2型，Wexner便秘评分21分，汉密尔顿焦虑和抑郁量表评定处于中度焦虑、轻度抑郁状态。

（三）辅助检查

排便造影（X线）：提肛相96°，静坐相104°，力排相119°，力排时直肠未见明显前突，未见黏膜脱垂征象。

肛门直肠测压：考虑直肠推进稍不足，排便时肛门括约肌松弛不全，排便窘迫感阈值和排便最大耐受容量阈值均稍偏低，肛门直肠抑制反射存在，咳嗽反射存在，球囊排出试验（16 F导尿管）5分钟未排出。

神经电生理检查：异常阴茎背SEP，异常肛门SEP；阴部交感神经皮肤反应（sympathetic skin response，SSR）交感兴奋性低；耻骨直肠肌放松时可见肌紧张电位，力排时可见反常收缩；尿道括约肌神经源性损害，力排时松弛不全；正常球海绵体反射。

盆底超声检查：Valsalva 动作后耻骨直肠肌弹性显示反向增高。

（四）诊断

1. 慢性便秘；
2. 盆底肌痉挛综合征；
3. 焦虑症。

（五）诊疗经过

患者入院后行盆底肌神经肌电图、肛门直肠测压、排便造影等检查后明确诊断为盆底肌痉挛，排除禁忌证后在超声引导下行肉毒毒素注射，耻骨直肠肌 70 U、肛门外括约肌 30 U。2 周后复诊，患者诉症状改善不明显，肛门指检发现降张明显，肛门松弛，反向收缩基本消失，但排便模式异常，表现为力排时腹壁松弛无力，直肠推进力不足。予行康复治疗。经详细康复评估，发现站姿、坐姿呈骨盆前倾，髋关节过度伸展；腹肌、盆底肌力量均较弱，臀大肌挛缩，髋关节屈曲、内收、外展活动受限；肛门周围干燥、无皮赘、外痔；直肠内检查有粪便；肛提肌、闭孔内肌有触发点且收缩无力。康复治疗内容包括电子生物反馈，以提高直肠内感知，提高盆底肌力；筋膜松解术松解胸腰段、髋周筋膜及肛提肌触发点；运动训练以强化核心、调整呼吸方式、增加脊柱和髋关节的灵活性。患者教育包括饮食指导、排便感知、模拟排便和盆底肌协调练习（球囊或手指放入直肠）、行为管理。每周 3 次，持续 8 周。8 周后，患者自觉症状明显改善，Wexner 便秘评分降至 10 分。

二、诊疗经验

本例便秘患者指检发现力排相盆底肌失协调，肛门直肠测压考虑直肠推进稍不足，排便时肛门括约肌松弛不全，神经肌电图发现耻骨直肠肌放松时可见肌紧张电位，力排时可见反常收缩，以上均提示存在盆底肌不协调。遂对患者进行如下康复评估：

1. 肌肉骨骼系统检查 ①姿势（站/坐）：患者体型消瘦，身高 170 cm，体重 51 kg，站立位胸段脊柱过度屈曲，腰曲过大，骨盆前倾且向左旋转，重心偏右。坐位下骨盆后倾活动受限，躯干处在屈曲状态；②骨盆及髋周活动度：骨盆后倾活动受限，双侧髋关节屈曲、内收、外展、内外旋均受限，且伴有相关运动主动肌肌力不足和压痛。

2. 腹部检查 ①呼吸模式：胸式呼吸为主；②膈肌活动：膈肌上抬，下降能力变弱；③腹肌肌力：腹壁松弛无力；④肠形：未见肠形。

3. 会阴 ①感觉功能：感觉正常；②肛周痔疮、皮赘、肛裂：干燥有皮赘，无皮损、湿疹，无肛裂，肛周有压痛。

4. 直肠内 ①直肠内粪便：有粪便、且偏硬；②痔疮：无内痔；③肛门外括约肌收缩：收缩力量较弱；④触发点：双侧梨状肌、耻骨直肠肌、闭孔内肌触痛；⑤力排相协调能力：肛门外括约肌、耻骨直肠肌矛盾收缩。

该患者的初始治疗包括患者教育、膳食调整及行为疗法。

患者教育与膳食调整：强调每日排便并不是健康的标准或必要条件，从而减轻对轻泻药的依赖；增加液体和纤维的摄入量，膳食纤维每日推荐摄入量是 20～35 g。除了食用高纤维食物以外，患者还可加用生麦麸（每餐 2～6 汤匙），然后饮用一杯水或其他饮料，以达到纤维摄入目标。美国国家科学院医学研究所研究发现，19 岁以上，24 小时内女性饮水 2.7 L、男性饮水 3.7 L 可对改善便秘有益；应建议患者尝试餐后排便，从而利用餐后结肠动力的正常增加，这一点在早晨尤其重要，此时的结肠动力最高；教授排便的正确方法，并指导在排便时采用最佳如厕姿势，即蹲便，或坐位下增加髋关节屈曲角度的姿势，使膝关节高于髋关节。

行为疗法：生物反馈作为行为再学习的一种方式，可应用于排便障碍型便秘，特别是盆底肌痉挛或盆底肌矛盾收缩的患者当中。正常传输型便秘是功能性便秘中常见的亚型，这些患者结肠传输正常，多为直肠感知觉异常，不能排空。便秘型肠易激综合征（constipation-predominant irritable bowel syndrome，IBS-C）也属于该类，但 IBS-C 患者往往会有明显腹痛，并在排便后缓解。慢性功能性便秘患者多存在多种病理生理改变，如超过半数的排便障碍型便秘患者同时存在结肠传输时间延长。研究表明，超过 2/3 的慢传输型便秘患者存在排便协调障碍。通过压力测定发现，40% 的正常传输型便秘、47% 的慢传输型便秘、53% 的排便障碍型便秘和 42% 的混合型便秘患者存在空腹或餐后结肠张力和顺应性降低。此外，Mollen 等人发现在正常人群中，直肠出现持续扩张时结肠传输减慢的内脏反射称为直肠结肠抑制反射（rectocolonic inhibitory reflex）。Mollen 等人后续的研究发现，对直肠排空障碍的患者进行生物反馈治疗可以显著改善结肠传输缓慢的情况，因而排便冲动出现时未做出反应（太慢）或选择等待（直到回到家中），这些习惯会导致大便后退，使患者病情恶化。

尾骨的伸展与排便有关，尾骨的屈曲控制粪便的向下运动。由于尾骨的运动依赖于骶骨，骶骨的屈曲导致尾骨顶点向后运动，反之亦然。而骶骨通过骶棘韧带与 L_5 椎骨作为一个功能单位发挥作用。因此，尾骨随着 L_5 弯曲而弯曲，并随着 L_5 伸展而伸展。还应采用手法治疗以促进患者感受盆底肌放松外，增加尾骨向后的活动能力，具体方法如下：患者采取左侧卧位，充分屈髋屈膝，暴露肛门。治疗师用示指或中指润滑后伸入直肠内，找到尾骨，从尾骨两侧沿肛提肌轻轻按摩 2～3 分钟，嘱患者做缩肛动作保持 5 秒，然后放松。嘱患者做模拟排便动作，治疗师轻轻拉动尾骨向后伸展，让患者感受尾骨伸展、盆底肌放松，同时可收缩下腹部，或采用"吹起"的方式激活腹内外斜肌以维持腹压，感受将治疗师的手指排出。重复 3～5 次。

增加髋关节屈曲角度（在放松的坐姿下）可使肛门直肠角变直，打开肛管，并减少肛管阻力，以便于排便。因此，站立或悬空在马桶上方可能导致耻骨直肠肌过度紧张，并导致排便障碍型便秘的发展。其他如厕习惯也可能会导致女性盆底疾病的发生。在一项研究中发现，与对照组（4%）相比，患有脏器脱垂的女性（61%）和患有尿失禁的女性（30%）在年轻女性中患有耻骨直肠的过度紧张更为常见。此外，与对照组 11% 的便秘发生率相比，95% 的脏器脱垂的女性表示目前有便秘疾病。过度紧张的耻骨直肠肌及便秘与骨盆运动特别是髋关节屈曲活动之间的关系进一步说明了如厕习惯教育的重要性。因而物理治疗师可通过肌肉能量技术（muscle energy technique，MET）或缓慢牵伸技术来改善患者髋关节活动度。

MET 有两种主要效应，一是等长收缩后放松（post-isometric relaxation，PIR），二是交互抑制（reciprocal inhibition，RI）。治疗流程：先将患者的肢体摆放在有阻力的位置，即束缚点，然后要求患者使用 10%～20% 的肌力抵抗治疗师施加的阻力，维持 10～12 秒，避免有急促或猛烈的动作。整个过程观察患者呼吸，使其放松，在呼气时将目标肌肉延长到新的位置，并在此位置保持 25～30 秒，从而使该部位软组织恢复正常长度。

以下将对髋内收肌和屈髋肌的 MET 使用技巧做具体介绍。此外还需对梨状肌和腘绳肌进行相应治疗。

髋内收肌（病例 2 图 1）：患者仰卧位，屈膝，足跟相对，治疗师缓慢被动地屈髋，直至内收肌有紧绷感。从束缚感的位置，患者以 10%～20% 的肌力抵抗治疗师施加的阻力，持续 10 秒，治疗师被动地将髋关节置于更大的外展位，并重复一次以上操作。

屈髋肌（病例 2 图 2）：以治疗右侧为例，患者起始体位与改良 Thomas 试验一致，左腿屈髋屈膝，双手交叉抱住膝关节，右腿自然垂于床边。治疗师站于患者两腿之间，右手固定患者右髋，左手置于右膝上方，嘱患者静力性收缩以对抗治疗师阻力，维持 10 秒。治疗师被动地将髋关节置于更大的伸展位，并重复一次以上操作。

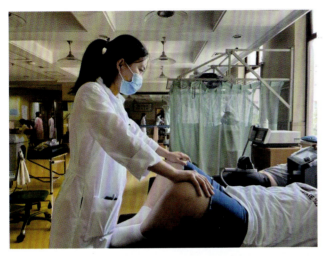 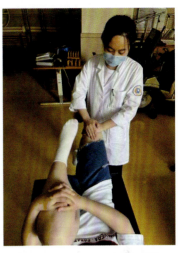

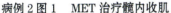

病例2图1　MET 治疗髋内收肌　　　病例2图2　MET 治疗屈髋肌

　　研究表明，腹部按摩可激活牵张感受器，增强胃结肠和躯体自主神经反射，从而触发直肠收缩。我们指导患者进行腹部肠道按摩，以促进整个结肠传输运动。按摩方法：通过用 2 或 3 个手指对腹部施加恒定的适度压力。从位于升结肠底部的右髂前上棘开始，小圈顺时针进行圆周运动。逐步沿着升结肠向上，向胸腔底部移动，继续沿横结肠运动，穿过横结肠到达腹部左上象限，然后向下穿过降结肠到达左髂前上棘（病例2图3）。每次按摩时间为 1 分钟，并指导患者每天重复按摩 10 次。

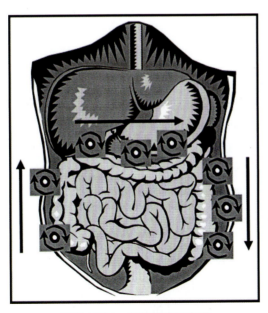

病例2图3　腹部按摩示意图

从患者家庭情况分析，妻子患有抑郁症，患者本人也处在焦虑、抑郁状态。消化系统疾病与心理疾病有较大关系，有学者提出脑－肠轴的概念，即强调躯体疾病可能伴发的心理问题，同时心理方面可能会影响躯体疾病。慢性便秘患者常伴有心理问题，有研究调查发现，36.1% 的患者存在精神和（或）心理方面的问题，男性及女性患者均有出现。患者常见为抑郁症状，其次为焦虑，一些患者还表现出失眠、多疑、偏执。慢性便秘患者心理障碍的高发生率提示心理治疗在慢性便秘治疗中的重要作用。

此外，当结肠和直肠发生正常的吸收、蠕动、协调运动和排泄时，才会发生正常的排便。交感神经和副交感神经都分布在整个结肠和直肠中，并且这些神经彼此拮抗工作。这些器官处于双重控制之下，如果交感神经受到刺激，副交感神经就会受到抑制。如果这些器官受到异常抑制，就会发生便秘。在结肠传输试验中，左半结肠传输时间、直肠乙状结肠传输时间和总结肠传输时间在干预后均显著下降。脊柱活动能够影响肌肉和内脏器官的反射神经输出。因此，手法治疗干预可以抑制交感神经的超敏反应，改善肠道运动和排便。Koo 等人 Kaltenborn-Evjenth 矫形手法治疗对功能性便秘患者的脊柱节段 $T_9 \sim L_2$ 进行治疗后，观察到左结肠传输时间和总结肠传输时间在统计学上显著下降。

此外，通过核心功能训练，如跪位平板撑、臀桥、猫式伸展、死虫式、甲壳虫式等训练不断强化腹部肌群，在力排相时维持稳定腹压，恢复直肠腹壁反射。

非药物治疗既能缓解患者的症状、减轻其身体和心理的痛苦，又避免了药物甚至手术带来的毒副反应或并发症，因而目前多项便秘相关指南推荐非药物干预作为治疗便秘的一线处理方式。针对功能性便秘常用的非药物治疗的方式多为改善饮食、排便习惯，增加液体摄入，适当体力活动等。生物反馈等物理治疗方式在一定程度上对部分患者有益，但目前可以采用的其他的物理治疗方式却相对研究较少，因而探索新的物理治疗方式对功能性便秘患者有十分重大的意义。

本例患者在进行 8 周的训练后，便秘得到显著缓解，Wexner 便秘评分降至 10 分，且在逐步恢复的过程中，患者理解了排便的生理学过程，基本消除对便秘的恐惧，因而焦虑也得到显著缓解。

三、病例讨论

（一）慢性便秘的诊断分类

慢性便秘（chronic constipation，CC）的病因包括功能性、器质性和药物性。临床中一些代谢性疾病如甲状腺功能减退、糖尿病等，神经系统病变如帕金森、脊髓损伤、多发性硬化等属于器质性病变。药物原因造成的便秘主要是抗胆碱能、抗精神病药物，如三环类抗抑郁药及阿片类药物。在便秘治疗中首先要解决器质性和药物相关性因素，这需依靠询问病史及相关实验室检查来排除诊断。功能性便秘（functional constipation，FC）主要由结肠、直肠肛门的神经平滑肌功能失调所致，可分为正常传输型便秘（normal transit constipation，NTC）、慢传输型便秘（slow transit constipation，STC）、排便障碍型便秘（defecation disorders，DD）和混合型便秘。

（二）正常排便的生理过程

当结肠收缩将粪便驱入直肠，一次性进入直肠的粪便达 10 mL，且速度较快时，可引起外括约肌和耻骨直肠肌立即收缩，使肛管压力突然升高，随之内括约肌松弛，肛管压力轻度下降，这一过程称为直肠内括约肌抑制反射。这种肛管压力下降的程度和持续时间，随每次进入直肠粪便的增多而增加。内括约肌松弛时，外括约肌和耻骨直肠肌反射性收缩，以代偿部分暂时丧失的肛门自制，即意志性自制。若环境不允许排便，盆底及外括约肌强大的收缩，使肛直角变小，并压迫内括约肌反射性地使直肠及结肠松弛，肛管压力骤降，由于耻骨直肠肌松弛后退，肛直角变大。同时因反射性腹压上升，直肠内压急剧升高，出现压力梯度逆转，排便压力超过排便阻力，直肠内粪便顺利排出。因此，一次有效的排便应具备排便压力有效升高、内外括约肌同步松弛、畅通无阻的排便通道等三大条件。但由于该患者肛门外括约肌和耻骨直肠肌的放松不完全，粪便不能及时排空，则引起粪便反向运动至乙状结肠内，随着时间的推移，粪便含水量进一步下降造成大便干结不易排出，同时引起结肠内传输减慢，因而该患者同时伴有结肠慢传输的问题。

（三）慢性便秘（特别是功能性便秘）的康复评估与治疗

1. 康复评估

（1）肌肉骨骼系统检查：①姿势（站／坐）；②骨盆及髋周活动度。

（2）腹部检查：①呼吸模式；②膈肌活动；③腹肌肌力；④肠形。

（3）会阴：①感觉功能；②肛周痔疮、皮赘、肛裂。

（4）阴道内：①脏器脱垂；②触觉；③肌力；④触发点。

（5）直肠内：①直肠内粪便；②痔疮；③肛门外括约肌收缩；④触发点；⑤力排相协调能力。

2. 初始治疗　多为改善饮食、排便习惯，增加液体摄入，适当体力活动等。生物反馈等物理治疗方式在一定程度上对部分患者有益。其他物理治疗方式包括盆底磁刺激、腹部按摩、脊柱关节松动、神经肌肉训练、聚焦式冲击波、皮肤内脏反射刺激等可加以应用。康复治疗的策略也更应个体化，围绕患者评估结果进行制订。

四、病例点评

慢性便秘是临床上常见的盆底功能障碍性疾病。药物使用、器质性病变、生活习惯或精神心理等多种因素可对其产生影响。该病例是盆底肌痉挛引起的排便障碍，盆底生物反馈是指南推荐的一线治疗。从康复治疗角度，越来越多的研究证实，神经肌肉的训练、皮肤内脏反射的作用、Maitland 关节松动等技术的使用对自主神经的调节等可发挥积极作用。因而探索新的物理治疗方法对慢性便秘管理具有重要意义。此外，该患者家庭因素影响巨大，妻子抑郁症，自身焦虑明显，应多关注神经心理因素。因而对患者的教育，特别是纠正其对功能障碍的认知对后续长期管理也十分重要。该病例的治疗方式是典型的慢性便秘的非手术治疗的集中体现，也显示出康复治疗在盆底障碍中更加深远的意义。

（病例提供：郝　彦　浙江大学医学院附属邵逸夫医院）

（病例点评：黄智慧　浙江大学医学院附属邵逸夫医院）

参考文献

[1] 中华医学会消化病学分会胃肠动力学组，功能性胃肠病协作组 . 中国慢性便秘专家共识意见（2019，广州）[J]. 中华消化杂志，2019，39（9）：577-598.

[2] 熊理守，陈旻湖，陈惠新，等 . 广东省社区人群慢性便秘的流行病学研究 [J]. 中华消化杂志，2004，24（008）：488-491.

[3]Huang LY, Deng Z, Chu Y, et al.Prevalence and risk factors for functional bowel disorders in South China：a population based study using the Rome III criteria[J].Neurogastroenterology and motility, 2017, 29（1）：e12897.

[4]Shalmani HM, Soori H, Mansoori BK, et al.Direct and indirect medical costs of functional constipation：a population-based study[J].International Journal of Colorectal Disease, 2011, 26（4）：515-522.

[5]Andromanakos NP, Pinis SI, Kostakis AI.Chronic severe constipation：current pathophysiological aspects, new diagnostic approaches, and therapeutic options[J].Eur J Gastroenterol Hepatol, 2015, 27（3）：204-214.

[6]George SE, Borello-France DF.Perspective on physical therapist management of functional constipation[J].Phys Ther, 2017, 97（4）：478-493.

[7]Bharucha AE, Lacy BE.Mechanisms, evaluation, and management of chronic constipation[J].Gastroenterology, 2020, 158（5）：1232-1249, e3.

[8]Ravi K, Bharucha AE, Camilleri M, et al.Phenotypic variation of colonic motor functions in chronic constipation[J].Gastroenterology, 2010, 138（1）：89-97.

[9]Law NM, Bharucha AE, Zinsmeister AR.Rectal and colonic distension elicit visceroviseral reflexes in humans[J].Am J Physiol Gastrointest Liver Physiol, 2002, 283（2）: 384-389.

[10]Mollen RM, Salvioli B, Camilleri M, et al.The effects of biofeedback on rectal sensation and distal colonic motility in patients with disorders of rectal evacuation: evidence of an inhibitory rectocolonic reflex in humans [J] ? Am J Gastroenterol, 1999, 94（3）: 751-756.

[11]Baheti DK, Sanjay B, Sanjeeva G, et al.Symptom oriented pain management 2nd[M]. New Delhi: Jaypee Publishers, 2017.

[12]Giammatteo S, Giammatteo T.Integrative manual therapy for biomechanics: application of muscle energy and 'beyond' technique: treatment of the spine, ribs, and extremities volume 3 of integrative manual therapy[M].Berkeley, California: North Atlantic Books, 2003.

[13]Tagart REB.The anal canal and rectum: their varying relationship and its effect on anal incontinence[J].Diseases of Colon & Rectum, 1966, 9（6）: 449-452.

[14]Spence-Jones C, Kamm MA, Henry MM, et al.Bowel dysfunction: a pathogenic factor in uterovaginal prolapse and urinary stress incontinence[J].Br J Obstet Gynaecol, 1994, 101（2）: 147-152.

[15]Brookes SJ, Chen BN, Costa M, et al.Initiation of peristalsis by circumferential stretch of flat sheets of guinea-pig ileum[J].Journal of Physiology,1999,516(2): 525-538.

[16]Liu Z, Sakakibara R, Odaka T, et al.Mechanism of abdominal massage for difficult defecation in a patient with myelopathy[J].Journal of Neurology, 2005, 252（10）: 1280-1282.

[17]Harrington KL, Haskvitz EM.Managing a patient's constipation with physical therapy[J].Phys Ther, 2006, 86（11）: 1511-1519.

[18]Philpott H, Gibson P, Thien F.Irritable bowel syndrome-An inflammatory disease involving mast cells[J].Asia Pacific Allergy, 2011, 1（1）: 36-42.

[19]廖秀军，茅伟明，武文静，等．慢性便秘患者多学科团队评估的临床意义 [J]．中华消化外科杂志, 2015, 14（6）: 4.

[20]Friedman LS.Harrison' principle of internal medicine 13th ed.Diarrhea and constipation[M].Mc Graw-Hill Book, 1997, 232-242.

[21]Koo JP, An HJ, Koo HS, et al.The effects of interferential current and Kaltenborn-Evjenth orthopedic manual therapy on functional constipation[J].J Int Acad Phys Ther Res, 2010, 1（1）: 45-51.

[22]郑可欣，张俊峰，蔡莹莹，等．成人便秘非药物预防及干预的最佳证据总结 [J]．循证护理, 2023, 9（9）: 10.

[23]丁曙晴．慢性便秘生物反馈治疗 [J]．中国实用外科杂志, 2013, 33（11）: 4.

病例 3 功能性便秘的康复治疗

一、病历摘要

（一）病史简介

患者女性，33 岁。

主诉：反复便秘、排便困难 2 年余，再发加重 2 个月。

现病史：患者于 2 年前自然分娩一男婴（4250 g）后出现便秘，大便不规律，偶感排便费力，最长间隔时间 4～5 天排一次大便，每次排便时长超过 30 分钟，大便干结、黑色、质硬，与饮食无关，无腹胀、腹痛，无恶心、呕吐，无嗳气、反酸等，当时未重视及治疗。2 个月前排便困难情况较前加重，自觉有异物突出肛门口，就诊于外院肛肠科，考虑痔疮，行手术治疗，术后排便困难未见缓解。今为求进一步治疗，就诊我院门诊，拟"便秘、直肠突出"收入院。

既往史：患者曾多次就诊于外院，口服"小建中汤、聚乙二醇散"等药物对症治疗，效果欠佳。无吸烟、饮酒史。

家族史：否认家族遗传病史及类似疾病史。

（二）体格检查

体温 36.5 ℃，呼吸 18 次/分，脉搏 78 次/分，血压 148/80 mmHg；视觉模拟评分（visual analogue scale, VAS）0 分；神志清，精神可，瞳孔等大等圆，对光反射灵敏，颈软，心肺听诊无特殊，腹平软，无压痛及反跳痛，肠鸣音 4～5 次/分，四肢肌力及感觉正常；四肢腱反射正常；病理征未引出，肛门感觉及运动存在，会阴部感觉正常。双下肢无水肿。

（三）辅助检查

肛门测压：静息 - 肛门括约肌最大收缩力 60.2 mmHg；收缩 - 肛门括约肌最大收缩力 410.9 mmHg，持续时间 5.9 秒；直肠压力 46.2 mmHg，肛门残余压力 69.5 mmHg；模拟排便后肛门松弛率 33%；排便感觉 80 CC；球囊逼出实验：5 分钟未排出。

排便造影：静息相 - 肛直角 94°，提肛相 - 肛直角 82°，力排相 - 肛直角 101°，提示盆底肌痉挛综合征 - 耻骨直肠肌肥厚（puborectalis syndrome, PRS）。

焦虑抑郁评估：汉密尔顿焦虑量表（hamilton anxiety scale, HAMA）评分 15 分（肯定有焦虑状态）；汉密尔顿抑郁量表（hamilton depression scale, HAMD）评分 13 分（可能有抑郁状态）。

SSR 心率变异性检查：Amp 右手 4.4 mV，右脚 5.5 mV。SSR：远端潜伏期缩短，波幅增高；心脏间隔变异（R-R interval variation, RRIV）：R% 增高。

盆底B超：①直肠前壁膨出显著；② Valsalva 动作下尿道内口呈小漏斗样开口，膀胱颈活动度增大；③ Valsalva 动作下，肛提肌裂孔增大；④尿道周围钙化灶。

盆底肌表面肌电评估：前静息 2.3 μV；快肌 24.5 μV；慢肌 16.5 μV；耐力 9.4 μV；后静息 1.6 μV。KESS 量表（knowles-eccersley-scott-symptom, KESS）症状评分 19 分。

（四）诊断

1. 便秘；
2. 焦虑状态；
3. 抑郁状态；
4. 直肠突出；
5. 痔疮术后。

（五）诊疗经过

患者入院后完善常规检查，了解其全身情况后给予高膳食纤维饮食，每日饮水量在 2000 mL 以上；药物治疗方面予"麝香痔疮栓 1.5 g，1 枚 / 次、2 次 / 日"塞肛门对症治疗。

根据患者功能障碍情况，对其进行康复评定，包括各项功能状态的评定，如盆底功能、运动功能、排便功能、心理状态和社会参与能力评定。根据评定结果，设定康复目标：近期目标是通过住院康复治疗，缓解便秘症状，缩短排便时间。远期目标是通过系统康复治疗，进一步改善便秘症状，提高盆底肌功能，缓解焦虑抑郁状态，积极面对生活，回归正常家庭与社会，同时进行便秘行为治疗宣教。根据患者的盆底肌肌力和耐力减弱，盆底康复治疗增加患者盆底感知觉训练，教会患者正确感知和收缩盆底肌肉，了解骨盆的活动与控制运动，提升盆底肌肌力与耐力等。针对患者直肠前壁膨出的问题，给脱垂患者日常生活健康宣教，同时配合盆底肌肌力与耐力训练提高盆底功能的支撑结构。

针对患者便秘问题，经过进一步的问诊及体格检查，关于功能性便秘的诊断标准如下：①必须包括下列 2 项或 2 项以上：至少 25% 的排便感到费力，至少 25% 的排便为干球粪或硬粪，至少 25% 的排便有不尽感，至少 25% 的排便有肛门直肠梗阻感和（或）堵塞感，至少 25% 的排便需手法辅助（如手指协助排便）；②不用泻药时很少出现稀便；③不符合肠易激综合征的诊断标准。此患者临床症状符合功能性便秘诊断标准中的多项，且既往相关临床检查报告排除器质性便秘的可能，患者此次入院前一直口服通便药辅助排便。故患者功能性便秘可明确诊断。对于功能性便秘的治疗，目前患者的一些相关检查尚未完善，拟完善检查后确定功能性便秘的分型以确定下一步治疗方案。针对患者的抑郁问题，给予经颅磁刺激治疗。

患者住院康复期间，定期接受功能和病情的康复评估，患者盆底肌表面肌电评估慢肌 16.5 μV → 23 μV，耐力 9.4 μV → 16 μV，便秘 KESS 症状评分 13 分。经治疗后患者汉密尔顿抑郁与焦虑量表评定提示抑郁状态较前明显改善。

二、诊疗经验

该例患者 2 年前生产后出现排便困难，当时并未引起重视，随即而来的是便秘症状没有缓解，继发出现盆腔器官脱垂等问题。分析可能原因如下：①不良姿势与习惯：当患者自觉排便困难时，习惯性地会在排便时通过加大腹压，并且向下用力将大便挤压排出，导致肛门括约肌出现脏器脱垂的情况；②情绪抑郁或激动：高级中枢对副交感神经抑制加强，使分布在肠壁的胸腰支交感神经作用加强，胃肠蠕动减慢；③粪便堆积干燥引起直肠下坠感造成盆底肌反射收缩，久之形成痉挛同时水肿瘢痕化并刺激肌纤维肥大，使其失去舒张能力，排便过程更加困难；④患者盆底肌肌力与耐力均下降，导致直肠推动力不足，同时盆底支持结构减弱导致脏器脱垂；⑤骨盆稳定性不足：通过体格检查发现患者双侧髋外旋肌与臀中肌无力，利用臀屈肌与阔筋膜张肌代偿，腹直肌、臀大肌延长，髂腰肌、阔筋膜张肌短缩；⑥盆腹协调收缩障碍：不良呼吸方式导致膈肌下降不充分，腹内压升高，在骨盆不稳定的基础上力的作用直接传导至盆底肌，导致脱垂的发生。

针对该患者盆底肌痉挛的问题我们选择 A 型肉毒毒素注射治疗，综合评估后发现患者耻骨直肠肌、肛门外括约肌等肌张力升高明显，影响了患者的排便功能，进一步明确肉毒毒素注射的靶肌肉和注射剂量，在超声联合肌电引导下行 A 型肉毒毒素注射治疗。具体操作如下：常规消毒铺巾，予耻骨直肠肌 100 U、肛门外括约肌 40 U A 型肉毒毒素注射。过程顺利，患者未诉不适。术后嘱患者配合盆底康复训练，进一步改善排便困难。注意保持注射部位皮肤干燥，继续观察排便困难缓解情况。经治疗，12 天后患者排便困难症状明显得到缓解。

在处理患者不良姿势及日常习惯问题时，行为治疗是关键。针对患者排便不规律、排便时没有便意的情况，给予患者为期 3 个月的排便日记，每天定时排便 3 次：早上醒来排便 5 分钟、午饭后 1 小时排便 5 分钟、晚饭后 1 小时排便 5 分钟；每天规律饮食和作息，排便时不阅读、不看手机，形成良好的排便习惯。如上措施可显著改善患者的便秘症状，患者有了便意，排便次数增多，均表明治疗的有效性。这不仅减轻了患者的焦虑状态，而且此例强调了对便秘患者进行个性化评估和治疗方案制订的重要性，为进一步的康复治疗和管理提供了宝贵的经验和依据。在今后的康复过程中，持续的监测和必要的调整将对维持治疗效果和进一步提高生活质量至关重要。

在处理患者骨盆不稳定及盆底肌肌力与耐力减弱的问题时，练习骨盆感知与盆底肌感知能力为重要内容，让患者了解骨盆与盆底肌的位置在哪里，有什么作用，并且是如何参与排便和起承托作用，才能让患者更好地将盆底肌运用到日常生活中去。当患者能正确感知盆底肌肉的收缩时再强化训练力量与耐力。

对于本例患者的抑郁状态问题，康复治疗方案的设计旨在心理干预的基础上，引入经颅磁刺激作为辅助治疗手段。经颅磁刺激的应用，通过非侵入性地刺激大脑的特定区域，旨在恢复大脑功能和改善心理状态。这种多模式干预策略，结合认知行为治疗和必要的社会支持，为患者提供了一个全面的康复环境，不仅关注症状的缓解，也重视患者心理适应和社会功能的恢复。

三、病例讨论

（一）功能性便秘的类型区分

功能性便秘是指排除器质性病变因素及药物因素所致便秘后，由于多种病理生理机制作用所导致的包括肠道动力障碍、肠道分泌紊乱、内脏敏感性改变、盆底肌群功能障碍和肠神经系统功能紊乱等引起的便秘。按照目前的病理生理学机制，可将功能性便秘分为正常传输型便秘、慢传输型便秘、排便障碍型便秘和混合型便秘。

便秘的诊断主要取决于症状，凡有排便困难、费力，排便次数减少（每周＜3次），粪便干结、量少，可诊断为便秘，时间≥6个月为慢性便秘。慢性功能性便秘的诊断目前主要采用罗马IV诊断标准：①必须包括以下2项或2项以上：至少25%的排便感到费力；至少25%的排便为干球粪或硬粪；至少25%的排便有不尽感；至少25%的排便有肛门直肠梗阻感和（或）堵塞感；至少25%的排便需手法辅助，每周自发排便＜3次；②不用泻药时很少出现稀便；③不符合肠易激综合征的诊断标准。诊断前症状出现至少6个月，且近3个月症状符合以上诊断标准；按罗马IV标准，干球粪或硬粪可以参照Bristol粪便性状分型的1型或2型；每周自发排粪次数指标应在未使用缓泻剂的情况下计算。

（二）功能性便秘的评估方法

1. 粪便常规、隐血试验检查　观察粪便的一般形态，包括粪便的量、性状、颜色、气味、寄生虫等。肠易激综合征患者的粪便伴有较多的黏液。直肠癌或有直肠病变的患者往往表现为粪便变细或粪便一侧有压迹，伴有鲜血。痔疮或肛裂时粪便表面常伴有鲜血。部分消化道肿瘤（如胃癌、大肠癌）患者，持续或间断性粪便隐血试验阳性可能是其早期的表现。

2. 肛门直肠指检　此方法操作简单但十分重要，常能帮助了解肛门狭窄、粪便嵌塞、痔疮或直肠脱垂、直肠肿块等情况，也可了解肛门括约肌的功能状态、直肠壁的光滑程度，对于便秘的鉴别诊断能提供重要信息。

3. 腹部平片　对于疑似便秘的患者既是一种经济的检查手段，又可作为临床病史及体格检查的有利补充。如腹部平片显示明显气液平则支持肠梗阻诊断。此外，腹部平片对明显扩张的结肠也能很好地显示，故对诊断巨结肠有一定的价值。

4. 结肠镜检查　对引起便秘的各种结肠病变，如结直肠癌、肠腔内息肉等器质性肠腔狭窄等病变的诊断有极大的帮助，结合活组织病理检查，可获得诊断。

5. 其他检查　还包括结肠传输试验、排粪造影检查、肛管直肠压力测定、球囊逼出试验、肛门肌电图检查等。

（三）功能性便秘的治疗方法

1. 基础治疗

（1）调整生活方式：合理的膳食，多饮水、运动，建立良好的排便习惯。①膳食：增加纤维素（25～35 g/d）和水分（1.5～2.0 L/d）的摄入；②适度运动：尤其对久病卧床、运动少的老年患者更有益；③排便习惯：结肠活动在晨醒和餐后最为活跃，建议患者在晨起或餐后2小时内尝试排便，排便时集中注意力，减少外界因素的干扰；每次大便时间不宜过长（＜10分/次）。

（2）认知治疗：慢性便秘的危险因素包括高龄、女性、经济状况、文化程度、生活方式、饮食习惯和精神心理因素等。加强患者的自身认知，对慢性便秘的治疗有重要帮助。

2. 药物治疗　便秘经过4～8周的基础治疗无效，可酌情选用相应药物治疗，选择通便药物时应考虑循证医学证据。便秘药物可根据病情轻重及便秘不同的类型进行选择。如轻中度便秘患者，可选用容积性或渗透性泻药，必要时可联合使用；重度便秘患者，在容积性和渗透性药物无效时，可联合选用促动力药或促分泌药；慢传输型便秘，表现大便次数减少、缺乏便意，可选用容积性、渗透性、促胃肠动力性泻药，必要时可联合用药；排便障碍型便秘，主要表现为排便费力、粪便干结、排便不尽感，生物反馈疗法是此型的主要措施，也可适当使用渗透性、容积性泻药；便秘型肠易激综合征，注重心理治疗，可选用渗透性泻药。

3. 精神心理治疗　对于伴有明显的抑郁、焦虑障碍和睡眠障碍的患者，需要进行精神心理治疗，包括健康教育、心理治疗、认知行为治疗。严重者可予抗抑郁、焦虑药物治疗和（或）转至精神心理科接受专科治疗。尽量避免选用多靶点作用的抗抑郁、焦虑药物。

除此之外，盆底肌功能障碍所致便秘，可进行生物反馈治疗。如考虑手术，应严格掌握手术适应证，术前应全面评估患者肠道功能及形态学异常。

（四）功能性便秘的分级预防及健康教育

1. 分级预防

（1）一级预防：功能性便秘的病因主要与饮食、生活习惯、精神心理及滥用药物等因素相关。一级预防主要针对以上因素采取相关措施，在源头上预防疾病的发生。

1）养成定时排便的习惯，睡醒和餐后结肠动作电位增强，能将粪便向结肠远端推进，是便意最强烈的时候，故晨起和餐后最易将粪便排出体外。

2）每天摄入 1.5～2.0 L 的水，坚持适当锻炼，合理安排工作和生活，避免久坐不动。

3）多进食高纤维含量的食物，避免进食过少或食品过于精细，导致对结肠刺激减弱。

4）积极治疗原发疾病，避免便秘的发生。

5）当外出旅行、生活节奏发生变化时，不要压制自身的便意，一有便意时，应及时如厕。

6）出现负面情绪时，及时调整心理状态，严重时可咨询心理或精神疾病相关专家。

7）避免滥用药物，尤其避免滥用与便秘相关的药物，用药应咨询医生。

（2）二级预防：主要指对便秘能早发现、早诊断、早治疗。医生应仔细询问有无致便秘的危险因素及目前是否有便秘的症状（筛查），如有相应的危险因素者，应进行相关的健康教育，如有便秘症状及早进行干预。

（3）三级预防：对功能性便秘患者，对症治疗的同时，需要长期的随访评估，防止转化为慢性便秘，可隔 2～4 周进行经验评估，如治疗无效，应积极查明病因，甚至转诊；器质性疾病导致的便秘，需防止因便秘加重病情，评估时间因病因及病情严重程度不同而有差异，如急性心肌梗死患者不稳定期，每天均需关注患者大便情况。

2. 健康教育

（1）便秘的危险因素和危害：告知患者便秘相关的危险因素，包括便秘的病因、诱发因素，尤其对于高危人群，如女性、老年人、体重偏低者、文化程度低者、人口密集区居住者、滥用泻药者。将便秘可能造成的危害向患者告知，有利于提高患者对便秘防治的依从性。

（2）便秘的自我预防技巧：应从饮食、生活习惯，心理等方面向患者宣教预防便秘的技巧，见一级预防的主要措施。

（3）病情的自我监测与管理：教会患者识别便秘的诊断，区分便秘症状轻、中、重三种不同的程度，告知患者便秘治疗的基本原则、药物的选择方法、药物的不良反应，以提升患者自我管理的能力，避免滥用药物，让患者知道何时寻求医生的帮助，配合医生的管理。

四、病例点评

功能性便秘在临床上较常见，但常容易忽视康复的重要性。大多数患者通过反复就诊于消化内科、肛肠外科，结合药物治疗、生物反馈治疗并不能显著改善排便困难。功能性便秘与工作压力、精神心理因素（如焦虑、抑郁及不良生活事件等）有关。女性、低体重、文化程度低、生活在人口密集区者更易发生便秘。低纤维素食物、液体摄入减少可增加慢性便秘发生的可能性，滥用泻药可加重便秘。因此，诊断明确，针对患者的具体病情调整康复方案，以及跨学科团队的密切合作，对于促进患者康复很重要。

本例患者属于功能性便秘，合并多种问题，如盆底肌痉挛、盆底肌支持结构下降及抑郁状态等，处理时应进行综合分析。首先，A型肉毒毒素的使用针对盆底肌痉挛是一个精确且有效的治疗，其剂量和注射部位的准确性是治疗成功的关键；其次，患者自身的排便日记管理，个人行为治疗，每日定时排便、饮水，养成了良好的排便规律。同时加强患者盆底感知觉训练，提高了患者盆底肌力量与耐力，延缓盆腔脏器脱垂的加重。此外，抑郁状态的治疗结合了经颅磁刺激，体现了多模式的干预方法。家庭和社会支持在患者康复中起到了至关重要的作用。总体来说，该病例全面展示了个性化康复计划和跨学科团队合作的重要性。

（病例提供：胡金娜 浙江大学医学院附属邵逸夫医院）

（病例点评：黄智慧 浙江大学医学院附属邵逸夫医院）

参考文献

[1] 中华医学会消化病学分会胃肠动力学组，功能性胃肠病协作组 . 中国慢性便秘诊治专家共识（2019 年，广州）[J]. 中华消化杂志，2019，39（9）：577-598.

[2] Peng W, Liang H, Sibbritt D, et al. Complementary and alternative medicine use for constipation：a critical review focusing upon prevalence, type, cost, and users' profile, perception and motivations[J]. Int J Clin Pract, 2016, 70（9）：712-722.

[3] Skardoon GR, Khera AJ, Emmanuel AV, et al. Review article：dyssynergic defaecation and biofeedback therapy in the pathophysiology and management of functional constipation[J]. Aliment Parmacol Ther, 2017, 46（4）：410-423.

[4] Black CJ, Ford AC. Chronic idiopathic constipation in adults：epidemiology, pathophysiology, diagnosis and clinical management[J]. Med J Aust, 2018, 209（2）：86-91.

[5] 中华医学会消化病学分会胃肠动力学组，中华医学会外科学分会结直肠肛门外科学组 . 中国慢性便秘诊治指南（2013 年，武汉）[J]. 中华消化杂志，2013，33（5）：291-297.

[6] Lindberg G, Hamid SS, Malfertheiner P, et al. World gastroenterology organisation global guideline constipation：a global perspective[J]. J Clin Gastroenterol, 2011, 45（6）：483-487.

[7] Anna Chmielewska, Hania Szajewska. Systematic review of randomised controlled trials：probiotics for functional constipation[J]. J World Journal of Gastroenterology, 2010, 16（1）：69-75.

[8] Pratber CM. Pregnancy-related constipation[J]. Current gastroenterology reports, 2004, 6（5）：402-404.

[9] Shahid S, Ramzan Z, Maurer AH, et al. Chronic idiopathic constipation：more than a simple colonic transit disorder[J]. J Clin Gastroenterol, 2012, 46（2）：150-154.

[10] Dunnick JK, Hailey JR. Phenolphthalein exposure causes multiple carcinogenic effects in experimental model systems[J]. Cancer Research, 1996, 56（21）：4922-4926.

[11] Lunniss PJ, Gladman MA, Benninga M. Pathophysiology of evacuation disorders[J]. Neurogastroenterol Motil, 2009, 21（2）：31-40.

病例4 产后压力性尿失禁伴性生活疼痛的康复治疗

一、病历摘要

（一）病史简介

患者女性，26岁。

主诉：产后咳嗽漏尿2个月余。

现病史：患者于2个月余前顺产后出现咳嗽、喷嚏时漏尿，跳绳、跑步等运动时漏尿量明显增多，伴有腰骶部疼痛。孕前性生活时有轻微的疼痛，疼痛尚能忍受，产后性生活时感觉疼痛明显，伴有心理抵触。患者自发病以来无腹痛腹泻，无尿痛尿血，无畏寒发热，无胸闷气短，精神尚可，情绪稳定，饮食及睡眠正常，体重无明显下降。

既往史：既往体健。

家族史：否认家族遗传病史及类似疾病史。

（二）体格检查

视诊：腹部膨隆，外阴及大小阴唇正常，阴毛分布均匀，会阴中心腱处有一裂痕，左侧切口，瘢痕愈合良好。触诊：阴道内指检显示阴道前壁膨出1 cm，盆底肌筋膜紧张，会阴浅横肌、肛提肌、髂尾肌处均有压痛，VAS评分5分，盆底肌（国际牛津肌力分级）Ⅰ类肌肌力2级，盆底肌Ⅱ类肌肌力2级。盆底肌用力时，患者腹部及腿部代偿用力情况明显。腹直肌分离3指，"4"字试验双侧内收肌紧张、疼痛，Valsalva动作可见会阴体下降，阴道前壁轻度膨出。

（三）辅助检查

盆底肌表面肌电评估：初次见病例4图1，末次见病例4图2。

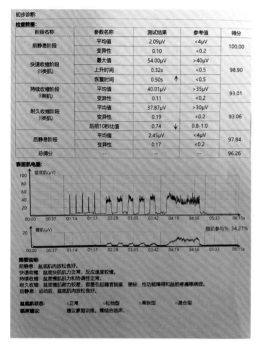

初步诊断：
检查数据：

阶段名称	参数名称	测试结果	参考值	得分
前静息阶段	平均值	2.09μV	<4μV	100.00
	变异性	0.10	<0.2	
快速收缩阶段(II类肌)	最大值	54.00μV	>40μV	98.90
	上升时间	0.32s	<0.5	
	恢复时间	0.50s	<0.5	
持续收缩阶段(I类肌)	平均值	40.01μV	>35μV	93.01
	变异性	0.11	<0.2	
耐久收缩阶段(I类肌)	平均值	37.87μV	>30μV	93.06
	变异性	0.19	<0.2	
	后前10秒比值	0.74 ↓	0.8-1.0	
后静息阶段	平均值	2.45μV	<4μV	97.84
	变异性	0.17	<0.2	
总得分	--	--	--	96.26

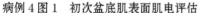

病例 4 图 1　初次盆底肌表面肌电评估

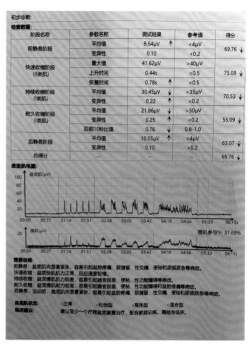

初步诊断：
检查数据：

阶段名称	参数名称	测试结果	参考值	得分
前静息阶段	平均值	8.64μV ↑	<4μV	69.76 ↓
	变异性	0.10	<0.2	
快速收缩阶段(II类肌)	最大值	41.62μV	>40μV	75.09 ↓
	上升时间	0.44s	<0.5	
	恢复时间	0.78s	<0.5	
持续收缩阶段(I类肌)	平均值	30.45μV	>35μV	70.53 ↓
	变异性	0.22 ↑	<0.2	
耐久收缩阶段(I类肌)	平均值	21.86μV	>30μV	55.09 ↓
	变异性	0.25 ↑	<0.2	
	后前10秒比值	0.76 ↓	0.8-1.0	
后静息阶段	平均值	10.55μV ↑	<4μV	63.07 ↓
	变异性	0.10	<0.2	
总得分	--	--	--	69.76 ↓

病例 4 图 2　末次盆底肌表面肌电评估

（四）诊断

1. 压力性尿失禁；
2. 腰痛。

（五）诊疗经过

根据评估结果，设定康复目标：改善患者尿失禁，缓解性生活疼痛，增强核心肌群力量，改善盆底肌筋膜血液循环，降低盆底肌张力，提升盆底肌力及耐力。

手法治疗包括外部筋膜手法和盆底肌筋膜手法。外部筋膜手法松解紧张的胸大肌、胸小肌、腹部筋膜、髂筋膜、内收肌及耻骨周围相关筋膜组织，使用体外冲击波疗法松解紧张的胸腰筋膜。盆底肌筋膜手法松解盆底肌触痛点、松解会阴浅层肌群，松解会阴中心腱，降低盆底肌张力，改善性生活疼痛症状，改善盆底肌血液循环，促进盆底肌本体感觉。可配合运动疗法，如腹式呼吸、臀桥训练、跪位伸腿、"死虫"式等训练来增强核心肌群力量，改善腹直肌分离症状。使用盆底肌生物反馈电刺激、改良凯格尔训练等增强盆底肌肌力及耐力，改善尿失禁症状。此外还包括家庭训练和健康宣教，指导患者家庭训练动作，保持健康的饮食习惯，避免肥胖、便秘、久坐、久站等。经治疗后患者压力性尿失禁得到改善，解决了患者的性生活疼痛问题，腰痛也没有再复发。

二、诊疗经验

该病例2个月余前产后出现压力性尿失禁，并进行性加重，伴随性生活时疼痛、心理抵触。分析其病例特点及原因，主要有以下几点：①产后压力性尿失禁的发生与盆底肌功能障碍存在一定联系，并与膀胱、尿道解剖结构相关。尿道解剖结构发生改变、盆腔脏器移动及膀胱位置改变，使尿道阻力变化，若是尿道内压力值低于膀胱内压则引起压力性尿失禁；②产后性交疼痛源于妊娠过程中自身盆底组织受到胎儿逐渐生长和子宫的不断压迫，造成长期慢性损伤，同时在分娩时阴道过度扩张再次加重损伤，从而发生盆底功能障碍，最终导致产后性生活疼痛；③腰骶部疼痛是分娩后妇女的常见病，围产期腰骶部、盆腔等生物力学的改变是主要因素，表现为腰骶部疼痛、活动受限，伴随腰部无力感，严重者影响患者日常生活；④产后心理问题，在长时间的妊娠后，分娩又是一次身体强烈的应激过程，女性在此过程中有着特殊的情感经历，同时又受到家庭及社会因素的影响，极易导致产妇出现产褥期精神综合征，以抑郁、焦虑为主要表现。这不仅给产妇及新生儿的健康造成严重的不良影响，也影响着家庭和社会的和谐。

1. 针对产后压力性尿失禁，我们治疗上采取臀桥配合凯格尔收缩训练，以及腹式呼吸训练。具体操作如下：

（1）臀桥配合凯格尔收缩训练：患者取仰卧位，双腿屈曲，两脚分开，与肩同宽，小腿与膝盖呈90°。吸气放松，呼气收紧盆底肌和核心肌群，向上抬臀，吸气落下休息，呼气向上抬起，重复动作。10～15个一组，每次2～3组（病例4图3）。

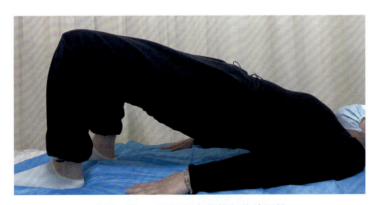

病例4图3 臀桥配合凯格尔收缩训练

（2）腹式呼吸训练：患者取仰卧位，腰部贴床，经鼻吸气，经口呼气，深吸气、慢呼气；吸气腹部向四周膨隆，呼气时腹部四周向腰椎靠拢，两侧腹壁向中间收拢。每日训练2次，每次10～15组。

2.对于产后性交疼痛，我们给予盆底肌筋膜松解手法干预。具体操作如下：患者取膀胱截石位，操作者戴医用手套涂润滑剂，右手示指或中指缓缓进入阴道，以指腹触诊按压的方式做盆底肌疼痛检查，遇到疼痛处以垂直肌束的方向按压盆底肌，力量由轻到重，遇到痛性结节重点按摩，每周2～3次，每次10～15分钟。

3.缓解产后腰骶部疼痛，开展腰背腹部的核心肌群肌力训练是关键，我们通常采用以下运动疗法。

（1）跪位伸腿训练：患者取四点跪位，吸气准备，呼气时右手向前伸，左脚向后伸，同时收紧核心肌群。吸气回到四点跪位，呼气时左手向前伸，右脚向后伸，两侧交替进行，10个一组，每次2～3组（病例4图4）。

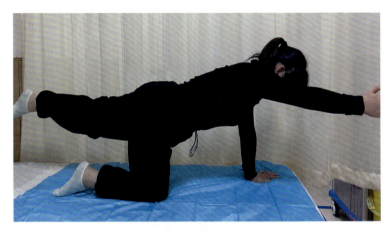

病例4图4　跪位伸腿训练

（2）"死虫式"训练

1）静力手脚对抗：平躺，双手举起，双腿屈膝90°举起。双手放置于大腿处，手用力去推动大腿，保持大腿不要被双手推走。动作保持在静止位置即可。感受核心发力的感觉。

2）交替伸腿：平躺，双手举高，双脚屈膝举起，大腿和小腿呈90°。吐气时，左脚往下方延伸，但是脚跟不碰地，停顿一下回到起始位置，再换右脚往下延伸，过程中保持核心用力，注意呼吸节奏。

3）过头举：平躺，双手举起，双腿屈膝90°举起。双手拿一个重物，可以是哑铃片或者是一本书。双手缓缓向头部伸展至水平位置，然后恢复至起始位置。

4）抬对侧手脚：平躺，双手举起，双腿屈膝90°举起。分别将对侧手脚向外延伸，然后恢复至起始位置。重复另外一侧手脚。这个动作可以套一根弹力带放在对侧的手脚上增加难度。

4．面对产后心理问题，康复治疗方案的设计旨在综合药物管理和心理干预的基础上，引入音乐疗法作为辅助治疗手段。研究显示，音乐可从心理和生理两方面对人体产生影响，通过大脑的整合，平衡心理，使机体生理唤醒水平降低，以此来缓解紧张状态，同时通过音乐也可将心中压抑的情感进行宣泄，激发情趣，从而达到纠正病态心理、促进康复的目的。基于此，我们将盆底康复训练联合音乐心理疗法用于产妇产后康复训练和心理治疗中。具体操作如下：选取活泼、灵动、流畅、节奏感较强、旋律优美的音乐，为产妇制订符合其喜好的音乐治疗处方，取舒适体位，戴上耳机，播放音乐，闭上双眼，将音量控制在 50 dB 即可。音乐播放结束后继续休息 5 分钟进行放松。

最后是使用社会支持疗法，引导产妇家属参与到治疗过程中，帮助产妇缓解心理压力，使产妇走出心理阴影。

三、病例讨论

（一）产后压力性尿失禁患者如何通过康复治疗提高盆底肌功能

压力性尿失禁是指患者在咳嗽、打喷嚏、大笑或运动等情况下腹压升高，尿液不自主从尿道流出，是女性产后最常见的分娩并发症之一。随着两孩政策的实施及老龄化进程的发展，我国压力性尿失禁的发生率越来越高，因此该疾病逐渐成为一项不可忽视的公共卫生问题。压力性尿失禁对女性的生活质量造成不良影响，进而干扰患者的家庭生活，这一系列的变化最终会给整个社会造成一定的劳动力负担与经济负担。

压力性尿失禁康复治疗可通过物理刺激、手法治疗等方式对受损的肛提肌、阴道壁、尿道括约肌等进行训练，恢复其原有的生理功能，改善患者压力性尿失禁的问题。单纯的康复训练方法有很多，如凯格尔运动（Kegel 运动）、阴道哑铃等，但由于治疗过程单调乏味，患者自身感知不到位，造成治疗效果不佳。随着检测仪器的更新迭代，很多商家将康复治疗仪器的生产方向定位为评估和治疗相结合，数据采集更为方便。为了提高治疗效果，临床上常通过康复训练结合电刺激或者生物反馈等理疗，使患者更直观地感知盆底肌肉，促进膀胱和盆底肌肉收缩，同时治疗效果还可以通过图表、动画等形式及时反馈给患者和治疗师，为临床治疗提供了很大便利，受到患者的普遍认可和治疗机构的广泛使用。此外，结合传统中医针灸，可固本培元，调理体质，加快患者恢复进程。具体如下：①Kegel 运动。1948 年，Kegel A 提出了 Kegel 训练，在持久、正确 Kegel 训练下，可提高尿道的闭合压，对压力性尿失禁症状进行有效改善。通过 Kegel 训练，可强化盆底肌支撑膀胱尿道的功能，促进尿道括约肌力增加。当腹压突然增加时，可向膀胱颈传导压力，确保尿道的内压比膀胱压大，在预防尿液流出的同时，对产妇盆底功能进行有效改善。②盆底肌康复操。以 Kegel 训练为基础，以产妇不同阶段生理状况为依据，制订 4 组训练动作，即臀部训练、扭髋训练、全身训练、提肛训练。③盆底生物反馈训练。盆底生物反馈（biofeed-back，BFB）是指在产妇阴道内置入电子生物反馈治疗仪，对其盆底肌进行检测，通过模拟化视觉及声音信号，反馈正常、异常活动状态，让产妇、医师可明确盆底锻炼是否具备合理性，从而进行更有效、更正确的锻炼方式。在盆底生物反馈作用下，产妇可依据视听系统逐步进行训练，提高盆底肌张力，在控制膀胱的同时，达到尿失禁治疗、盆底肌康复的目的。④盆底电刺激法。通过阴道电极低电压，对盆底肌肉群进行刺激，以锻炼盆底肌的方法。⑤心理护理干预。通过为产妇营造良好的心理环境，给予其正向暗示，可有效消除产妇的负面情绪。研究者通过研究并探讨，在压力性尿失禁产妇中给予心理护理的措施进行干预，可对其尿失禁的症状进行有效缓解，提高其泌尿生殖的健康水平，有效改善其心理状态，进而提高护理服务满意度。⑥应对方式干预。通过强化相关知识宣传、健康教育活动，帮助产妇正确认知这一疾病，减轻其心理压力及病耻感。以产妇对疾病应对方式、影响因素的评估结果为依据，给予其有针对性的帮助及引导，让其感受到更多情感关怀及支持，使其意识到疾病的严重性和尽早就医的益处，进而积极参与疾病康复治疗中，为疾病发展控制、生活质量的提高提供有力保障。

（二）产后性交疼痛的诊疗方法

世界卫生组织（World Health Organization，WHO）在对生殖健康的定义中强调了性健康即人们应当享受负责任的、满意的和安全的性生活。所以产后有关性健康问题应得到关注。目前产后性问题还没有一个明确的定义，主要是指妇女在产后一定时间内（一般倾向于分娩后 1 年内）性生活中所经历的各种问题。由于分娩带来的改变，妇女产后常见性问题类型主要是性交疼痛、会阴疼痛、产后性欲下降及性生活频率下降，其中性交疼痛占第一位。性交疼痛包括：①反复发作或持续性的性交时阴道疼痛。②阴道痉挛。反复发作或持续性阴道外 1/3 平滑肌的不自主痉挛，不利于阴茎的插入。③其他性活动疼痛，如由非性交引发的反复发作或持续性生殖器疼痛。严重性交痛会导致患者产生排斥心理，进一步加重性功能障碍症状，破坏夫妻和谐关系，影响家庭稳定。

目前临床针对此类情况普遍采用康复训练和健康教育：①康复训练。临床发现，性功能障碍患者在伴有性交痛症状时，通过锻炼盆底肌功能，其性交痛症状可同时得到缓解，说明对盆底肌进行训练可一定程度改善性功能障碍。Kegel 运动应用于女性产后性功能障碍中，可增加性生活频率，防止性交疼痛，提升患者性生活质量，对女性生殖健康具有重要意义。②性健康教育方法。提醒孕妇注意会阴、乳房清洁，指导其进行母乳喂养，并告知产后 42 天、恶露干净即可恢复性生活；哺乳者应用工具避孕，未哺乳者用药物避孕；向夫妻双方介绍性生活对个人、家庭的重要性，产后性问题的发生率、主要类型、病因及处理，讲解产后性器官发生的一系列改变及应对方法，如产后阴道松弛及肌张力降低，可每天早晚做缩肛动作，每次做 30 下，性生活动作应轻柔，可用润滑剂，避免对切口造成强烈刺激等；向夫妻双方讲解产后第一次性生活的注意事项及可能发生的问题，如性交疼痛、阴道干涩、性高潮障碍、性欲低下、阴道松弛等，一旦发生性生活问题应及时同调查人员联系，以寻求咨询、心理治疗及性治疗。

（三）产后腰骶部疼痛的诊疗方法

产后腰背痛通常指产妇在产褥期出现的以背部、腰骶部疼痛为主的临床综合征，部分患者病情呈自限性发展，部分患者则病情绵延不愈，出现慢性顽固性腰背痛。产后腰骶部疼痛的诊断：①产前无腰痛史；②产后出现急性或慢性腰痛，或腰骶部酸痛乏力、腰部活动受限、椎旁及骶髂关节处压痛；③有劳累或受凉史；④腰部 X 线或 CT 提示无明显异常。

目前对于产后腰骶部疼痛的治疗以保守治疗为主，参照非特异性下腰痛的治疗原则，包括药物治疗、功能锻炼、针灸、手法治疗等，外科治疗主要以关节融合术为主。①药物治疗：根据美国食品药品监督管理局（Food and Drug Administration，FDA）的风险分类和中国疼痛研究会（Chinese association for the study of pain，CASP）对非特异性下腰痛的诊疗指南，对于产后腰骶部疼痛的药物治疗，首选对乙酰苯胺类镇痛药，如对乙酰氨基酚，其不良反应相对较小，可用于妊娠和产后腰骶部疼痛的治疗；其次是非甾体抗炎药（nonsteroidal antiinflammatory drugs，NSAIDs），包括布洛芬、双氯芬酸等，以单药使用，用药时间不超过 3 个月，同时要评估心血管及胃肠道情况。阿片类药物多用于其他药物效果不佳时，一般从弱阿片类药物的缓释片开始，如盐酸曲马多缓释片，患者应维持阿片类药物的摄入以缓解疼痛，而不是在疼痛严重时才服用。其他较少用的药物如加巴喷汀和普瑞巴林通过阻断电压依赖性钙通道恢复兴奋性神经元的功能，从而减少兴奋性输入；大附子碱通过选择性阻断过度活跃的钠离子通道，可充分缓解慢性疼痛引起的痛觉过敏。此外，外用止痛贴如藏药镇痛贴可缓解肌肉和关节的疼痛。②功能锻炼：欧洲骨盆疼痛治疗指南建议，应该通过足够的、适当的、个性化的运动及功能锻炼来治疗与妊娠有关的腰痛。近十年来，稳定性运动已成为全世界治疗腰椎、骨盆疼痛的最佳选择。通过改善躯干核心肌群的功能，维持脊柱节段间运动稳定，使患者能够重新获得对脊柱和骨盆的控制和协调。③针灸治疗：针灸对于疼痛的治疗应用广泛，目前英国国家卫生与临床优化研究所制定的指南已证明针灸在妊娠期对腰痛的治疗是有效且安全的。④手法治疗：目前常用的手法包括按摩、肌筋膜释放和整脊疗法。整脊疗法已广泛应用于下腰痛的治疗，并证实其对于妊娠和产后女性骨盆疼痛和生活质量的改善有显著作用。⑤手术治疗：单纯的产后腰骶部疼痛很少应用手术治疗，个别患者由于产后耻骨联合极度分离，会考虑行耻骨联合缝合或耻骨联合楔形截骨法治疗，对于骶髂关节炎症明显的患者可选择骶髂关节融合术。此外，还有一些不常用的治疗方法，如局部麻醉剂的应用和神经末梢射频去神经支配。

（四）产后抑郁、焦虑对康复预后的影响及处理方法

产后抑郁指产妇在产后6周内首次发病（无精神障碍病史），出现以抑郁、悲伤、压抑、哭泣、易激惹、焦躁、失眠等明显症状，病情严重者甚至会产生幻觉、自杀意念，伤害婴儿行为等精神病性症状的心理疾患，是产科常见的产褥期情感性精神障碍。产后抑郁、焦虑不仅影响产妇的身体健康和家庭的和谐稳定，而且影响婴幼儿的认知和情感发展，是整个社会需要关注的健康话题。

当前产后抑郁、焦虑治疗方法主要有药物治疗、心理干预和物理治疗。药物治疗的不良反应与孕期哺乳相冲突，对婴儿健康产生不利影响，临床使用也是受争议的话题，也不被患者及其家属接受；物理治疗也难以使产后抑郁、焦虑患者的认知和人际功能得到改善；产后抑郁、焦虑治疗的首选方法是心理干预，对患者早期规范化心理干预，能达到抗抑郁药的治疗效果，因此颇受推崇。心理治疗通过专业的心理疏导与分析技术，可帮助患者寻找导致她们产后抑郁的心理因素，最终帮助产后抑郁患者找到治疗的"心药"，打开心结。心理治疗还能帮助产后抑郁患者激发自己内心的动力，指导她们为自己筑起一道安全的壁垒，保护自己顺利战胜产后抑郁症。并且心理治疗师在联合家属及其爱人给予患者适度的关心与爱护，可以增加产后抑郁症患者的归属感，从而积极改善抑郁情绪。此外，音乐心理疗法是一种新型心理治疗方法，主要是以音乐语言对患者进行暗示，利用音乐特殊的旋律、音调和节奏通过听觉神经作用于大脑，调节患者身心，且简单易行，已经在国内外广泛应用。

四、病例点评

产后压力性尿失禁伴性交疼痛在临床上较常见，常容易忽视个性化治疗的重要性。大多数患者通过结合药物治疗、物理疗法和制订的康复计划可以获得显著改善，

但少部分患者可能因康复计划针对性不够或缺乏适时调整而进展缓慢。因此，定期进行全面评估，针对患者的具体需求调整康复方案，以及团队的密切合作，对于促进康复很重要。

本例属于产后压力性尿失禁伴性交疼痛、腰骶部疼痛不适等，合并多种问题，处理时应进行综合分析。首先，手法治疗的使用针对产后压力性尿失禁是有效的治疗，分为外部筋膜手法和盆底肌筋膜手法；其次，配合运动疗法，如腹式呼吸、臀桥训练、跪位伸腿、"死虫式"等训练来增强核心肌群力量，改善腹直肌分离症状；最后，使用盆底肌生物反馈电刺激、改良凯格尔训练等增强盆底肌肌力及耐力，改善尿失禁症状。家庭和社会支持在患者康复中起到至关重要的作用。总体来说，该病例展示了全面个性化康复计划和团队合作的重要性。

（病例提供：吴李秀　丽水市第二人民医院）

（病例点评：何　晴　浙江大学医学院附属邵逸夫医院）

参考文献

[1]Coyne KS, Kvasz M, Ireland AM, et al.Urinary incontinence and its relationship to mental health and health-related quality of life in men and women in Sweden, the United Kingdom, and the United States[J]. Eur Urol, 2012, 61（1）：88-95.

[2]Gao J, Liu X, Zuo Y, et al.Risk factors of postpartum stress urinary incontinence in primiparas：what should we care[J].Medicine（Baltimore）, 2021, 100（20）：e25796.

[3]Liu W, Qian L.Establishment and validation of a risk prediction model for postpartum stress urinary incontinence based on pelvic floor ultrasound and clinical data[J].Int Urogynecol J, 2022, 33（12）：3491-3497.

[4]Cao F, Zhang S, Huang J, et al.The effect of acupuncture on postpartum stress urinary incontinence：a protocol for systemic review and meta-analysis[J]. Medicine（Baltimo re）, 2022, 101（29）：e29177.

[5]Liu J, Liu Z, Tang Y, et al.Treatment with platelet-rich plasma attenuates proprioceptor abnormalities in a rat model of postpartum stress urinary incontinence[J].Int Urogynecol J, 2022, 33（8）：2159-2167.

[6]严静，钱陈凤，周一波.女性产后压力性尿失禁诊断及预后评估的定量诊断方法研究[J].中华全科医学，2022，20（3）：454-457.

[7]Sussman RD, Syan R, Brucker BM.Guideline of guidelines：urinary incontinence in women[J].BJU Int, 2020, 125（5）：638-655.

[8] 中华医学会妇产科学分会妇科盆底学组 . 女性压力性尿失禁诊断和治疗指南（2017）[J]. 中华妇产科杂志，2017，52（5）：289-293.

[9] Hage-Fransen MAH, Maaike W, Amy O, et al. Pregnancy-and obstetric-related risk factors for urinary incontinence, fecal incontinence, or pelvic organ prolapse later in life：a systematic review and meta-analysis[J]. Acta Obstet Gynecol Scand, 2021, 100（3）：373-382.

[10] 钱帆，崔娟，叶婷婷 . 康复理疗联合盆底肌训练对产后压力性尿失禁患者的疗效分析 [J]. 中国妇幼保健，2020，35（19）：3530-3533.

[11] Tavares P, Barrett J, Hogg-Johnson S, et al. Prevalence of low back pain, pelvic girdle pain, and combination pain in a postpartum ontario population[J]. J Obstet Gynaecol Can, 2020, 42（4）：473-480.

[12] Alharbi HA, Albabtain MA, Alobiad N, et al. Pain perception assessment using the short-form Mc Gill pain questionnaire after cardiacsurgery[J]. Saudi J Anaesth, 2020, 14（3）：343-348.

[13] Caputo EL, Ferreira PH, Ferreira ML, et al. Physical activity before or during pregnancy and low back pain：data from the 2015 Pelotas（Brazil）birth cohort study[J]. J Phys Act Health, 2019, 16（10）：886-893.

[14] 李鑫，王楚怀 . 慢性腰痛的物理治疗新进展 [J]. 中国康复医学杂志，2021，36（6）：738-742.

[15] Emerich Gordon K, Reed O. The Role of the pelvic floor in respiration：a multidisciplinary literature review[J]. J Voice, 2020, 34（2）：243-249.

[16] Colian S, Butel T, Gambotti L, et al. Cost-effectiveness of acupuncture versus standard care for pelvic and low back pain in pregnancy：a randomized controlled trial[J]. PLoS One, 2019, 14（4）：e0214195.

[17] Polte C, Junge C, von Soest T, et al. Impact of maternal perinatal anxiety on social-emotional development of 2-Year-Olds, a prospective study of norwegian mothers and their offspring[J]. Matern Child Health J, 2019, 23（3）：386-396.

[18] Goetz M, Schiele C, Müller M, et al. Effects of a brief electronic mindfulness-based intervention on relieving prenatal depression and anxiety in hospitalized high-risk pregnant women：exploratory pilot study[J]. J Med Internet Res, 2020, 22（8）：e17593.

[19] Huang R, Yang D, Lei B, et al. The short-and long-term effectiveness of mother-infant psychotherapy on postpartum depression：a systematic review and meta-analysis[J]. J Affect Disord, 2020, 260：670-679.

[20] Mackiewicz Seghete KL, Graham AM, Lapidus JA, et al. Protocol for a mechanistic study of mindfulness based cognitive therapy during pregnancy[J]. Health Psychol, 2020, 39（9）：758.

[21]Guo L, Zhang J, Mu L, et al.Preventing postpartum depression with mindful self-compassion intervention：a randomized control study[J].J Nerv Ment Dis, 2020, 208（2）：101-107.

[22]Lönnberg G, Jonas W, Bränström R, et al.Long-term effects of a mindfulness-based childbirth and parenting program—a randomized controlled Trial[J].Mindfulness, 2020, 12（2）：1-13.

[23]Sun Y, Li Y, Wang J, et al.Effectiveness of smartphone-based mindfulness training on maternal perinatal depression：randomized controlled trial[J].J Med Internet Res, 2021, 23（1）：e23410.

[24]Sbrilli MD, Duncan LG, Laurent HK.Effects of prenatal mindfulness-based childbirth education on child-bearers' trajectories of distress：a randomized control trial[J].BMC Pregnancy Childbirth, 2020, 20（1）：1-13.

病例 5　脊髓损伤后神经源性膀胱合并膀胱输尿管反流的康复治疗

一、病历摘要

（一）病史简介

患者男性，57 岁。

主诉：外伤后双下肢无力伴小便障碍 1 年余。

现病史：患者于 1 年余前不慎从树上（约 2 米高）摔下撞伤后背部，出现后背部疼痛，双下肢无力，伴二便功能障碍，急送至当地医院，完善相关检查提示 T_9、T_{10} 椎体爆裂性骨折，急诊行"胸椎后路 T_9、T_{10} 椎体切开复位减压内固定术"，术后予激素冲击、抗泌尿系感染、高压氧等治疗，病情相对稳定后转康复科继续治疗。转入后药物予营养神经、通便、抗泌尿系感染、索利那新 5 mg、1 次 / 日抑制逼尿肌过度活动等对症处理；康复治疗予运动疗法、器械训练、针灸等物理因子治疗。运动功能及排便功能好转后办理出院居家自行训练。患者目前双上肢活动正常，双下肢无法自主活动；小便潴留，偶有少量尿失禁，平素由家属进行间歇性导尿，4～6 次 / 日，尿黄浑浊，伴发热，无咳嗽、气促等，今为进一步诊治排尿障碍就诊于我院，门诊以"脊髓损伤后遗症"收入我科住院。患者近期精神尚可，情绪稳定，饮食、睡眠正常，偶有便秘，小便如上述，体重无明显下降。

既往史：脊髓损伤术后予留置导尿，反复发热，考虑导管相关性泌尿系感染。感染控制后当地医院予完善尿动力学检查提示：最大膀胱容量 450 mL，膀胱顺应性低，储尿期逼尿肌反射亢进，无漏尿；排尿期逼尿肌无反射，完全无法自主排尿。遂予停留置导尿改间歇性导尿，但 1 年多来仍反复泌尿系感染，曾多次以"反复发热"就诊泌尿外科、急诊科，主要予抗感染、退热、膀胱冲洗等对症处理，泌尿系感染频率无明显减少。无糖尿病、高血压、心脏病、肾脏疾病及其他神经系统疾病病史；无吸烟、饮酒史。

家族史：否认家族遗传病史及类似疾病史。

（二）体格检查

一般查体：体温 39 ℃，脉搏 77 次 / 分，呼吸 20 次 / 分，血压 137/68 mmHg。神志清楚，营养中等，轮椅入院，双肺呼吸音清，未闻及干、湿性啰音，心脏及腹部查体未见明显异常。

专科查体:双上肢肌张力正常,肌力Ⅴ级,双下肢肌张力增高,近端肌力Ⅰ级,远端0级。脐水平以下感觉减退伴有麻木。双下肢腱反射亢进。病理征未引出。肛门反射存在,肛门指检可自主收缩。日常生活活动能力改良Barthel指数评分20分,重度依赖。

(三)辅助检查

尿常规:白细胞(3+)。

(四)诊断

1. 脊髓损伤后遗症

　　截瘫;

　　神经源性膀胱(neurogenic bladder,NB);

2. 泌尿系感染;

3. T_9、T_{10}椎体爆裂性骨折内固定术后。

(五)诊疗经过

1. 入院后完善相关检查　①泌尿系彩超:双肾窦分离、双输尿管上段扩张,膀胱壁粗糙增厚;②肾功能:血肌酐295.82μmol/L,尿素氮12.4mmol/L。根据检查回报,患者双肾窦分离、双输尿管上段扩张,且存在急性肾功能不全,结合既往反复泌尿系感染病史,考虑患者存在膀胱输尿管反流(vesicoureteral reflux,VUR)可能性,立即予停间歇性导尿改留置导尿(三腔)、膀胱冲洗+抗感染、退热等对症处理。患者肾功能逐步恢复正常,复查泌尿系彩超未见肾窦分离及输尿管扩张。

2. 入院评估　待泌尿系感染控制后,为明确患者是否存在VUR,我科与超声医学科予行彩超联合尿动力学检查:灌注前彩超下未见双肾窦分离,灌注到63mL时出现逼尿肌过度活动(detrusor overativity,DO)(Pdet 6.5cmH$_2$O),无漏尿,彩超下未见肾窦分离;灌注到86mL时再次DO(Pdet 54.3cmH$_2$O),无漏尿,彩超下见右肾窦分离(19mm),左肾窦未见分离;灌注到107mL时再次DO(Pdet 62.3cmH$_2$O),无漏尿,彩超下见右肾窦分离(19mm),左肾窦轻度分离(9mm);灌注到107mL时再次DO(Pdet 44.9cmH$_2$O),伴漏尿15mL,暂停灌注。结论:患者储尿期频发逼尿肌过度活动,膀胱感觉异常(DO时膀胱区麻木感),顺应性低,高压反流,膀胱安全容量86mL;肌电图提示逼尿肌-外括约肌协同失调可能。后予行膀胱造影进一步证实了存在VUR。

3. 制订康复目标及计划

(1)短期治疗目标:保证上尿路安全,避免肾衰竭及肾积水,逐步提高膀胱安全容量。

（2）远期治疗目标：在保证上尿路安全前提下，在 6～12 个月拔除尿管改为间歇性导尿，恢复或部分恢复控尿及排尿能力，减少残余尿量，预防并减少泌尿系感染频率，提高生活质量。

（3）康复计划：①留置导尿以避免膀胱输尿管反流，定期复查肾功能、尿常规及泌尿系彩超（1～2 次／月），定期复查影像尿动力学检查（1 次/3～6 个月），必要时多学科会诊协助诊治；②通过护理、药物、康复治疗等手段增强膀胱功能。

4. 治疗

（1）护理方面：①因患者膀胱安全容量极小，仅 86 mL，为不安全膀胱，为间歇性导尿禁忌证，故予继续留置导尿处理，保证尿管持续开放状态以避免 VUR，每两周更换一次导尿管，使用抗反流引流袋，引流袋一周更换一次；②制订饮水计划，嘱患者适当多饮水，每日摄入液体量 2000 mL 以增强膀胱自净能力；③心理支持及宣教：膀胱功能恢复是一个漫长的过程，鼓励患者要有足够的信心与耐心。

（2）药物方面：予头孢他啶抗感染，索利那新加量至 10 mg、1 次／日并联用米拉贝隆 50 mg、1 次／日抑制逼尿肌过度活动，甲钴胺营养神经。

（3）康复治疗方面：①盆底肌电刺激。经肛门插入电极。电流 4～8 mA，频率 5～10 Hz（强化膀胱抑制），刺激时间 20 分钟，1 次／日，5 次／周。②盆底生物反馈。1 次／日，每次 15 分钟，5 次／周。③重复功能性磁刺激。频率选择 20 Hz 以抑制逼尿肌过度活动。选定尾骨与骶骨上缘连线中点两侧各旁开一横指处作为靶刺激点，即 S_3 神经根的位置（病例 5 图 1）。选择肛门外括约肌记录运动诱发电位（motor evoked potentials，MEP）（病例 5 图 2），同时询问患者会阴部感觉，然后进行治疗。治疗 1 次／日，5 次／周。④电针。取穴选择八髎穴＋三阴交：1 次 30 分钟，1 次／日，5 次／周。

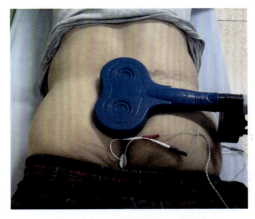

病例 5 图 1　重复功能性磁刺激

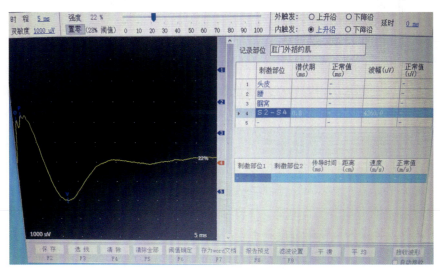

病例 5 图 2　肛门外括约肌记录运动诱发电位

5．评估及方案调整

（1）中期评估（治疗 3 个月后）：再次行彩超联合尿动力学检查，灌注前彩超下未见双肾窦分离，灌注到 120 mL 时出现 DO，无漏尿，彩超下见双肾窦分离；继续灌注至 460 mL，增加腹压无漏尿。膀胱感觉异常且迟钝，表现为膀胱区胀麻感及轻微尿急感，顺应性低，排尿期可见逼尿肌收缩，腹压参与排尿，小便完全不能自解，残余尿量 460 mL；肌电图提示逼尿肌 - 外括约肌协同失调可能。

根据尿动力学检查结果，予更改治疗方案：患者膀胱充盈至 120 mL 时因 DO 造成 VUR，虽安全容量较前增加，但增加速度缓慢，容量仍小，且膀胱顺应性低，考虑单纯口服药物效果不佳，遂联合泌尿外科予行膀胱镜下逼尿肌 A 型肉毒毒素注射（200 U）（病例 5 图 3）。

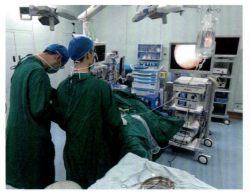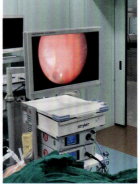

病例 5 图 3　膀胱镜下逼尿肌 A 型肉毒毒素注射

（2）出院前评估（治疗4个月后）：再次复查彩超联合尿动力学检查提示，逼尿肌无抑制收缩频率及压力明显改善，膀胱安全容量增至420 mL，遂予停留置导尿改为间歇性导尿，泌尿系感染频率较前明显减少，无再出现肾积水、肾功能不全。

二、诊疗经验

本例患者1年余前胸椎骨折致脊髓损伤，导致二便功能障碍及肢体运动障碍，随后出现反复泌尿系感染、肾功能不全、肾窦分离、输尿管扩张等并发症。尽管在当地医院经过了长时间治疗，但患者的小便问题恢复欠佳。分析原因，是膀胱管理方案不当，虽于当地医院已完善尿动力学检查且停留置导尿，但改间歇性导尿后1年余来仍反复泌尿系感染，却未及时完善影像尿动力学检查及进一步追查病因调整治疗方案，最终造成上尿路损害，影响预后。

针对该患者的下尿路功能障碍及上尿路并发症，我们第一时间完善了彩超联合尿动力学检查，发现存在膀胱输尿管反流，膀胱安全容量极小，属于间歇性导尿禁忌证，遂立即予留置导尿以避免反流进一步加重，同时索利那新加量至10 mg，联用米拉贝隆50 mg，配合盆底电刺激、重复功能性磁刺激、针灸等综合康复治疗。经一段时间治疗后及时复查尿动力，发现患者恢复缓慢，遂立即予联系泌尿外科予行膀胱镜下逼尿肌A型肉毒毒素注射，注射剂量200 U，经治疗后患者逼尿肌过度活动明显改善，膀胱安全容量明显上升，明显减少了泌尿系感染频率及保护了上尿路安全，为下尿路的功能恢复创造了条件。此案例强调了对神经源性膀胱合并反复泌尿系感染患者进行及时的影像尿动力学检查可以对膀胱及尿道功能做出精准评估，为治疗方案的选择提供重要参考依据。在今后的康复过程中，定期监测尿动力和及时调整治疗方案，联合泌尿外科、超声医学科等多学科的协作，将对维持治疗效果和提高生活质量至关重要。

三、病例讨论

（一）脊髓损伤后神经源性膀胱患者如何通过精准的诊疗方案保护上尿路安全

脊髓损伤（spinal cord injury，SCI）是目前在交通事故及日常生活中的常见创伤类型，SCI往往导致患者排尿、排便及肢体功能发生障碍，生活质量低，对患者自身的心理及家庭的影响都非常巨大。SCI患者由于脊髓结构、功能受到损伤，易引起膀胱逼尿肌及括约肌不同程度的功能障碍，导致神经源性膀胱，其危害在于排尿障碍引发的上尿路功能受损，常造成患者长期排尿困难、尿失禁、反复泌尿系感染、肾积水，甚至肾衰竭。据国内报道，慢性肾衰竭是SCI截瘫患者死亡的首要原因。国外有研究显示，膀胱管理是成人 SCI 患者最关心的健康问题，占比 39%，病程时长的增加与膀胱管理的关注增加有关；其次是疼痛问题（16.4%）及肠道管理（11.6%）。因此，保护上尿路安全，预防肾衰竭，提高控尿能力，减少残余尿量；预防泌尿系感染，对于降低 SCI 截瘫患者死亡率及提高生活质量具有重要的意义。

神经源性膀胱的早期诊断和客观评估非常重要，除了系统的病史采集、体格检查及相应的实验室、影像学检查以外，尿动力学检查是揭示其下尿路功能障碍的病理生理基础的最主要方法。国内外研究显示，尿动力学检查特别是影像尿动力学检查是评估神经源性膀胱患者下尿路功能的"金标准"，将尿动力学检查与 X 线或超声等影像学检查结合起来，显示膀胱尿道形态及膀胱－输尿管反流存在与否，是目前尿动力学检查中评估神经源性膀胱最为准确的方法，它能为制订和调整治疗方案提供客观依据，判断预后。学者何翔飞等将经影像尿动力学检查发现 VUR 的神经源性膀胱患儿 110 例，按照充盈期有无 DO 将其分为 DO 组和无 DO 组。研究发现，DO 患儿与没有 DO 的患儿相比，在较少的膀胱容量时就有可能发生 VUR，膀胱容量小、膀胱顺应性差是有 VUR 的神经源性膀胱患儿伴发 DO 时的尿动力学特征。这提示临床治疗 DO 具有重要的意义，有助于保护患儿上尿路功能。国外学者 Lee 等通过对 SCI 后神经源性膀胱成人患者行影像尿动力学检查发现，在相同压力下，逼尿肌过度活动的 VUR 容量低于逼尿肌活动不足的神经源性膀胱。与 VUR 发展所需的临界逼尿肌压力（$\geq 40 \, cmH_2O$）相比，VUR 发生在较低的膀胱内压力下。研究结果表明，为了有效预防 VUR 的发展，逼尿肌压力应保持在低于众所周知的有效临界逼尿肌压力的水平。

治疗方面，SCI 导致的神经源性膀胱，长期治疗目标分为首要目标与次要目标。首要目标为保护上尿路功能（肾脏功能），次要目标才是恢复下尿路功能，提高控尿能力，减少残余尿量，预防泌尿系感染，提高生活质量。由于首要目标是保护肾功能，故治疗原则是确保逼尿肌压力在储尿期和排尿期都处于低压、安全范围内，治疗手段应侧重于促进膀胱引流，避免引起泌尿系感染，维持低膀胱内压，实现膀胱完全排空。在排空膀胱的方式选择上，间歇性导尿是协助膀胱排空的"金标准"，同时也是膀胱功能训练的重要方式；膀胱间歇性充盈与排空有助于膀胱反射的恢复，但必须严格遵循其适用条件，如逼尿肌活动性低下的患者、逼尿肌过度活动被控制后存在排空障碍的患者；对于重症、上尿路受损或 VUR 的患者，需要进行留置导尿。张大伟等将 SCI 后神经源性膀胱患者随机分为干预组和对照组：两组均予常规间歇性导尿，对照组导尿频率依据残余尿量确定，干预组导尿频率依据尿动力学检查得出的膀胱安全容量确定，最终比较两组患者的泌尿系感染发病率，结果提示干预组泌尿系感染发病率（10.17%）低于对照组（28.33%），差异有统计学意义，这项研究说明依据膀胱安全容量行间歇性导尿，可以降低 SCI 后神经源性膀胱相关泌尿系感染发病率。回顾本病例，既往膀胱管理方面最大的问题就是在没有明确膀胱安全容量的情况下长期进行间歇性导尿，在长达一年多反复泌尿系感染的病程中未及时追溯病因、调整治疗方案。

（二）神经源性膀胱逼尿肌过度活动合并 VUR 的治疗方法

如何维持膀胱低压，抑制逼尿肌过度活动，避免 VUR 的发生，是治疗的重点也是难点。

1. 药物治疗方面　一般首选口服药物，常见的治疗 DO 的药物有以下几种。

（1）M 受体阻滞药：如托特罗定、索利那新、奥昔布宁等。M 受体阻滞药是目前临床上用于治疗 DO 的主要药物，其主要通过阻止副交感神经释放的乙酰胆碱和 M 受体结合，抑制逼尿肌收缩，降低膀胱内压力，增加膀胱的容积和顺应性，达到保护肾脏和膀胱的目的。Watanabe 等应用托特罗定缓释剂 4 mg/d 治疗神经源性逼尿肌过度活动和（或）低顺应性膀胱患者 46 例，经过 12 周治疗后，通过尿动力学检查评价疗效：19 例患者（49%）治疗后最大膀胱测压容量增加超过 50 mL。32 例患者中有 3 例（9%）逼尿肌过度活动消失，首次不自主收缩时膀胱容量显著增加（$P = 0.0009$），逼尿肌过度活动幅度显著降低（$P = 0.0025$）。在膀胱顺应性低的患者中，膀胱顺应性显著增加（$P = 0.0156$），证明托特罗定缓释剂有效且耐受性良好。

（2）β_3 肾上腺素受体激动药：如米拉贝隆。米拉贝隆是目前临床唯一用于治疗 DO 的 β_3 肾上腺素受体激动药，β_3 受体激活后，可激活交感神经释放去甲肾上腺素，引起逼尿肌松弛。临床上常与 M 受体阻滞药联用共同抑制 DO。曾伟彬将 SCI 后 DO 患者 60 例，随机分为观察组和对照组，每组 30 例。对照组予索利那新治疗，观察组在对照组基础上加用米拉贝隆缓释片治疗，2 组均连续用药 1 个月。结果显示，米拉贝隆联合索利那新治疗 SCI 后 DO 的临床效果肯定，改善患者膀胱功能与尿动力学指标，提高生活质量且可减少不良事件的发生。Wada 等回顾性分析了 7 例神经源性膀胱患者，尽管服用 M 受体阻滞药，但仍出现 DO 或膀胱顺应性低，联用了米拉贝隆治疗平均 7 个月后复查影像尿动力学发现，所有患者的尿失禁均得到改善，3 例 VUR 全部消失，5 例患者中有 2 例 DO 消失，所有 4 例膀胱顺应性低的患者的膀胱顺应性均得到改善，结论提示，米拉贝隆联合治疗对于 M 受体阻滞药耐药的神经源性膀胱是有效且有益的。

2. 康复治疗方面　针对 DO 患者的治疗主要有以下几种。

（1）盆底肌电刺激（pelvic floor electrical stimulation, PES）：是一种非侵入性的物理治疗方法，属于神经肌肉电刺激，具有无创伤性和便于操作等特点。

早在 10 余年前，杨幸华、燕铁斌等学者研究指出，PES 能有效地改善骶段以上 SCI 患者神经源性膀胱所致的尿失禁及尿频症状，其机制可能是通过以下途径起作用：①刺激经阴部神经传入纤维，通过神经元连接至骶髓逼尿肌核，抑制逼尿肌核兴奋，再经盆神经至逼尿肌，抑制逼尿肌收缩；②刺激阴部神经传出纤维，增强肛提肌及其他盆底肌及尿道周围横纹肌的功能，提高尿道关闭压。

（2）盆底生物反馈：是以盆底肌训练为基础，借助生物反馈仪来测量体表肌电信号，对肌肉的收缩及舒张功能进行精确的测量、记录并分析，然后通过肌电图或压力曲线等形式将肌肉活动的信号转化为听觉和视觉信号反馈给患者或医生，帮助患者掌握正确的盆底肌肉收缩方法，最终达到改善尿道和盆底肌肉功能、缓解膀胱功能障碍的目的。盆底肌电刺激治疗可同时做盆底生物反馈。项俊等学者研究发现，盆底生物反馈联合电刺激治疗对 SCI 患者神经源性膀胱功能康复的疗效优于常规的膀胱功能训练。

（3）针灸：神经源性膀胱属中医"癃闭""遗溺"等范畴，常用腧穴有八髎、三阴交、关元、中极等，现代研究也证实针灸对膀胱功能有一定调节作用。蔡西国等学者采用电针联合体表电刺激治疗 SCI 后神经源性膀胱患者，通过尿动力学检查证实其能有效改善 SCI 后神经源性膀胱患者控尿、排尿功能，抑制膀胱容量减小，降低膀胱逼尿肌压力，从而有效改善患者膀胱功能。

（4）重复功能性磁刺激（repetitive functional magnetic stimulation，rFMS）：近年来随着 rFMS 不断应用于临床，其疗效及安全性得到了国内外众多学者验证，给神经源性膀胱患者提供了一种新的治疗途径。多项研究证明，骶神经根 rFMS 对于神经源性膀胱患者是一种有效的方法。其将磁刺激发射器线圈放置于 S_3 神经孔位置，刺激 S_3 神经根，经影像尿动力学等检查发现，可以抑制逼尿肌过度活动，改善膀胱顺应性，但最合适的参数设置无统一的标准，目前无明确指南报道刺激参数设置。陆飞等研究初步发现，同在高频范围内，较高频率（15 Hz）的 rFMS 比较低频率（5 Hz）的 rFMS 更能有效抑制膀胱逼尿肌的兴奋性，改善尿失禁症状。

（5）胫神经电刺激：有文献研究表明，经皮胫神经电刺激可以有效抑制 DO，改善膀胱状态，提升患者的生活质量。经皮胫神经电刺激的作用部位多为内踝和内踝上 5 cm 处，此定位既联系了神经走向，又兼顾了穴位的作用。胫神经起源于 $L_4 \sim S_3$ 节段，该节段也发出支配膀胱和盆底的神经分支，因此对胫神经进行刺激可以促使该节段传入神经去极化，进而起到调节膀胱活动性的作用；从中医角度来说，胫神经电刺激作用于三阴交穴，其作为足三阴经的交会穴，其可舒经活络，起到调节水液失调的作用。

针对经口服药物等非手术治疗无效但膀胱壁尚未严重纤维化的神经源性膀胱 DO 患者，可予行 A 型肉毒毒素膀胱壁注射术。A 型肉毒毒素注射于靶器官后作用在神经肌肉接头部位，通过抑制周围运动神经末梢突触前膜的乙酰胆碱释放，引起肌肉的松弛性麻痹。对于神经源性膀胱 DO 患者，推荐剂量为 200～300 U。2023 年美国泌尿外科协会（American urological association, AUA）年会中指出，针对神经源性下尿路功能障碍患者，使用 A 型肉毒毒素可以抑制 DO，降低膀胱压，改善尿失禁、总排尿量、整体生活质量和肾脏功能。因膀胱高压是造成神经源性膀胱继发 VUR 的主要因素，管理这些神经源性膀胱反流的基础是维持低膀胱压力，有研究表明，通过间歇性清洁导尿法（clean intermittent catheterization, CIC）和药物降低膀胱压力，反流可以自行解决，故 A 型肉毒毒素注射在合并有 VUR 的神经源性膀胱 DO 患者中也起到重要作用。Sharifiaghdas 等对 35 例神经源性膀胱 DO 的患儿进行了 A 型肉毒毒素注射，结果显示，33% 的患者注射后肾积水的严重程度降低。35 例患者中原有 32 例发生 VUR，注射后其中 17 例（53.12%）VUR 完全消退，13 例（40.62%）VUR 改善。

四、病例点评

脊髓损伤后合并神经源性膀胱、反复泌尿系感染临床上很常见，且反复泌尿系感染原因常容易被归咎为导管相关性。一些医务人员对及时发现病因缺乏经验，治疗上盲目地选择排尿方式，治疗上仅单纯抗感染，而未对原发病因进行相应的分析诊疗，会影响神经源性膀胱及其并发症的早期诊断治疗，影响预后。因此，针对此类患者，及时积极地进行影像尿动力学检查，在早期出现 VUR 即开始治疗，针对复查结果及时调整治疗方案，以及跨学科团队的密切合作，对于促进患者康复至关重要。

本例属于脊髓损伤后遗症期神经源性膀胱合并反复泌尿系感染，除了存在尿潴留、尿失禁的下尿路功能障碍，还合并肾功能不全、输尿管扩张等上尿路损害。患者既往 1 年于当地医院康复治疗，予采取间歇性导尿的排尿方式，但其膀胱功能逐渐退化，分析原因与其膀胱管理方案不当有关。此次入院及时地完善了泌尿系彩超、肾功能、膀胱造影及影像尿动力学检查，才明确了其除频发的逼尿肌过度活动外，还合并了 VUR。治疗上首先予以留置导尿，阻止了 VUR 的进一步发展，改善了上尿路损害；其次，积极的影像尿动力学复查，发现了其经过长时间口服 M 受体阻滞药联合 β_3 受体激动药，且经综合的康复治疗仍难以提高膀胱安全性，遂立即更改治疗方案予联合泌尿外科行 A 型肉毒毒素注射。

总体来说，本病例展示了及时检查影像尿动力学的必要性，以及跨学科团队合作的重要性。

（病例提供：江浩清 福建省漳州市医院）
（病例点评：吴方超 浙江大学医学院附属邵逸夫医院）

参考文献

[1]Gong D，Wang Y，Zhong L，et al.Excretory dysfunction and quality of life after a spinal cord injury：a cross-sectional study[J].Journal of Clinical Nursing，2021，30（9-10）：1394-1402.

[2]Cuccurullo S.Physical medicine and rehabilitation board review[M].Fourth edition：Lippincott Williams & Wilkins，2019：566-577.

[3] 刘满合.唐山地震25年截瘫病人死亡原因调查与分析[J].伤残医学杂志，2001，9（4）：50-51.

[4] 赵丽丽，李唐棣，马洪颖，等.唐山地震37年后脊髓损伤患者死亡原因调查[J].中国康复理论与实践，2014，20（10）：975-978.

[5]Loftus CJ，Ratanawong JP，Myers JB，et al.Bladder management is the top health concern among adults with a spinal cord injury[J].Neurourol Urodyn，2024，（2）：449-458.

[6] 廖利民，宋波.神经源性膀胱诊断治疗指南：中华医学会泌尿外科学分会[C].北京，2010.

[7]Perrin A，Corcos J.The utility of urodynamic studies in neuro-urological patients[J].Biomedicines，2023，11（4）：1134.

[8] 何翔飞，文建国，吴军卫，等.神经源性膀胱伴输尿管反流的尿动力学研究[J].实用医学杂志，2016，32（13）：2137-2141.

[9]Lee JS，Koo BI，Shin MJ，et al.Differences in urodynamic variables for vesicoureteral reflux depending on the neurogenic bladder type[J].Annals of Rehabilitation Medicine，2014，38（3）：347.

[10] 廖利民，吴娟，鞠彦合，等.脊髓损伤患者泌尿系管理与临床康复指南[J].中国康复理论与实践，2013，19（04）：301-317.

[11]Wu S，Jhang J，Liu H，et al.Long-Term surveillance and management of urological complications in chronic spinal cord-injured patients[J].Journal of Clinical Medicine，2022，11（24）：7307.

[12] 蔡文智，孟玲，李秀云.神经源性膀胱护理实践指南（2017年版）[J].护理学杂志，2017，32（24）：1-7.

[13] 张大伟，朱红军，柯俊，等.依据膀胱安全容量间歇性导尿预防神经源性膀胱相关泌尿道感染[J].中国感染控制杂志，2021，20（10）：903-908.

[14] 索吕，王红星.中枢神经损伤后膀胱逼尿肌过度活动的治疗进展[J].中国康复医学杂志，2020，35（08）：1004-1008.

[15]Yildiz N，Akkoc Y，Erhan B，et al.Neurogenic bladder in patients with traumatic spinal cord injury：treatment and follow-up[J].Spinal Cord，2014，52（6）：462-467.

[16]Watanabe M，Yamanishi T，Honda M，et al.Efficacy of extended-release tolterodine for the treatment of neurogenic detrusor overactivity and/or low-compliance bladder[J].Int J Urol，2010，17（11）：931-936.

[17] 曾伟彬. 米拉贝隆联合索利那新治疗脊髓损伤后膀胱逼尿肌反射亢进的临床效果 [J]. 临床合理用药，2023，16（31）：54-56.

[18]Wada N, Okazaki S, Kobayashi S, et al.Efficacy of combination therapy with mirabegron for anticholinergic-resistant neurogenic bladder：videourodynamic evaluation[J].Hinyokika Kiyo, 2015, 61（1）：7-11.

[19] 杨幸华,燕铁斌,彭树秀,等. 盆底肌电刺激用于治疗脊髓损伤患者神经源性膀胱的观察 [J]. 中国康复医学杂志，2009，24（08）：715-718.

[20]Vasquez N, Knight SL, Susser J, et al.Pelvic floor muscle training in spinal cord injury and its impact on neurogenic detrusor over-activity and incontinence[J]. Spinal Cord, 2015, 53（12）：887-889.

[21] 项俊，严刘斐，夏福昕，等. 生物反馈联合电刺激治疗脊髓损伤后神经源性膀胱的疗效观察 [J]. 中国康复，2020，35（05）：254-255.

[22] 蔡西国，钱宝延，曹留拴，等. 早期电针联合体表神经电刺激治疗脊髓损伤后神经源性膀胱的疗效观察 [J]. 中华物理医学与康复杂志，2015，37（08）：610-613.

[23] 张卫卫，李瀛，杨阳，等. 骶神经根功能性磁刺激应用于脊髓损伤后神经源性膀胱的研究进展 [J]. 中国康复，2022，37（02）：125-128.

[24] 陆飞，闫振壮，苏清伦，等. 不同频率高频磁刺激对脊髓损伤后神经源性膀胱患者治疗效果的比较 [J]. 中国康复医学杂志，2021，36（07）：852-854.

[25] 刘家庆，张泓，刘桐言，等. 经皮胫神经电刺激治疗神经源性膀胱功能障碍的系统评价 [J]. 中国康复医学杂志，2018，33（12）：1451-1456.

[26] 黄健. 中国泌尿外科和男科疾病诊断治疗指南 [M]. 北京：科学出版社，2020：298-310.

[27] 彭景涛，韩晓敏，陈敏.AUA 2023 热点速递：神经源性排尿功能障碍研究进展 [J]. 临床泌尿外科杂志，2023，38（06）：445-447.

[28]Wu CQ, Franco I.Management of vesicoureteral reflux in neurogenic bladder[J]. Investigative and Clinical Urology, 2017, 58（1）：S54.

[29]Sharifiaghdas F, Narouie B, Rostaminejad N, et al.Intravesical botulinum toxin-A injection in pediatric overactive neurogenic bladder with detrusor overactivity：radiologic and clinical outcomes[J].Urologia, 2023, 90（2）：357-364.

病例 6　神经源性膀胱的康复治疗

一、病历摘要

（一）病史简介

患者男性，84 岁。

主诉：尿频尿急 10 年，无法自主排尿 4 个月余。

现病史：患者 10 年前无明显诱因出现尿频尿急，夜尿 2 次。6 个月前因脑梗死就诊于当地医院，期间未出现排尿困难。5 个月前因新型冠状病毒感染就诊于当地医院，就诊期间无法自主排尿，给予留置导尿后好转。3 次拔除尿管后，均无法自主排尿。后一直持续留置导尿，现尿管引流通畅，色淡黄，无血尿，无发热，无心慌胸闷，无头晕头痛。

既往史：高血压病史 20 余年；腰椎间盘手术史 9 个月；脑梗死病史 6 个月；冠状动脉粥样硬化性心脏病 1 个月余；无肝炎、结核等传染病史及其密切接触史；无输血史；无食物、药物过敏史。

（二）体格检查

老年男性，精神状态可，无意识障碍，无认知功能障碍。体温 36.2℃，脉搏 79 次 / 分，呼吸 18 次 / 分，血压 143/75 mmHg。双侧肋脊角对称，无隆起，无压痛，肾区无叩击痛，肾脏未扪及肿大及肿块。沿输尿管走行区无压痛，叩诊浊音，未扪及明显包块。尿管通畅，引流出淡黄色液体。四肢肌力、肌张力正常。腹壁反射、肱二头肌反射、肱三头肌反射、膝腱反射正常，巴宾斯基征（-），脑膜刺激征（-）。会阴部 / 鞍区检查：肛门皮肤黏膜交界处至两侧坐骨结节之间感觉异常。肛门括约肌张力正常，无大便嵌塞。

（三）辅助检查

实验室检查：尿常规：白细胞计数 68.2 个 / μl，红细胞计数 26.5 个 / μl，尿蛋白（+-）、尿比重 1.015；肾功能：血肌酐 71 μmol/L，尿素 4.9 mmol/L。

泌尿系超声：右肾囊性回声，前列腺增大并钙化。

膀胱镜检查：镜下可见后尿道延长，膀胱颈部两侧呈圆弧状凸起，尿道内口呈裂缝状，膀胱三角区轻度隆起。膀胱内黏膜充血水肿，膀胱壁无明显小梁、小室形成。膀胱容量 350 mL，诊断前列腺增生。

尿动力学检查：①尿流率测定。最大尿流率 6.5m/s，尿量 130 mL，残余尿

301 mL。②压力-流率测定。充盈期：中流灌注，最大膀胱容量 340 mL，初尿感时膀胱容量、逼尿肌不稳定，出现异常收缩，肛门括约肌张力正常。排尿期：最大尿流率 1m/s，尿量 100 mL，残余尿 240 mL，逼尿肌最大收缩力 23 cmH$_2$O，最大尿流率时膀胱逼尿肌压 9 cmH$_2$O，线性被动尿道阻力图示膀胱出口梗阻 I 度。诊断神经源性膀胱、膀胱出口梗阻 I 度。

（四）诊断

1. 神经源性膀胱；

2. 前列腺增生；

3. 泌尿系感染；

4. 尿潴留；

5. 高血压 2 级（高危）；

6. 脑梗死；

7. 脑动脉硬化；

8. 腰椎手术史。

（五）诊疗经过

患者出现排尿困难后，行留置导尿术。导尿期间，进行膀胱功能训练与液体计划。同时请盆底中心、针灸理疗科会诊，嘱患者进行盆底肌训练，采取中频电刺激、针灸等康复手段进行保守治疗。期间拔除留置导尿管三次，但仍无自主排尿，一直持续留置导尿，复查尿常规，监测泌尿系感染。入院后，完善常规检查，了解患者全身情况。因患者排尿困难明显，保守治疗效果差，且患者前列腺增生、神经源性膀胱诊断明确，具有手术治疗指征，故排除手术禁忌后，拟行骶神经调控电极置入术（一期）。术后给予针灸、中频电刺激辅助治疗。普通针刺：百会、神庭、印堂、合谷、气海、关元、水道、中极、足三里（双）、三阴交（双）、太溪（双）、太冲（双）。腹部中频电治疗，1 次 / 日。术后第 5 天拔除尿管，患者可自主排尿，排尿后给予导尿，残余尿量约 30 mL。住院期间，给予头孢他啶抗感染治疗，非那雄胺片、多沙唑嗪缓释片、热淋清颗粒改善排尿，甲钴胺片营养神经。术后第 8 天出院。出院后指导患者每日进行盆底肌训练、间歇导尿。同时叮嘱患者注意休息，预防感冒，多饮水，保证饮食均衡，增加膳食纤维，保持大便通畅。

一期术后，通过指导患者进行排尿日记记录、残余尿量测定和症状改善程度等方法进行疗效评估，症状改善在 50% 以上。1 个月后遂进行骶神经刺激器置入术（二期）。术后查体肾区无叩击痛，肾脏未扪及肿大及肿块。沿输尿管走行区无压痛，未扪及明显包块。切口敷料固定在位，无明显渗出。给予抗炎对症支持治疗、腹部中频电治疗、指导患者每日进行盆底肌训练。术后第6天，患者自述自主排尿可，超声下残余尿量测定为40 mL，恢复可，遂出院。同时制订患者随访计划，需每年进行全面体格检查。随访内容包括：症状改善情况、排尿/排便日记、生活质量及疼痛评估量表、装置运行情况等。

二、诊疗经验

（一）神经源性膀胱的概念

神经源性膀胱泛指由神经系统疾病引起的下尿路功能障碍。通常需在存有神经系统疾病或神经损伤的前提下才能诊断。如多发性硬化症、帕金森病、脑卒中、脊髓损伤和脊柱裂等。NB的症状表现为：①泌尿系统症状（储尿期症状、排尿期症状和排尿后症状）：尿失禁、尿频、尿急和夜尿、尿等待、排尿困难、膀胱排空不全、尿潴留、尿痛及尿后滴沥等，NB还可诱发泌尿系统并发症，如上尿路损害及肾衰竭；②肠道症状：便秘、大便失禁等；③神经系统症状：神经系统原发病症状等。NB功能障碍的严重程度取决于许多因素，比如神经病变的程度与位置。尿路症状对个人生活质量有显著影响，可造成严重心理障碍，如抑郁、焦虑。

（二）神经源性膀胱的诊断

神经源性膀胱的诊断方法：①病史采集及临床评价。既往疾病史、生活方式及生活质量调查、排尿病史和排尿日记；②体格检查。一般体格检查（患者生命体征、精神状态、认知等），泌尿及生殖系统检查，神经系统检查，包括感觉、运动及反射检查，特别强调鞍区及肛诊的检查；③辅助检查。实验室检查、影像学检查、膀胱尿道镜尿动力学检查，如尿流率、残余尿量测定、漏尿点压测定、影像尿动力学、压力-流率测定；④神经电生理检查。阴部神经体感诱发电位、球海绵体反射、阴部神经传导、自主神经反射测定、肌电图等。

（三）神经源性膀胱的治疗方案

治疗目标：①保护上尿路（肾脏）功能；②恢复或部分恢复下尿路功能；③改善尿失禁；④提高患者生活质量。其中，首要目标是保护肾脏功能，使患者能够长期生存；次要目标是提高患者的生活质量。

治疗原则：①首先要积极治疗原发病。在原发的神经系统病变未稳定以前，应以非手术治疗为主；②治疗方式选择。选择应遵守先保守治疗后外科治疗的次序，遵循从无创、微创、再到有创的循序渐进原则；③单纯依据病史、症状和体征、神经系统损害的程度和水平不能明确下尿路功能状态，尿动力学检查对于治疗方案的确定和治疗方式的选择具有重要意义；④治疗后应定期随访。随访应伴随终生，病情进展时应及时调整治疗及随访方案。

目前，神经源性膀胱的治疗主要包括保守治疗、外科治疗等。

1．行为治疗

（1）生活习惯调整。应记录排尿/导尿日记，调整饮水习惯，平衡液体出入量。避免咖啡、浓茶等可引起个体膀胱刺激症状的饮品；保证如厕便利，提高患者的自我护理和运动能力。

（2）膀胱功能训练与液体疗法。膀胱功能训练的目的是恢复逼尿肌和尿道括约肌功能（即收缩、放松和协同运动），以恢复正常的膀胱容量，避免尿失禁和尿潴留。液体计划在需要间歇性导尿的 NB 患者中，是重要的初步干预措施。液体计划可以预测患者的膀胱充盈程度，从而不会使逼尿肌过度膨胀。对于暂时性的 NB 功能障碍的患者而言，液体计划尤为重要。

2．盆底肌训练与盆底生物反馈　增强盆底肌与肛提肌力量，提高盆底肌和肛提肌强度及功能，从而达到盆底康复和改变排尿习惯的目的。

3．间歇性导尿术　被国际尿控协会推荐为协助 NB 患者排空膀胱的最安全的首选措施，是协助膀胱排空的金标准。间歇性导尿术包括无菌间歇性导尿术和清洁间歇性导尿术。对于患有 NB 功能障碍的患者，间歇性自我导尿可显著减少并发症，如泌尿系感染、膀胱输尿管反流、尿道狭窄和肾盂积水。此外，除了显著改善患者生活质量外，还降低了发病率和死亡率。期间建议患者个体化规范随访。

4．留置导尿和膀胱造瘘　在原发神经系统疾病急性期的短期内应用是安全的。在尿潴留症状严重时，可进行留置导尿术，改善患者生活质量，减少 NB 的并发症，并可稳定由 NB 下尿路功能障碍管理不足引起的慢性肾功能不全。但留置导尿和膀胱造瘘长期使用容易反复出现导管阻塞、泌尿系感染和全身感染。

5．辅助排尿　扳机点排尿、Credé 手法排尿、Valsalva 排尿等。由于辅助排尿可能导致膀胱压力超过正常范围，易引起上尿路损伤，不做推荐。

6．外周神经电刺激　可对排尿反射及逼尿肌收缩产生强烈抑制作用，这种刺激可能是在脊髓和脊髓以上水平达到兴奋和抑制性输入之间的平衡，这意味着对于不完全性脊髓损伤患者可能有效，但是对于完全性脊髓损伤患者则无法达到效果，包括胫神经电刺激、膀胱腔内电刺激、盆底肌电刺激、经皮阴部神经电刺激等。

7．针灸治疗　针灸治疗脊髓损伤合并 NB 有一定的疗效。患者越早接受针灸治疗，膀胱平衡恢复得越好。

8．药物治疗　疗效与作用与膀胱尿道的神经递质及受体分布相关。针对不同的症状及病因，选择相应的药物，常用药物有 M 受体拮抗药、β_3 肾上腺素受体激动药、磷酸二酯酶Ⅴ型抑制药、α 受体阻滞药、M 受体激动药、胆碱酯酶抑制药等。其他如营养神经药（甲钴胺）、神经激肽受体拮抗药等也有一定疗效。临床工作中，常联合应用上述药物中的两种或多种，以获得最佳治疗效果。

9. 手术治疗　临床常用的外科手术方法包括：A 型肉毒毒素膀胱壁注射术、膀胱内药物灌注治疗、自体膀胱扩大术（逼尿肌切除术）、肠道膀胱扩大术、尿道吊带术、人工尿道括约肌置入术等。近年来，随着骶神经调控疗法在临床上的广泛应用，一部分复杂的 NB 患者从中受益。

10. 骶神经调控术（sacralneuromodulation，SNM）　是治疗顽固性排尿功能障碍的有效方法。SNM 是利用先进微创技术（介入技术）将低频电脉冲连续施加于支配膀胱尿道的特定骶神经（S$_3$），通过调节膀胱感觉的传入神经，改善膀胱兴奋性异常和弹性问题，从而提高尿流率、降低残余尿量、改善尿频尿急和尿失禁症状、改善便秘，提高患者生活质量。

11. 心理关怀　神经源性膀胱患者容易发生心理障碍和社交障碍。通过心理疏导与生活关怀，提高患者对治疗的依从性，培养患者的应对能力，改善患者生活质量。必要时提供进一步的心理咨询。

三、病例讨论

（一）神经源性膀胱排尿困难患者的膀胱功能训练

膀胱功能训练分三步：①建立定时定量饮水的制度。患者晨起后，每 2 小时饮用 250 mL 水，直到晚上八点。晚上八点到第二天早上六点，禁水。一天水分摄入总量为 2000 mL；②定时排尿。排尿间隔时间为 4 小时，入睡前排尿一次。自主排尿失败时，可用手由轻到重、由上到下按摩下腹部，以促进膀胱排空，减少残余尿量；③NB 患者中，排尿功能障碍主要表现为尿潴留，急性期短暂使用留置导尿是安全的。但当患者一般情况稳定后，无泌尿系感染或泌尿系感染得到控制后，应尽早进行间歇导尿。之后每 4～6 小时进行一次间歇性导尿术。每次导尿前均进行膀胱功能训练，在两次导尿之间，患者若能自主排尿，尿量达 200 mL 以上或经挤压后残余尿量可减少至 200 mL 左右，则每 8 小时导尿 1 次。随后根据膀胱功能恢复情况，减少导尿次数，当残余尿量小于 100 mL 时停止导尿。

（二）神经源性膀胱的康复治疗

1. 盆底肌训练　对于不完全去神经化的尿失禁患者，可进行凯格尔运动、阴道哑铃训练。持续收缩盆底肌 2～6 秒，放松休息 2 秒，重复 10～15 次，每天 3～8 次。

2. 盆底生物反馈　生物反馈是采用一系列治疗步骤，利用电子仪器准确测定神经、肌肉和自主神经系统的活动，并把这些信号有选择地放大成视觉和听觉信号，反馈给受试者。盆底生物反馈可提高盆底肌和肛提肌强度及功能。

3. 外周神经电刺激

(1) 胫神经电刺激：包括侵入性经皮胫神经电刺激和非侵入性经皮胫神经电刺激，前者为细针电极，后者为表面贴片电极。胫神经电刺激的刺激频率通常设定为5～20 Hz，根据患者的耐受程度调整刺激强度。刺激方式为每周2次，每次30分钟，连续刺激12周；或每日1次，每次60分钟，连续刺激4周；通过排尿日记监测患者症状改善情况。经皮足底神经电刺激可通过激活足底胫神经传入神经纤维的分支增加NB患者的膀胱容量，改善顺应性。

(2) 膀胱腔内电刺激：是通过带有刺激电极的尿管插入膀胱内，以生理盐水作为介质刺激逼尿肌，通过逼尿肌与中枢间尚存的传入神经联系通路，诱导膀胱产生排尿感觉，从而继发性增加传出通路神经冲动，促进排尿或提高控尿能力。推荐常用刺激参数为脉冲幅度10 mA、周期2毫秒、频率20 Hz，每天刺激45～90分钟，为期至少1周。适应证为NB感觉减退和（或）逼尿肌收缩力低下的患者。目前对于中枢或外周神经不完全性损伤患者，膀胱腔内电刺激是唯一既能改善膀胱感觉功能，又能促进排尿反射的治疗方法。只有当逼尿肌与大脑皮质之间的传入神经通路完整（至少部分存在），并且逼尿肌尚能收缩时，膀胱腔内电刺激才可能有效。膀胱腔内电刺激可增强膀胱灌注时感觉、促进排尿，并有可能恢复逼尿肌的神经控制，可增加膀胱容量、改善膀胱顺应性、延迟膀胱充盈感觉、改善排尿效率、减少残余尿量。

(3) 盆底肌电刺激：采用的途径多是经过阴道或肛门插入电极，以间歇式电流刺激盆底肌肉群。一般刺激参数为：电流4～10 mA，频率20～50 Hz，每天治疗2次，共8～12周，其适应证主要用于治疗尿失禁，可使患者初始感觉膀胱容量和有效膀胱容量增加，减少尿失禁发生的次数。

(4) 经皮阴部神经电刺激：可用于抑制逼尿肌过度活动。在男性患者将阴极置于其阴茎根部、阳极置于距阴极1 cm远处，在女性患者将阴极置于阴蒂处、阳极置于耻骨联合处。通常电刺激参数为15 Hz、持续90秒、波宽范围150～300微秒。

4. 针灸　神经源性膀胱可归属于中医"淋证""癃闭""遗溺""小便不禁"等范畴，针灸可作为改善神经源性膀胱的方法之一，常用腧穴有中髎、三阴交、水道、会阳、气海、关元、中极等。总的取穴原则是辨证与辨病相结合，脏腑辨证和经络辨证相结合，并参考现代解剖学理论取穴。不同的取穴和手法会影响针刺治疗效果。

（三）神经源性膀胱骶神经调控术的优势与操作方法

SNM 是微创、高度靶向性的非神经破坏性手术，可减少药物依赖、具有可调节性，可实现对患者症状的精准化程控。分期置入，可筛选出明确有效的患者，然后再进行进一步的治疗。但是，由于 NB 的复杂性，SNM 的临床研究（包括适应证选择、疗效观察、远期随访等）仍需优化，但具有很好的应用前景。

SNM 操作方法分两阶段进行：第一阶段（测试阶段），患者取俯卧位，在 X 线辅助下将永久性电极经皮穿刺置入 S_3 骶孔，进行体外电刺激。测试阶段通过排尿日记、残余尿量和症状改善程度评估疗效。测试期通常为 1～2 周（不超过 4 周），如患者主观症状或客观观察指标改善 50% 以上并稳定，判断 SNM 有效，考虑进行骶神经刺激器的置入术。第二阶段（刺激器置入），患者取俯卧位，原切口处做 4～5 cm 切口，撤除经皮延伸导线后于臀大肌表面游离出与骶神经刺激器大小适合的皮下间隙作为囊袋。将电极连接至骶神经刺激器后置于囊袋内，并在测试阻抗后关闭切口。在测试阶段的电极位置选择方面，S_3 是穿刺首选目标，但如果 S_3 穿刺困难或反应不佳，可考虑将电极置入 S_2 或 S_4。术后应根据患者情况定期随访，随访内容包括症状改善情况、排尿／排便日记、生活质量及疼痛评估量表、装置运行情况等。术后程控方面应在保证疗效的前提下尽可能使用最省电的刺激方案，远程调控及参数变频等技术具有一定的优势。

（四）神经源性膀胱治疗后的随访方案

首先需要根据基础神经病变的类型和当前 NB 的稳定程度进行风险度分类，不同疾病进展风险的患者随访项目强度并不一致。所有患者均需每年进行全面的体格检查，项目包括基本病史资料、系统查体及尿常规、肾功能检查。中风险患者需同时进行泌尿系统影像学检查。高风险患者还需进行影像尿动力检查。低危患者不推荐常规进行影像学检查及尿动力学检查，但应注意此类患者可能出现反复泌尿系感染、结石、尿失禁等症状，应基于年度复查，根据患者新发症状及并发症进行重新评估及危险度分类，并以此为依据修订随访策略。

（五）神经源性膀胱诊治流程图

1. 神经源性膀胱处理流程图（病例 6 图 1）

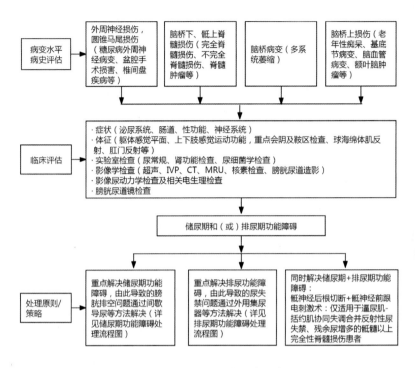

病例 6 图 1　神经源性膀胱处理流程图

2. 储尿期功能障碍处理流程图（病例 6 图 2）

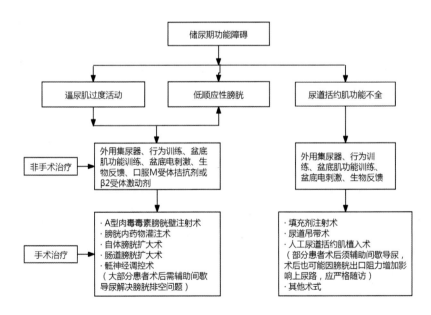

病例 6 图 2　储尿期功能障碍处理流程图

3．排尿期功能障碍处理流程图（病例 6 图 3）

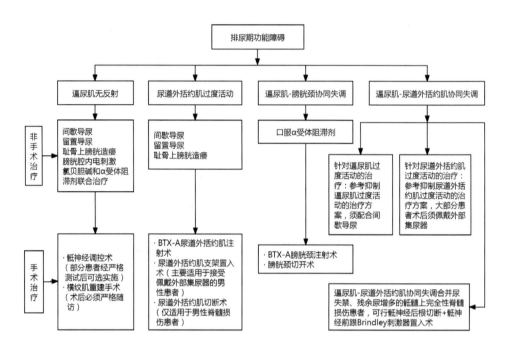

病例 6 图 3　排尿期功能障碍处理流程图

四、病例点评

NB 相关的下尿路功能障碍是患者和临床医生同时面临的严重问题。疾病会给患者、家庭和社会造成巨大负担，临床医生需向患者提供 NB 功能障碍的全面诊断和评估，以指导其采取个体化治疗方案。面对 NB 患者，我们考虑的不仅是改善患者排尿自控和减少泌尿系统疾病的问题，更应该从患者整体上考虑。多学科合作的 NB 诊疗涉及多个学科领域，如泌尿外科、康复科、神经内科、针灸理疗科等。多学科合作能够为患者提供全面、系统的诊疗服务，确保治疗方案的有效性和安全性，并最终提高 NB 患者的预后和生活质量。

本例患者同时合并前列腺增生、脑梗死。患者经历了生理、心理双重压力，处理时应进行综合分析。根据患者病情，首先积极进行保守治疗，采用了留置导尿、膀胱功能训练、药物、针灸等手段，但未达到理想效果。在与患者及其家属充分讨论后，结合患者年龄大且保守治疗无效的情况，进行骶神经调控术。手术前，建议患者进行盆底肌训练，以期增强手术效果。手术后，仍采用多种康复治疗技术联合治疗，如盆底肌训练、电刺激等，该病例体现了一种多模式的干预方法。

（病例提供：宋克薇　济宁市第一人民医院）

（病例点评：何　晴　浙江大学医学院附属邵逸夫医院）

参考文献

[1]David Ginsberg MD.The epidemiology and pathophysiology of neurogenic bladder[J]. Am J Manag Care, 2013, 19：S191-S196.

[2]Truzzi J, Almeida FD, Sacomani C, et al.Neurogenic bladder-concepts and treatment recommendations[J]. Int Braz J Urol, 2022, 48（2）：220-243.

[3]廖利民.神经源性膀胱的治疗现状和进展[J].中国康复医学杂志, 2011, 26（3）：201-205.

[4]黄健, 张旭.中国泌尿外科和男科疾病诊断治疗指南：2022版[M].北京：科学出版社, 2022.

[5]Liao LM, Madersbacher H.Theory and practice neurourology[M].Berlin：Springer Netherlands, 2019.

[6]Dorsher PT, Mcintosh PM.Neurogenic Bladder[J].Advances in Urology, 2012, Article ID 816274.

[7]Chavarriaga J, Fernández N, Campo MAO, et al.Self-perception, quality of life and ease of catheterization in patients with continent urinary diversion with the mitrofanoff principle[J]. Int Braz J Urol, 2020, 46（5）：743-751.

[8]Bermingham SL, Hodgkinson S, Wright S, et al.Intermittent self catheterisation with hydrophilic, gel reservoir, and non-coated catheters：a systematic review and cost effectiveness analysis[J].BMJ, 2013, 346：e8639

[9]Bothig R, Hirschfeld S, Thietje R.Quality of life and urological morbidity in tetraplegics with artificial ventilation managed with suprapubic or intermittent catheterisation[J].Spinal Cord, 2012, 50（3）：247-251.

[10]Cameron AP, Wallner LP, Forchheimer MB, et al.Medical and psychosocial complications associated with method of bladder management after traumatic spinal cord injury[J].Arch Phys Med Rehabil, 2011, 92（3）：449-456.

[11]Drake MJ, Cortina-Borja M, Savic G, et al.Prospective evaluation of urological effects of aging in chronic spinal cord injury by method of bladder management[J].Neurourol Urodyn, 2005, 24（2）：111-116.

[12]Drake MJ.Management and rehabilitation of neurologic patients with lower urinary tract dysfunction[J].Handbook of Clinical Neurology, 2015, 130：451-468.

[13]Aslan AR, Kogan BA.Conservative management in neurogenic bladder dysfunction[J]. Curr Opin Urol, 2002, 12 (6)：473-477.

[14]Blok B, Castro-Diaz D.EAU guidelines on neuro-urology[M].Arnhem, The Netherlands：EAU Guidelines Office, 2022.

[15]Pao-Tsai Cheng, May-Kuen Wong, Phei-Lang Chang.A therapeutic trial of acupuncture in neurogenic bladder of spinal cord injured patients -a preliminary report[J].Spinal Cord, 1998, 36 (7)：476-480.

[16]Gratzke C, Chapple C, Mueller ER, et al.Efficacy and safety of combination pharmacotherapy for patients with overactive bladder：a rapid evidence assessment[J].Eur Urol, 2019, 76 (6)：767-779.

[17]陈国庆，廖利民.骶神经调控治疗神经源性膀胱的疗效及其预测因素分析 [J].中华泌尿外科杂志，2021，42 (11)：814-818.

[18]Starowicz J, Cassidy C, Brunton L.Health concerns of adolescents and adults with spina bifida[J].Front Neurol, 2021, 12：745814.

[19]Fumincelli L, Mazzo A, Martins JCA, et al.Quality of life of patients using intermittent urinary catheterization[J].Rev Lat Am Enfermagem, 2017, 25：e2906.

[20]PingXia Li, Fan Fan, Ai Ling Tang, et al.Original article effects of electroacupuncture combined with bladder training on the bladder function of patients with neurogenic bladder after spinal cord injury[J].Int J Clin Exp Med, 2014, 7 (5)：1344-1348.

[21]Jianhong Zheng.Effect of sacral neuromodulation in patients with neurogenic bladder[J].First Affi liated Hospital of Medical College, 2020, 22 (12)：2155-2160.

[22]Ginsberg DA, Boone TB, Cameron AP, et al.The AUA/SUFU guideline on adult neurogenic lower urinary tract dysfunction：treatment and follow-up[J].J Urol, 2021, 206 (5)：1106-1113.

[23]陈国庆，廖利民，苗笛，等.经表面电极电刺激胫神经治疗脊髓损伤后神经源性逼尿肌过度活动 [J].中国脊柱脊髓杂志，2014，24 (12)：1060-1063.

[24]梁雅楠，廖利民.经皮胫神经刺激治疗膀胱过度活动症的研究进展 [J].现代泌尿外科杂志，2021，26 (9)：798-802.

[25]Li X, Li X, Zhou Z, et al.Feasibility of a transcutaneous tibial nerve stimulation device use inoveractive bladder patients：a pilot study from a single tertiary care center[J].Frontiers in Neurology, 2022, 13：872200.

[26]Chen G, Larson JA, Ogagan PD, et al.Post-stimulation inhibitory effect on reflex bladder activity induced by activation of somatic afferent nerves in the foot[J].J Urol, 2012, 187 (1)：338-343.

[27]Cen G, Liao L, Wang Z, et al. Increasing bladder capacity by foot stimulation in rats with spinal cord injuries[J]. BMC Urology, 2017, 17（1）：85.

[28] 邓函，廖利民. 膀胱腔内电刺激对膀胱活动低下的研究进展 [J]. 中国康复理论与实践，2017，23（1）：46-49.

[29]Joussain C, Denys P. Electrical management of neurogenic lower urinary tract disorders[J]. Ann Phys Rehabil Med, 2015, 58（4）：245-250.

[30]Guo W, Shapiro K, Wang Z, et al. Restoring both continence and micturition after chronic spinal cord injury by pudendal neuromodulation[J]. Exp Neurol, 2021, 340：113658.

[31]Lee YH, Kim JM, Im HT, et al. Semiconditional electrical stimulation of pudendal nerve afferents stimulation to manage neurogenic detrusor overactivity in patients with spinal cord injury[J]. Ann Rehabil Med, 2011, 35（5）：605-612.

[32] 张琴，赵芬芬，刘婷萍，等. 近 10 年针灸治疗脊髓损伤性神经源性膀胱研究进展 [J]. 江西中医药，2021，52（4）：74-77.

[33]Panicker JN, Fowler CJ, Kessler TM. Lower urinary tract dysfunction in the neurological patient：clinical assessment and management[J]. Lancet Neurol, 2015, 14（7）：720-732.

病例 7　基于整体筋膜理论治疗宫颈癌根治术后尿潴留

一、病历摘要

（一）病史简介

患者女性，49 岁。

主诉：宫颈癌根治术后尿潴留 4 个月余。

现病史：患者于 4 个月余前行"广泛全子宫切除＋双附件切除＋盆腔重度粘连松解术"，术后出现小便排出困难，多次超声检查提示残余尿量 400 ～ 600 mL，反复留置导尿，拔出尿管后仍小便困难，偶有漏尿，无尿频、尿急、尿痛。今为进一步治疗，门诊拟"尿潴留"收入院。患者自患病以来，神志清楚，精神尚可，情绪偶有低落，饮食、睡眠尚可，偶有大便排出困难，小便如上述，体重无明显下降。

既往史：腰骶痛半年余，颈痛 1 年余。

月经及生育史：G4P2。1993 年一胎裂伤自娩（在家）；1994 年人流一次；1995年二胎自娩；初潮开始月经量多，7/25 天，每天卫生巾 3 ～ 4 片，4 天会渗透（每片约 20 mL）：月经前后双侧膝盖酸痛感；2022 年 2 月绝经。

（二）体格检查

体温 36.5 ℃，脉搏 75 次 / 分，呼吸 20 次 / 分，血压 130/83 mmHg。神志清楚，营养中等，双肺呼吸音清，未闻及干、湿性啰音，心脏及腹部检查未见明显异常。专科查体：无腹直肌分离，耻骨联合区无明显压痛，双侧直腿抬高试验（-），左侧"4"字试验（+），阴道前后壁无明显脱垂，左侧闭孔内肌紧张，严重致密化。外阴闭合，无痔疮，盆底肌牛津肌力III级，宫颈偏左前，子宫呈"左 - 右"偏移，右侧髂骨尾骨肌致密化、压痛，VAS 评分 5 分，双侧耻骨直肠肌紧张，VAS 评分 3 分，双侧耻骨尾骨肌紧张条索、压痛，VAS 评分 6 分，双侧 Colles 筋膜致密化。全身：双侧腹直肌紧张，右侧腹外斜肌致密化，左侧臀大肌紧张致密化，右侧髂胫束致密化。

（三）辅助检查

2023 年 12 月 1 日，膀胱残余尿量多普勒超声测定排尿后膀胱大小约 11.5 cm×8.7 cm×9.6 cm。残余尿量约 480 mL。

（四）诊断

1. 子宫颈恶性肿瘤术后；

2．尿潴留；

3．便秘；

4．左侧腹股沟疼痛；

5．盆腔粘连。

（五）治疗经过

2023 年 9 月至 12 月患者陆续进行膀胱残余尿量多普勒超声测定：（9 月 22 日）膀胱大小约 11.3 cm×9.8 cm×7.2 cm，残余尿量约 398.5 mL；（10 月 5 日）膀胱大小约 11.6 cm×9.2 cm×7.8 cm，残余尿量约 416 mL；（10 月 20 日）膀胱大小约 13.1 cm×9.4 cm×9.2 cm，残余尿量约 500 mL；（11 月 3 日）膀胱大小约 12.2 cm×9.8 cm×8.9 cm，残余尿量约 532 mL；（11 月 17 日）膀胱大小约 10.9 cm×10.3 cm×9.6 cm，残余尿量约 539 mL ；（12 月 1 日）膀胱大小约 11.5 cm×8.7 cm×9.6 cm，残余尿量约 480 mL；（12 月 15 日）膀胱大小约 7.7 cm×4.7 cm×5.8 cm，残余尿量约 105 mL。

本次入院治疗前 3 个月间予以普通针刺通经活络、局部热敷、膀胱功能训练、间歇性自我清洁导尿、盆底康复治疗，2 ～ 3 次／周针灸，未取得明显疗效，且残余尿量有上升趋势，考虑骨盆内筋膜组织粘连及神经功能障碍对膀胱、尿道等脏器造成不良力学因素影响，可能阻碍常规康复术对尿潴留治疗进程。予以轻柔手法松解耻骨膀胱韧带，膀胱周围筋膜松解，并行骶神经松弛术治疗，治疗当天患者憋尿时释放尿管测残余尿量约 300 mL，左侧腹股沟疼痛消失。遂行第二次治疗，以整体筋膜理论行 FM 筋膜手法治疗和盆底筋膜松解，辅助低频电刺激。治疗后第 4 天拔除尿管，超声测残余尿量锐减至约 105 mL，双手麻木缓解 50%。

二、诊疗经验

根治性子宫切除术及盆腔淋巴结切除术（radical hysterectomy，RH）是 Ⅰ A2 ～ Ⅰ B2 及部分 Ⅰ B3 ～ Ⅱ A1 期子宫颈癌患者的主要治疗手段。与筋膜外全子宫切除术相比较，切除更多的子宫主韧带、宫骶韧带、宫旁组织及阴道上段，术后易引起膀胱、肠道及性功能障碍，对患者的生活质量存在不同程度的影响。盆腔手术可能造成邻近泌尿系统器官结构或盆腔神经丛损伤，引起下尿路功能障碍（lower urinary tract dysfunction，LUTD），从而导致反复泌尿系感染和肾功能损害，其中广泛性子宫切除术后 LUTD 的发生率达 70% ～ 85%。广泛性子宫切除术后发生 LUTD 的原因尚不完全清楚，可能与术中切除阴道和宫旁组织、损伤盆腔神经、膀胱和膀胱尿道连接部的解剖位置改变有关。此外，年龄、生育史、BMI、术前膀胱颈松弛、绝经期低雌激素也是影响因素。同时，还可与腹水、慢性咳嗽、长期便秘、持续负重等引起的腹压增高等有关。术后尿潴留（postoperative urinary retention, POUR）是指术后膀胱充盈状态下排空能力受损导致排泄后残余尿量（postvoid residual, PVR）增加, POUR 是术后下尿路功能障碍的亚型。女性排尿功能障碍, 国际尿控协会和国际妇科泌尿协会将其定义为"通过症状和尿动力学检查发现的尿流异常缓慢和（或）排尿不完全"。

术后膀胱功能障碍的主要手术因素是膀胱逼尿肌、尿道括约肌和盆腔自主神经的手术损伤；其次是手术导致的盆底支持结构缺陷, 致使膀胱失去原有解剖结构支撑, 膀胱位置过度后屈, 膀胱后壁与尿道形成锐角, 尿液在膀胱内积聚不易排出。此外, 手术游离膀胱, 对膀胱的挫伤与压迫在某种程度上影响膀胱血液循环, 术后盆腔血肿、炎症和粘连也可使膀胱过度伸张, 造成短期内膀胱麻痹。术后由于尿管留置时间较长, 影响膀胱生理性充盈和排空能力, 会增加尿潴留的发生风险。尿管留置时间长, 术后泌尿系感染发生率也随之升高。此外患者精神紧张、疼痛、不习惯床上排尿在一定程度上增加尿潴留的发生率。经历癌症和大手术双重打击的子宫颈癌患者, 容易产生抑郁、焦虑等不良情绪, 对逼尿肌反射产生抑制作用, 影响膀胱及尿道括约肌的功能。

LUTD 临床表现主要包括三组症状：储尿期症状（尿频、尿急、夜尿增多、尿失禁等）, 排尿期症状（排尿等待、排尿费力、排尿缓慢或间断排尿、尿线变细、尿流分叉、终末尿滴沥、尿潴留等）和排尿后症状（尿不尽、尿后滴沥等）。

POUR 的相关症状包括尿流缓慢、排尿费力、膀胱不完全排空感、耻骨上压迫感或疼痛、需要立刻再次排尿和采取某种体位才能排尿。对于有 POUR 症状或危险因素的患者, 通常会开展逆行排尿检查。导尿管或超声发现排泄后残余尿量大于 100 ~ 150 mL 是尿潴留的标志性特征。医生查体时可能会触及膀胱, 但双合诊检出膀胱容量超过 50 mL 的敏感性仅为 14%。确诊 POUR 一般不需要尿动力学检查。

正常的膀胱排尿及储尿功能由逼尿肌和尿道括约肌共同协调, 保持平衡。充盈期, 尿道括约肌关闭, 逼尿肌不收缩控制储尿, 膀胱充盈压应该在较低水平保持平衡（约 5 cmH$_2$O）。当尿液储存达到膀胱正常容量时, 首先尿道外括约肌迅速、完全地松弛, 伴随着括约肌肌电活动消失；紧接着在尿道压下降的同时, 逼尿肌压力升高, 膀胱颈及尿道开放, 开始排尿。排尿反射是在大脑控制下由脑干脑桥排尿中枢组织完成的, 同时要求副交感神经和骶髓的躯体神经（骶髓排尿中枢）协同参与调节。女性排尿困难的发生机制复杂, 包括因神经源性梗阻导致的尿道括约肌功能异常, 平滑肌超微结构改变、支配膀胱功能神经病变导致的逼尿肌功能障碍。逼尿肌老化可表现为纤维化、萎缩、增生及神经受体密度降低等, 而这些均与超微结构改变相关。女性排尿困难的发病机制可以分为功能性和解剖性。

盆腔肿瘤术后 LUTD 需与原发性膀胱过度活动症等疾病相鉴别，也需要与膀胱阴道瘘、输尿管阴道瘘、尿道阴道瘘等疾病鉴别；另外，也需要排除中枢神经系统疾病、脊髓病损及外伤、多发性系统硬化、糖尿病等造成的神经源性膀胱功能障碍。

此病例中患者残余尿量多，POUR 原因复杂，分析主要与膀胱（逼尿肌）功能障碍、尿路梗阻、盆底功能失调三种原因有关。

1．膀胱功能异常

（1）麻醉、手术介入和组织水肿、药物、缺乏离床活动和疼痛，常常导致既存排尿功能障碍患者的术后症状加重。

（2）传导麻醉（硬膜外麻醉、腰麻及腰麻／硬膜外联合麻醉）阻断骶髓的感觉和运动神经冲动，从而抑制排尿反射、减少逼尿肌收缩，并增大膀胱容量。研究显示，脊髓注射布比卡因可产生 7～8 个小时的神经阻滞效果。一旦脊髓阻滞消退至 S_2 或 S_3 骶段，膀胱功能将开始恢复，而能够离床活动后 1～3.5 个小时，膀胱功能才可完全恢复正常。

（3）继发手术损伤：根治性子宫切除术主要的易损神经分别为盆丛的副交感神经和交感神经，以及腹下丛的副交感神经和交感神经。

（4）膀胱过度充盈损伤：急性长时间膀胱过度充盈定义为，膀胱充盈为正常容量的 120% 或以上且持续 24 小时或以上。膀胱急性过度充盈早在 30 分钟时就可发生膀胱壁缺血，这与反复插尿管，进展缓慢的慢性膀胱充盈是不同的。动物模型研究证实，膀胱过度充盈引起的急性尿潴留可增加膀胱压力、减少血流，导致组织缺血。组织缺血可诱发细胞内的 Ca^{2+} 浓度升高，从而影响平滑肌的收缩力。插管降低膀胱内压力后，血流增加，氧分压也会升高，缺血器官再灌注。活性氧生成、氧化应激及 TNF-α 等炎症介质的释放都会引起再灌注损伤。这种再灌注损伤及随后的膀胱炎症反应可能会促发持续性膀胱功能障碍。

2．尿路梗阻

（1）自限性梗阻：病因包括阴道血肿、组织水肿。

（2）盆腔器官脱垂（pelvic organ prolapse，POP）：严重的阴道前壁和（或）顶端 POP 可导致尿道机械性梗阻和出现排尿功能障碍的尿动力学表现。轻度的阴道前壁／顶端 POP 可能未被发现，因此尿道／膀胱颈可能由于手术而进一步扭曲或梗阻。

（3）便秘：患者术后大便干燥、排便困难，除占位效应以外，由粪便造成的直肠扩张可能导致直肠－膀胱尿道反射：直肠扩张导致膀胱压力降低和尿道张力增加。

3．盆底功能失调 尿道和盆底肌协调障碍更容易导致下尿道症状及 POUR，术后则更易加重。患者下腹部呼吸运动激活较差,盆腹协调能力差,下交叉体态,盆底局部激痛点多,通过腹部用力(Valsalva 动作)来克服尿道出口阻力。

按照最新指南,POUR 的非药物治疗包括:膀胱功能训练、间歇性自我清洁导尿、盆底康复治疗、行为疗法等。本案例术后行针灸 2 次 / 周,共 3 个月,期间复查超声残余尿反而增加。患者在 12 月前的治疗计划中效果并不理想。

考虑上述综合性因素,泌尿系统中,自主神经纤维也与壁内神经纤维相连接。这些自主神经纤维与启动排尿功能有关。筋膜参与调节膀胱的其他活动。在尿液从输尿管排到膀胱后,尿道生殖三角的肌肉立即收缩关闭输尿管。输尿管和膀胱的筋膜插入髂筋膜从而与胸腰筋膜的深层相延。如果肌筋膜和膀胱的悬吊肠系膜发生致密化,滑移减少,则可以表现出直接的或者间接的功能病变。

针对上述生理机制我们在 12 月后做出应对治疗策略,首先观察到患者在前期运用热敷治疗,但只在右侧进行热敷,左侧没有进行任何加温处理,导致双侧生物力学平衡被打破。12 月 7 日进行体表触诊时发现右侧腹股沟区周围的腹股沟韧带、髂缘、股三角区域组织触感正常,筋膜及韧带弹性及滑动性尚佳,但左侧髂腰肌、腹股沟韧带、股骨小转子附着点、腹内斜肌、腹直肌鞘相较于右侧有明显组织僵硬、敏感和触痛情况,说明左侧组织间痛觉感受器和本体感受器处于高敏化状态,整体张力要高于右侧,而右侧长时间热敷,可使皮温升高,局部循环加速,在微观层面细胞外基质中的透明质酸(hyaluronic acid,HA)发生变化,当温度升高 > 40 ℃时,透明质酸链的三维超结构逐渐分解,导致其黏度降低,在宏观表现为筋膜组织软化、组织间滑动性增强,微循环加快;相反,在低温下黏度增加,透明质酸过度聚集,导致细胞外基质黏度增加,也称之为致密化,宏观表现为组织僵硬、组织间滑动性下降,这也是左侧腹股沟区域在低温状态下张力异常高于右侧的生理性原因,异常生物力学影响下,筋膜或肌肉间的神经组织可能受到挤压或牵拉,从而导致其功能受到影响,如该患者左侧髂腰肌张力异常情况会影响其中穿行的生殖股神经,该神经功能异常可能导致局部腹股沟区域疼痛和盆底区域功能或感觉障碍,同理,支配膀胱的交感神经丛在内脏筋膜中穿行就像髂腰肌之于股神经一样重要。

在 12 月 7 日的治疗中首先采用了内脏松弛术,我们的思路是松解腹腔和盆腔内筋膜,恢复脏器本身的自主神经节律,首先用轻柔手法感知并"聆听"横结肠和降结肠的律动,恢复肠道原动律和蠕动,可以有效治疗便秘,对于尿潴留的治疗来讲,不仅松解膀胱周围筋膜,感知并恢复整个泌尿系统原动律与能动律非常必要,但只针对内脏本身周围筋膜松解还远远不够,所以还加入了神经松弛术。首先针对源头松解,支配膀胱的交感神经从 T_{12} ~ L_2 发出节前纤维至椎旁交感神经节并经灰交通支进入椎前交感神经节（腹下丛），在定位胸腰结合段，针对脊神经后支和交感神经链进行手法间接干预，可有效改善盆腔内自主神经功能，同时也针对骶丛神经进行手法治疗，原因有两种：①副交感神经从 S_2 发出与交感神经共同组成椎前交感神经节（腹下丛）；②阴部神经是骶丛的分支，从 S_2、S_3 和 S_4 神经根前支组成，它会导致盆底肌功能障碍，间接导致尿潴留症状加重。治疗当日患者自主排尿显著改善。

12 月 11 日行第二次手法治疗，此次治疗思路在原有基础上增加了 FM 筋膜手法治疗，考虑整体生物力学的改善，在宏观解剖上，FM 认为内脏筋膜分为脏层腹膜和壁层腹膜，脏层腹膜更多针对脏器及周围组织，壁层腹膜是将多个脏器连接并锚定在躯干壁上，许多悬韧带亦是如此，如镰状韧带连接肝脏（脏层腹膜）并锚定在腹白线（壁层腹膜），而腹白线的张力会影响肝脏的自主神经节律，基于这个原理，我们触诊患者整个腹壁和骨盆，相当于对承接整个腹腔和盆腔的容器进行评估，在 FM 诊疗逻辑当中将"容器"也就是躯干分为胸部节段、腰部节段和骨盆节段，又将每个节段分为三大张量：AP（前后张量）、LL（侧方张量）和 OB（斜向张量），这是生物力学模型语言，把躯干高度归纳为三个方向上的向量，评估结果显示患者 LL（侧方张量）上张力更为异常，这会影响容器内容物的律动发生变化，所以我们对 LL（侧方张量）进行系统性整体松解。首先治疗左侧腰部节段和双侧骨盆节段的腹直肌鞘，即 AN-LA-LU2-LT、AN-LA-PV1-BI，后松解左侧髋部节段的屈髋肌区域 AN-LA-CX-LT、LA-CX，左边后侧短外旋肌 RE-LA-CX-LT，双侧肩胛节段 AN-LA-SC2-BI、RE-LA-SC1-BI，最后处理远端 AN-LA-TA1-LT，以上治疗点处理到一半时，患者主动提出有尿意，并自主排尿，后表示感觉非常轻松，在全部处理完后 4 天进行复查多普勒超声，残余尿量锐降至 105 mL。

三、病例讨论

（一）术后 LUTD 发病率及术后尿潴留的预防

宫颈癌治疗需行广泛性子宫切除术，容易发生支配膀胱和尿道的交感和副交感神经系统的损伤，且严重程度与子宫切除的范围及彻底性有关。术前膀胱功能状态不良等也可以导致尿潴留的发生。美国泌尿外科协会提出，排泄后残留尿量 ≥ 300 mL 是诊断急性尿潴留所必需的最小残余量。在明确术后尿潴留的定义后，相关文献报道，术后尿潴留发生率可能在 2.1% ~ 70%，子宫切除术后 LUTD 的发生率达 70% ~ 85%。

对照研究显示，妇科术后常规护理，包括心理护理、心电监护、观察有无阴道流血及导尿管是否通畅、拔尿管前进行排尿训练等，观察组在对照组基础上进行膀胱功能训练。膀胱功能训练包括盆底肌肉、腹壁肌肉、肛门括约肌、尿道及阴道的肌肉训练，3次/日，5～10分/次。导尿前在耻骨上区轻叩，同时嘱患者屏气，对逼尿肌无力患者，行膀胱深部按摩，加压促进排尿。另外，子宫切除术后绝大多数患者思想负担重、顾虑多，易产生抑郁、悲观情绪及不同程度的失落感。术后长时间留置导尿管，使患者活动受限，可出现焦虑、紧张情绪，该不良情绪可对膀胱逼尿肌反射产生抑制作用，同时影响会阴部肌肉和膀胱括约肌的松弛和收缩，造成尿潴留。针对该情况，术前给予心理干预，术后密切观察患者的情绪反应，指导家属加倍关心和体贴患者，从精神上给予支持，使其树立战胜疾病的信心，积极参与自我护理活动。

（二）子宫全切术后尿潴留的预后

有研究随访显示，术后6个月至2年的51例宫颈癌患者术后均出现至少一种下尿路症状及肠道功能障碍症状，前者主要表现为压力性尿失禁（15.7% vs 62.7%）及尿不尽感（0 vs 49%），而后者则以排便困难（9.8% vs 37.3%）和便不尽感（0 vs 41.2%）最显著，同时比较了患者手术前后盆底功能影响问卷的得分情况，发现患者手术前后的PFIQ-7、PFDI-20及分量表的平均得分有显著差异，意味着广泛子宫切除术对宫颈癌患者的生活质量造成负面影响。

（三）宫颈癌根治术后尿潴留的注意事项

手术后尿潴留，可通过小腹部热毛巾敷贴、轻柔按摩，小便时听流水声诱导排尿，术后身体状况允许的情况下，可尽量下床站位或是蹲位小便，长时间尿潴留而不能有效促使排尿，需要安置尿管排尿，避免膀胱内尿液过量积聚而导致膀胱破裂，也可降低术后泌尿系感染的发生概率。术后适度活动不仅有利于血液循环和呼吸功能，促进伤口愈合和身体的恢复，还有利于防止深静脉血栓的形成、致密性血栓的脱落及栓塞性疾病，同时也可防止压疮、便秘等并发症。

由于实际情况千差万别，宫颈癌根治术的路径标准化困难，常见手术并发症有出血、感染、邻近器官损伤、性心理障碍、膀胱功能障碍等，需要定期随访复查，一般在2年内每3～6个月复查1次；之后3～5年，每6～12个月复查1次；5年之后，每年复查1次；如果有高危复发因素的患者，如分期的期别较晚，复查频次可以适当增加。

四、病例点评

宫颈癌根治术后尿潴留的常见原因是盆腔神经受损或抑制，导致膀胱功能出现障碍，引起尿潴留。而导致神经损伤因素可能是手术造成神经丛直接受损，还有相当一部分因素为术后盆腔内脏筋膜受到损伤造成组织粘连或结缔组织增生，这对盆腔神经产生异常牵拉力，导致支配膀胱的神经功能障碍。尿潴留的一些常见治疗方式为热敷、按摩、针灸、药物治疗和间歇导尿等。该病例中前期采取此类治疗方式，但并未取得明显效果。由此可见，根据患者的病情详细问诊，综合考虑各种因素，对于治疗师及时发现病因，提高疗效非常关键。

尿潴留是临床常见的排尿障碍症状，治疗方法多样。该例中，整体筋膜手法作为一种新兴的治疗手段，通过刺激神经、松解粘连筋膜组织及改善局部血液循环等方式修正膀胱功能，周期短、见效快、疗效显著。因此，全身筋膜手法和盆底筋膜手法的整体治疗，可能会显著改善患者的排尿功能和生活质量。但是，目前缺乏大样本的随机对照研究，不能提供其相对传统康复手段的循证医学根据，有效性尚待进一步证实。

除治疗外，预防也十分重要。在日常生活中，患者要注意多休息，避免过度劳累，同时也要避免进行剧烈运动。患者还要注意饮食健康，多吃一些清淡易消化的食物，少吃辛辣刺激油腻的食物，以免加重病情。

（病例提供：王小榕　首都医科大学附属北京妇产医院）

（病例点评：李建华　浙江大学医学院附属邵逸夫医院）

参考文献

[1] 中国医师协会整合医学分会妇产疾病整合专业委员会，中国医师协会微无创医学专业委员会妇科肿瘤学组．根治性子宫切除术后尿潴留综合治疗的中国专家共识（2022年版）[J]．中国实用妇科与产科杂志，2022，38（11）：1111-1115.

[2] 泌尿功能障碍预防和康复协作组．盆腔肿瘤术后泌尿功能障碍专家共识 [J]．中华泌尿外科杂志，2023，44（02）：81-86.

[3] 王小榕．Stecco 筋膜手法临床实践 [M]．北京：人民卫生出版社，2021，10.

[4] Stecco L, Stecco C.Fascial manipulation for internal dysfunctions[M].Padua：Piccin，2014.

[5] Stecco C.Functional atlas of the human fascial system[M].Edinburgh：Churchill Livingstone，Elsevier，2015.

[6] 张大磊，张耀光，王建业．中国泌尿外科下尿路术后患者 LUTS 现状调查——LUTS China V 期调研结果 [J]．中华泌尿外科杂志，2017，(S1)：27-28．

[7] Baldini G，Bagry H，Aprikian A，et al．Postoperative urinary retention：anesthetic and perioperative considerations[J]．Anesthesiology，2009，110：1139．

[8] Haylen BT，de Ridder D，Freeman RM，et al．An international urogynecological association（IUGA）/international continence society（ICS）joint report on the terminology for female pelvic floor dysfunction[J]．Int Urogynecol J，2010，21：5．

[9] 党云，李致远，李天刚，等．广泛性子宫切除术对宫颈癌患者下尿路功能的影响研究 [J]．兰州大学学报（医学版），2019，(4)：27-28．

[10] Pisarska M，Sajdak S．Lower urinary tract function after postoperative radiotherapy in the treatment of cervical cancer[J]．European journal of gynaecological oncology，2003，24490-24494．

[11] Wang R，Won S，Haviland MJ，et al．Voiding trial outcome following pelvic floor repair without incontinence procedures[J]．Int Urogynecol J，2016，27：1215．

[12] Axelsson K，Möllefors K，Olsson JO，et al．Bladder function in spinal anaesthesia[J]．Acta Anaesthesiol Scand，1985，29：315．

[13] Madersbacher H，van Ophoven A，van Kerrebroeck PE．GAG layer replenishment therapy for chronic forms of cystitis with intravesical glycosaminoglycans—a review[J]．Neurourol Urodyn，2013，32：9．

病例8　女性产后尿失禁合并慢性盆腔痛的康复治疗

一、病历摘要

（一）病史简介

患者女性，32岁。

主诉：产后不自主漏尿伴盆底疼痛1年半。

现病史：患者于1年半前在当地足月顺娩，分娩时宫颈裂伤约2 cm，会阴侧切，予行缝合。产后即出现不自主漏尿，并伴随会阴处坠胀感、阴道胀痛刺痛。产后15天未缓解，就诊当地门诊后予高锰酸钾治疗后无好转，久站、劳累后症状加剧。产后42天查盆底彩超提示"膀胱颈移动度增大，膀胱后角开放，轻度膀胱膨出"，建议不间断阴道哑铃及家庭凯格尔训练，因反复出血未能坚持。产后4个月余因反复漏尿就诊当地妇幼保健院，检查提示：POP-Q评估：Aa：0 cm、C：-4.5 cm、Ap：-2 cm，Ⅰ类、Ⅱ类肌纤维提示肌力Ⅱ级，肌电筛查提示稳定性差。诊断为"阴道前后壁脱垂；重度压力性尿失禁"，给予磁电联合配合生物反馈治疗，此次治疗过程中，电刺激时患者漏尿加重，治疗后症状未改善。产后9个月就诊上级医院行亚甲蓝试验阴性，行尿动力学检查提示中速充盈灌注膀胱顺应性、稳定性正常。初始尿意163 mL，强烈尿意258 mL，膀胱容量334 mL。排尿压力、膀胱收缩力弱，膀胱初感觉减退。建议回当地医院行盆底康复。产后10个月就诊另一妇幼保健院，查体提示，诱发试验阳性，指压试验阳性，尿道活动度可，阴道可容3指，POP-Q评估：Aa：0 cm、C：-5 cm，未进行疼痛检查。诊断"尿失禁"，建议予居家呼吸训练＋膀胱功能训练（200～300 mL）＋凯格尔训练（阴道哑铃），磁电刺激辅助。予电刺激1 Hz治疗后当晚漏尿量明显增加，继续予磁电等方案治疗后，患者静止状态时漏尿明显好转，活动后漏尿明显，劳累状态后睡眠时漏尿。产后1年2个月因症状反复，遂就诊泌尿外科，予"米多君片＋米拉贝隆"治疗并行经尿道射频治疗3疗程后未见好转。现患者为改善漏尿症状、缓解疼痛，门诊拟"尿失禁、慢性盆腔痛"收住入院。患者自发病以来，精神尚可，饮食、睡眠正常，小便如上述，大便正常，体重无明显下降。

既往史：否认高血压、糖尿病等其他慢性病史。无吸烟、饮酒史。无冶游史，无性病史。无外伤史。否认家族遗传病史及类似疾病史。

（二）体格检查

一般查体：体温 36.5℃，脉搏 100 次／分，呼吸 20 次／分，血压 112/68 mmHg。神志清楚，营养中等，步行入院，双肺呼吸音清，未闻及干、湿性啰音，心脏及腹部检查未见明显异常。

专科查体：外阴：阴性；阴道：通畅，少量白色分泌物；宫颈：轻度糜烂、无举痛，宫颈 3 点处似有瘢痕样组织，与之关联穹窿处有结节感及触痛，痛觉明显；子宫：前位，正常大小，质地中，活动度好，子宫无压痛；双侧附件：未及包块，无压痛。

阴道松弛度检查：阴道可容 2 指。POP-Q 评估：Aa：-2 cm，Ba：-2 cm，C：-6 cm，D：-8 cm，Ap：-3 cm，Bp：-3 cm，gh：2 cm，pb：3 cm，tvl：8 cm。

盆腔疼痛检查：全盆腔广泛弥漫性疼痛，以侧切瘢痕处及宫颈裂伤瘢痕处疼痛最明显，VAS 8 分。其他：诱发试验（+），指压试验（+）。

骨盆带检查：骶髂关节疼痛：（-）；耻骨联合疼痛：（-）；骨盆分离试验：（-）；骨盆挤压试验：（-）；"4"字试验：（-）；屈髋挤压试验：（-）；骶髂关节疼痛：（-）。

骨盆周围肌肉检查：双侧梨状肌疼痛，左侧明显，左侧股直肌紧张，左侧腰方肌紧张，余无特殊。改良牛津肌力分级Ⅱ级。四肢肌力Ⅴ级，肌张力正常，双侧巴宾斯基征（-），双侧布氏征（-），双侧克氏征（-）。日常生活活动能力改良 Barthel 指数评分 90 分。

（三）辅助检查

盆底超声提示：静息状态观察：膀胱颈位于耻骨联合水平线上 2.84 cm，子宫及直肠壶腹部均位于耻骨联合水平线上。Valsalva 动作（配合差）：膀胱颈移动度 29 mm，膀胱位于耻骨联合水平线上 0.92 cm，尿道内口呈小漏斗样开口，膀胱后角未开放，膀胱尿道后角约 123.26°；子宫及直肠壶腹部均位于耻骨联合水平线以上，未见明显直肠膨出，肛提肌裂孔面积大小约 18.15 cm^2。盆底收缩状态：目测右侧肛提肌连续性欠佳，局部可见低回声区（约 1.25 cm×0.84 cm），括约肌完整。

（四）诊断

1. 重度压力性尿失禁；
2. 慢性盆腔痛：阴道前壁Ⅰ度脱垂，右侧肛提肌断裂可能。

（五）诊疗经过

入院后完善相关检查，促肾上腺皮质激素（2023 年 5 月 29 日）11 ng/L。黄体酮 11.8 μg/L（2023 年 5 月 29 日），胰岛素样生长因子 -1（IGF-1，2023 年 6 月 2 日）102 ng/mL，生长激素（HGH 2023 年 6 月 2 日）0.4 μg/L。盆底针极肌电图（2023

年 5 月 30 日)：①尿道括约肌放松状态松弛不全；②阴部交感神经反应增高；③异常阴蒂神经 SEP，正常耻骨联合 SEP，正常肛门 SEP；④正常球海绵体反射，正常骶反射。CT 尿路成像（CT urography，CTU）（双肾＋输尿管＋膀胱）增强（2023 年 5 月 31 日)：左侧重复肾。排尿日记提示：24 小时摄入总液体量约 1060 mL；24 小时总排尿量约 500 mL；24 小时漏尿次数 10 次；总排尿次数白天 4 次，夜间 0 次；最大排尿量约 200 mL；最小排尿量约 50 mL。

　　完善检查后予酒石酸托特罗定片、盐酸米多君片、米拉贝隆缓释片改善尿失禁症状，予巴氯芬片改善盆底肌肉紧张。康复治疗予盆底运动、膀胱功能训练、手法治疗、冲击波、盆底磁激光、蜡疗、针灸等综合康复方案改善盆底功能。住院 19 天后患者盆腔疼痛缓解，步行及体位变化过程中尿意仍明显，但漏尿症状较前好转，因患者要求予办理出院后嘱其继续康复训练,定期门诊复诊。1 个月后患者再次入院，盆腔查体提示双侧坐骨棘、尿道旁、梨状肌、左侧闭孔内肌疼痛，VAS 6 分。康复治疗予盆底运动、膀胱功能训练、手法治疗、冲击波、盆底电刺激、生物反馈等综合康复方案改善盆底功能。住院 12 天后无再漏尿，盆底疼痛明显缓解，VAS 3 分，膀胱容量增加至约 500 mL，予办理出院。

二、诊疗经验

　　正常情况下，膀胱内尿量达约 400 ～ 500 mL 时，膀胱内压力会急剧上升，膀胱壁上的牵张感受器受到刺激而兴奋，并沿盆腔神经传入排尿反射的初级中枢，进而上传至大脑皮层的高级中枢，引起膀胱逼尿肌发生收缩而产生排尿欲。正常的排尿功能是膀胱与传递神经互相作用的结果，而这一过程，产后女性盆底肌力与膀胱功能的恢复程度发挥了重要作用。而尿失禁是指尿液不自主从尿道排出的疾病，即储尿期膀胱内压力超过尿道阻力而造成尿液从尿道流出的一类疾病。全球约有 20 亿例患者遭受尿失禁的困扰，对患者的生活及社交带来很大困扰。既往由于对该类疾病认识不足，患者的发病率往往高于就诊率；随着人类生活水平的整体提高，尿失禁的治疗逐渐得到大家的重视，门诊相关疾病的诊治量明显增加，这也要求临床医师能够系统地认识该类疾病，并能提供规范化的治疗意见。目前尿失禁分型种类繁多，不同分类方式交叉重叠。根据症状类型及病因，尿失禁包括以下类型：①压力性尿失禁。主要指伴随体力活动或咳嗽 / 喷嚏时腹压升高等因素下出现的尿失禁，主要见于女性患者；②急迫性尿失禁。指伴有尿急感而出现尿液不受控制性流出，多见于逼尿肌过度活动、膀胱有效容量减少、膀胱重度感染等因素；③充盈性尿失禁。临床上又称假性尿失禁，指膀胱内压力超过尿道压出现尿液的不自主溢出现象，如前列腺增生等因素可出现此类尿失禁；④神经源性尿失禁。此类尿失禁是指神经系统病变导致的膀胱或（和）尿道功能障碍所导致的尿失禁的总称。

慢性盆腔痛 (chronic pelvic pain, CPP) 的定义为患者感受到一种慢性或持续性的盆腔区域疼痛，其疼痛机制已经被证实为一种中枢敏感疼痛，通常伴随着下尿路、认知、行为、性、肠道、盆底或情绪上负面的影响，女性常见。引起 CPP 的病因复杂，可能来源于生殖系统、泌尿系统、消化系统、运动系统、神经内分泌系统等。根据疼痛范围不同可分为：慢性盆腔 - 尿生殖系统疼痛、慢性盆腔 - 肛直肠系统疼痛等，是一类涉及生殖、泌尿、肛肠、神经等系统的疾病，其发病机制尚不十分清楚。一项基于人群的研究发现，来自泌尿和消化系统原因导致的疼痛比生殖系统来源的疼痛更常见，妇科疾病所致的 CPP 只占所有 CPP 的 20%。疼痛也可能由几种疾病共同所致，如患者可能同时有子宫内膜异位症、间质性膀胱炎、盆底肌高张所致的盆底肌筋膜痛，以及情绪焦虑等，这几种疾病都参与了疼痛的发生发展，这些复合因素的同时存在导致对 CPP 患者的评估、诊断和治疗造成困难，而且往往病因越复杂，疼痛越剧烈。

产妇在自然分娩过程中可能发生宫颈裂伤、会阴裂伤、会阴侧切 / 中切等情况，可能导致会阴深浅横肌、球海绵体肌、部分肛提肌等局部肌群裂伤。不少报道均表示，阴道分娩引起肛提肌损伤是导致盆底功能障碍的关键因素，当女性在进入阴道分娩阶段之后，肛提肌不同部位的拉伸倍数都能够达到 2.28 ～ 3.26 倍，远远超出了最大所能够承担的 1.5 倍极限拉力，这增加了肛提肌断裂、撕裂的损伤风险。宫颈裂伤后常用医用可吸收肠线进行缝合，机体组织损伤后，其修复若无法完全再生则会以结缔组织替代，这种补偿性的不完全再生导致瘢痕的形成，瘢痕的形成是因机体炎症反应导致胶原的合成与分解失衡、异常黏多糖产生和肌成纤维细胞增生所致。宫颈裂伤愈合后 1 ～ 3 个月，瘢痕开始进入增生期，可能出现瘢痕挛缩，局部触痛和产后性交痛等更严重症状，这与局部神经损伤、疼痛介质增加有关。

本例患者诊断重度压力性尿失禁合并慢性盆腔痛的诊断依据是：①患者为青年女性，不自主漏尿 1 年余，既往分娩过程中宫颈撕裂，后续出现瘢痕触痛、广泛盆腔疼痛；②查体提示：宫颈 3 点处似有瘢痕样组织，与之关联穹窿处有结节感及触痛，痛觉明显，POP-Q 评估：Aa:-2 cm，Ba:-2 cm，盆腔疼痛检查全盆腔广泛弥漫性疼痛，以侧切瘢痕处及宫颈裂伤瘢痕处疼痛最明显，VAS 评分达 8 分。诱发试验阳性，指压试验阳性；③盆底超声提示：Valsalva 动作：膀胱颈移动度增大，尿道内口呈小漏斗样开口。盆底收缩状态：目测右侧肛提肌连续性欠佳，局部可见低回声区（约 1.25 cm×0.84 cm）；④盆底针极肌电图提示，尿道括约肌放松状态松弛不全、阴部交感神经反应增高、异常阴蒂神经 SEP。综上考虑，患者患有重度压力性尿失禁合并慢性盆腔痛。

　　该例患者产伤后出现盆腔痛及尿失禁症状,就诊于多家医疗机构治疗效果欠佳,需考虑以下因素:①膀胱容量管理不足。成年人正常膀胱容量为 400～500 mL,该患者最大排尿量仅 200 mL,治疗过程中未引起重视,未进行膀胱容量减小的治疗,因此治疗过程中需关注患者排尿情况,根据排尿情况进行针对性治疗;②疼痛管理重视不足。对于存在盆底功能障碍性疾病的患者进行评估诊断时,需对疼痛的评估和管理进行重视,该患者早期评估治疗过程中未对其进行疼痛评估处理,有效的疼痛管理治疗对于患者的预后至关重要;③康复方案选择不当。合理正确的康复方案能给患者带来益处,需要综合全面考虑患者问题,并且针对性地提出整体治疗方案,例如,早期未考虑患者盆腔痛及膀胱容量不足的问题而制订的方案并不能为患者带来帮助。

　　针对患者慢性盆腔痛的问题,我们选择聚焦式冲击波、手法、巴氯芬联合治疗,冲击波治疗时患者取截石位,将冲击波探头置于其坐骨结节内侧,根据患者耐受情况调节冲击波能量密度（1.4～9.8 mJ/mm^2）,冲击波频率 3～6 Hz,每次治疗冲击量为3000次,每周治疗 2 次。同时进行外部筋膜松解,松解骨盆周围紧张的腹部筋膜、胸腰筋膜、内收肌及耻骨周围相关筋膜组织;松解盆底肌触痛点,按摩挛缩疼痛的盆底肌筋膜,降低盆底肌张力,可改善盆底肌血液循环,增强肌筋膜内感受器的痛觉阈值,降低疼痛敏感性。同时使用的巴氯芬片是一种作用于脊髓部位的肌肉松弛剂,对神经肌肉间的冲动传递没有影响,可降低肌肉张力,并具有镇痛作用。经过以上治疗患者盆腔痛明显缓解。

　　在处理难治性尿失禁的问题中,该病例主要治疗方式有以下几点:①药物治疗。予酒石酸托特罗定改善膀胱储存量,增加每次排尿量,米拉贝隆减少膀胱逼尿肌自发性收缩,米多君片舒缓膀胱和尿道平滑肌,恢复膀胱对排尿的正常控制力。②膀胱功能训练。A. 生活方式指导。建议减少刺激性、兴奋性饮料的摄入;B. 提醒排尿。嘱患者白天每 3～4 小时排尿 1 次,改善对膀胱尿急的控制,增加膀胱容量,减少尿失禁发作并且恢复患者对膀胱控制的信心。③盆底肌训练和生物反馈。盆底肌训练是通过主动反复的盆底肌肉群的收缩和舒张来改善盆底功能,提高尿道稳定性。生物反馈是借助仪器,将盆底肌肉的肌电活动信号转换为视觉和听觉信息反馈给患者,指导患者进行正确的自主的盆底肌肉训练。④运动疗法。A. 呼吸训练。患者屈髋屈膝仰卧位,腰部贴床,将手置于患者肋骨外侧下缘感受其呼吸频率,指导患者呼气末同时收缩腹部及盆底肌肉,再吸气时嘱其放松腹部肌肉,并感受外侧肋下缘向上、向外扩张,同时放松盆底肌;B. 臀桥（夹球）训练。仰卧屈膝,双手掌心向下平放于身体两侧,双膝之间夹球,呼气时骨盆卷动向上至肩髋膝三点一线,呼气时臀部放松回落地面；C. 死虫子训练。仰卧屈髋屈膝，小腿与地面平行，大腿垂直上举与地面呈90°，腰背部贴紧地面，呼气时缓慢将左腿伸直同时将右臂伸向头顶，吸气时缓慢将腿和手臂收回到起始位置，接下来用对侧的手臂和腿重复；D. 跪姿平板：双肘置于肩部正下方，收紧核心，撑起上半身，双膝着地，小腿抬离地面，使膝关节到头部连成一条直线。根据患者训练情况进行进阶训练。⑤磁激光。可刺激盆底肌肉收缩，增加肌纤维的募集数，并且激活盆底神经，增加神经和肌肉的调控作用，促进神经生长，打破盆底肌肉痉挛和神经炎症的恶性循环，进而恢复正常的盆底肌功能。⑥电刺激。是利用阴道电极有规律地对盆底肌肉群或神经进行刺激，增强肛提肌及尿道周围横纹肌的功能，以加强盆底肌力并增加控尿能力。由于患者早期电刺激时即出现漏尿症状，因此电刺激治疗是在其基本解决盆腔痛的前提下增加的治疗方案。通过上述治疗，患者出院时无再漏尿。

三、病例讨论

（一）慢性盆腔痛、尿失禁的流行病学及病因

慢性疼痛在世界各地都很普遍，严重影响人们的生活质量，但目前全球范围内尚缺乏完整的慢性盆腔疼痛流行病学数据，2006年高质量的系统性回顾研究发现，女性人群中非周期性疼痛的患病率为2.1%～24%，性交疼痛的患病率为8%～21.1%，痛经的患病率为16.8%～81%，其中生育期女性为高发人群，患病率为2.1%～24%，近年来发病率还呈上升趋势。但CPP的诊治却非易事，患者疼痛症状多样、缺乏特异性可能造成诊断的延迟，即使诊断后治疗方案的选择及疗效不满意也常常是困扰临床医师的难点。慢性疼痛的发生过程中存在痛觉过敏及中枢致敏机制。CPP的病因涉及女性生殖系统、泌尿系统、消化系统、运动系统、神经精神系统等，常见疾病有子宫内膜异位症、子宫腺肌症、盆腔炎性疾病、盆腔粘连、间质性膀胱炎、肠易激综合征、阴部神经痛、肌肉筋膜疼痛等。

尿失禁患者中女性比男性更加常见，有关女性尿失禁的流行病学的研究很多，不同研究结果提示，该病患病率差异较大，女性人群中44%～57%有不同程度的尿失禁，其中50%为压力性尿失禁（stress urinary incontinence，SUI），其次为急迫性尿失禁和混合性尿失禁。研究报道，中国女性SUI患病率为18.9%，在50～59岁年龄段SUI患病率为28%。生理情况下，储尿和排尿过程由膀胱、尿道及尿道内、外括约肌和盆底肌等在交感神经及副交感神经的调控下协同完成。此外，尿道的闭合除了由神经系统控制的尿道内、外括约肌机制外还存在被动闭合机制，主要通过阴道壁、盆腔筋膜和韧带等盆底结缔组织对尿道的压迫，以维持尿道闭合，防止尿

液漏出。因此，目前公认的 SUI 发病机制有两种，包括由于膀胱颈和尿道支持组织薄弱导致尿道过度活动的解剖型 SUI，以及尿道括约肌或相关调控神经损伤引起的尿道内括约肌功能障碍型 SUI，或两者同时引起的 SUI。临床上，绝大部分 SUI 患者为解剖型。尿道括约肌的功能障碍可能由机械创伤、反复的尿路手术、神经系统疾病、衰老或导致全身肌肉萎缩的疾病引起。

（二）慢性盆腔痛的治疗方案

慢性盆腔痛如诊断明确可以针对其病因进行治疗，除外还可有以下治疗方式。

1. 药物治疗　对乙酰氨基酚、非甾体抗炎药物治疗，巴氯芬降低肌张力镇痛治疗。如疼痛具有周期性，可以考虑使用口服避孕药，还可以使用抗抑郁药、阿片类药物治疗。

2. 手法治疗　首先找到压痛点或扳机点，对肌肉筋膜进行拉伸和脱敏，按摩扳机点可提高肌筋膜内感受器的痛觉阈值，减轻疼痛的敏感性，起到疼痛脱敏的效果，同时增强神经中枢对盆底肌肉的控制，加强盆底肌肉的协调性，降低肌张力，恢复正常的肌肉功能。在全面临床试验中，肌筋膜物理疗法与整体治疗性按摩的有效性和安全性取得良好结果，美国泌尿外科协会也将肌筋膜物理疗法列为二线治疗的首选。

3. 盆腔扳机点注射治疗　将生理盐水、阿片类药物、类固醇类药物、麻醉镇痛药物按使用规范注射进疼痛触发点可缓解肌筋膜慢性盆腔痛患者的疼痛，使其性功能得到改善或恢复。Langford 报道，经阴道扳机点注射治疗女性慢性盆腔痛的研究，通过触摸定位扳机点后，注入布比卡因、利多卡因和泼尼松混合物，单次注射后 72% 的患者有效，完全缓解率达 33%；对患有慢性盆腔疼痛和盆底肌肉痉挛的女性盆底随机注射 A 型肉毒毒素或安慰剂，盆底压力、疼痛反应及对生活质量都朝向良好的方向发展，其中 A 型肉毒毒素效果更明显。

4. 磁电刺激治疗　电刺激通过阻断疼痛信号达到减轻疼痛、放松过度活动的盆底肌、减轻症状的目的；磁刺激可使肌肉收缩，改善血液循环，调控神经。除了目前常规经阴道电刺激可以治疗疼痛外，也可以选择胫神经电刺激来治疗 CPP。

5. 射频　一项系统研究综述发现，射频可以有效改善患者性功能和不同程度的盆腔痛情况。刘梦园等提出，AI 温控射频治疗较手法按摩在改善性功能障碍方面逐渐凸显优势，且治疗次数较手法按摩少，值得临床推广，但其未进行远期随访，且目前高质量相关研究仍较少，需进一步进行更多有意义的病例对照研究。

（三）尿失禁的非手术治疗方案

1. 生活方式干预　肥胖患者需进行减重、膀胱功能训练、液体摄入管理、避免重体力劳动及增加腹压的体育活动。

2. 盆底肌训练和生物反馈　通过盆底肌肉群自主性收缩训练以增加尿道的阻力，从而加强控尿能力；Labrie 等的多中心随机对照研究中对 460 例中重度 SUI 和以 SUI 为主的混合性尿失禁患者，在进行尿道中段悬吊带术与盆底肌训练（pelvic floor muscle training, PFMT）进行比较，结果提示，盆底肌肉训练可使约一半的中重度 SUI 患者避免手术干预而治愈，因此盆底肌的主动训练在康复过程中至关重要。

3. 盆底电刺激治疗　通过释放不同频率的电流刺激盆底肌群，增强盆底肌肌力改善控尿能力。近年来有研究报道指出，电刺激可以改善压力性尿失禁女性用力呼吸和咳嗽期间的膈肌偏移，在强化盆底肌的同时可以改善横膈运动，从而帮助产后女性建立正常的呼吸模式。另外，除了经阴道和经直肠治疗外，经尿道电刺激也慢慢应用于临床治疗中。

4. 盆底磁刺激治疗　磁刺激通过刺激神经增强盆底肌肉量，从而加强其对尿道、阴道前部和膀胱的支持作用，目前已有一些研究证实磁刺激治疗有助于改善压力性尿失禁症状。

5. 药物治疗　局部雌激素治疗对于更年期后的泌尿系萎缩及压力性尿失禁的治疗是有效的。度洛西汀通过抑制突触前神经递质、血清素、去甲肾上腺素的再摄取，在骶髓，作用于 Onuf 核团，阻断 5-HT 和去甲肾上腺素（Norepinephrine, NE）的再摄取，升高两者的局部浓度，兴奋此处的生殖神经元，进而提高尿道括约肌的静息张力和收缩强度；盐酸米多君选择性激活膀胱颈和后尿道的 α_1 受体，使平滑肌收缩，增加尿道阻力。临床上需要结合患者实际情况选择药物，而对于哺乳期女性，我们还需考虑药物是否会对哺乳产生影响。

6. 抗尿失禁子宫托　子宫托能够支撑尿道和膀胱壁，增加尿道长度和尿流阻力，从而产生疗效。

7. 激光治疗　可诱导细胞产生大量胶原和细胞外基质，进而使阴道黏膜中大量成纤维细胞合成和分泌胶原纤维、弹性纤维等，进而缓解轻至中度尿失禁。国外相关研究结果显示，激光治疗能显著改善 SUI，同时能改善性功能。

8. 射频治疗　射频可使膀胱颈和尿道周围局部结缔组织变性，恢复并稳定尿道周围阴道旁结缔组织，恢复并稳定尿道和膀胱颈的正常解剖位置，从而达到尿控目的。

9．干细胞治疗　尿道周围干细胞注射可修复尿道损伤，但目前尚无足够多的临床数据支持。

10．其他　如止尿器、膀胱内气囊、中医针灸治疗等亦可在尿失禁中发挥作用。

（四）治疗方案制订应综合考虑

目前针对盆底功能障碍性疾病，其治疗方案呈现多样化，总体上来说，联合应用治疗效果优于单一治疗效果。多方法联合治疗有单一治疗方式不可比拟的优势，见效快、效果好，越来越受到临床医生和研究者的重视，已成为主流。多方法联合治疗的方案设计和制订离不开治疗前的评估，在治疗前需对患者的情况进行详细可靠的全面评估，在治疗过程中需密切关注患者病情变化并进行疗效评估，及时完善并修改患者康复计划，选择对患者最佳疗效的康复治疗方案。

四、病例点评

慢性盆腔痛及尿失禁患者在临床上较为常见，尤其在产后人群中有一定发病率，因此常常在工作中忽略整体综合及个性化治疗的重要性。多数产后患者通过磁电治疗、生物反馈、盆底肌训练可取得一定的康复效果，但少数患者可能因为康复计划不够完整，疾病考虑不够全面而收效甚微。因此，从事盆底康复的医务人员需对盆底功能障碍性疾病详细掌握并根据不同的疾病给予合理、正确、全面的治疗方案。

该例属于慢性盆腔痛、重度压力性尿失禁、肛提肌断裂可能，既往一年余于外院治疗效果不佳考虑与膀胱容量管理不足、疼痛管理不足、康复方案选择不当有关。针对产后盆底功能障碍性疾病患者，首先需要全面整体的评估，不仅只针对盆底的脱垂情况、排尿情况，还需对盆腔痛、骨盆周围相关肌肉筋膜、脊柱、骨盆、神经、心理等方面进行多方面评估，根据评估结果制订综合康复治疗方案。而对于宫颈撕裂、阴道裂伤的产妇，临床上除了关注伤口是否愈合外，还需要注意患者是否存在瘢痕疼痛并且伴随其他症状如漏尿等问题。所以需要医务人员仔细查体和问诊，明确诊断后进行精准治疗。其次，治疗过程中除了常规磁电、生物反馈、盆底运动可选择外，疼痛的管理和治疗、膀胱容量的管理、如何配合药物治疗及多种康复手段的选择也是值得我们临床医生思考的问题。再者，该病例属于慢性盆腔痛合并重度压力性尿失禁，产生时曾发生宫颈裂伤并伴随肛提肌断裂可能，肛提肌损伤必然与盆底功能障碍性疾病表现出紧密的关联性。目前普遍认为，产前盆底功能干预、术后治疗、康复锻炼等是产后肛提肌断裂的保护性因素有关。因此对于育龄期女性来说可以考虑将盆底康复锻炼作为备孕的计划之一。

总体来说，该病例展示了整体全面个体化康复方案及多学科、多种治疗方法整合的重要性。

（病例提供：蔡月云　福建省漳州市医院）

（病例点评：钟燕彪　赣南医科大学第一附属医院）

参考文献

[1] 杜彦芳，蒋妍，黄向华. 女性尿失禁的分类及诊断标准 [J]. 实用妇产科杂志，2018，34（3）：4.

[2] National Institute for Health and Care Excellence. Urinary incontinence in women：The management of urinary incontinence in women[M]. London：Royal College of Obstetricians and Gynaecologists，2013：1-385.

[3] No authors listed. ACOG Practice Bulletin No. 155：Urinary Incontinence in Women[J]. Obstet Gynecol，2015，126（5）：66-81.

[4] Ross V，Detterman C，Hallisey A. Myofascial pelvic pain：an overlooked and treatable cause of chronic pelvic pain[J]. J Midwifery Womens Health，2021，66（2）：148-160.

[5] 金莹，郭红燕，韩劲松，等. 225 例女性慢性盆腔痛的病因分析及诊治探索 [J]. 中国疼痛医学杂志，2015，21（4）：5.

[6] Cheng Chunxia，Guo Boyang，Li Ruizhen，et al. Correlation between postpartum pelvic floor dysfunction and vaginal microecological imbalance in late pregnancy[J]. Zhong Nan Da Xue Xue Bao Yi Xue Ban，2022，47（11）：1608-1614.

[7] 章伏生，陆树良. 肌成纤维细胞在皮肤瘢痕形成过程中的作用 [J]. 中华创伤杂志，2009，（12）：4.

[8] 郝彦，刘骁杰，李永忠. 体外冲击波联合运动疗法治疗骨盆肌筋膜疼痛综合征的疗效观察 [J]. 中华物理医学与康复杂志，2020，42（8）：3.

[9] Marques Simone AA，Silveira Simone RB da，Pássaro Anice C，et al. Effect of pelvic floor and hip muscle strengthening in the treatment of stress urinary incontinence：a randomized clinical trial[J]. J Manipulative Physiol Ther，2020，43（3）：247-256.

[10] Hagovska M，Svihra J，BrezaJJr，et al. A randomized，interven- tion parallel multicentre study to evaluate duloxetine and innovative pelvic floor muscle training in women with uncomplicated stress urinary incontinence-the DULOXING study[J]. Int Urogynecol，2021，32（1）：193-201.

[11] Latthe P，Latthe M，Say L，et al. WHO systematic review of prevalence of chronic

pelvic pain：a neglected reproductive health morbidity[J].BMC Public Health，2006，6：177.

[12] 山东省疼痛医学会.女性慢性盆腔疼痛临床管理的专家共识（2021 年版）[J].北京医学，2021，43（7）：650-659.

[13]Yu H，Zheng H，Zhang X，et al.Findings of the levator aniand stress urinary incontinence[J].Gynecol Obstet Hum Reprod，2021，50（4）：101906.

[14] 中华医学会妇产科学分会妇科盆底学组.女性压力性尿失禁诊断和治疗指南（2017）[J].中华妇产科杂志，2017，52（5）：5.

[15]Betschart C，Singer A，Scheiner D.Female pelvic floor：anatomy and normal function[J].Ther Umsch，2019，73（9）：529-534.

[16]Eickmeyer SM.Anatomy and physiology of the pelvic floor[J].Phys Med Rehabil Clin N Am，2017，28（3）：455-460.

[17] 王霄.妇科泌尿学与盆底重建[J].实用老年医学，2006，20（5）：295-297.

[18]Fitz Gerald MP，Payne CK，Lukacz ES，et al.Randomized multicenter clinical trial of myofascial physical therapy in women with interstitial cystitis/painful bladder syndrome（IC/PBS）and pelvic floor tenderness[J].Yearbook of Urology，2012，19-20.

[19]Hanno PM，Burks DA，Clemens JQ，et al.AUA guideline for the diagnosis and treatment of interstitial cystitis/bladder painsyn-drome[J].J Urol，2011，185（6）：2162-2170.

[20]Fouad LS，Pettit PD，Threadcraft M，et al.Trigger point injections for pelvic floor myofascial spasm refractive to primary therapy[J].J Endometr Pelvic Pain Disord，2017，9（2）：125-130.

[21]Fitzgerald MP，Payne CK，Lukacz ES，et al.Randomized multicenter clinical trial of myofascial physical therapy in women with interstitial cystitis/painful bladder syndrome（IC/PBS）and pelvic floor tenderness[J].The Journal of Urology，2012，187（6）：2113-2118.

[22]Tandon HK，Stratton P，Sinaii N，et al.Botulinum toxin for chronic pelvic pain in women with endometriosis：a cohort study of a pain-focused treatment[J].Reg Anesth Pain Med，2019[Epub ahead of print].

[23] 赵夏洁，尹金玲，李航兵，等.经皮神经电刺激的镇痛作用机制及最新研究进展[J].实用医学杂志，2015，31（21）：3480-3482.

[24]Fall M，Baranowski AP，Fowler CJ，et al.EAU Guidelines on chronic pelvic pain[J].Eur Urol，2004，46（6）：681-689.

[25]Preminger B Aviva，Kurtzman Joey S，Dayan Erez.A Systematic review of nonsurgical Vulvovaginal restoration devices：an evidence-based examination of safety and efficacy[J].Plast Reconstr Surg，2020，146（5）：552-564.

[26] 刘梦园，宋易坤，陈飞，等.AI温控射频和手法按摩治疗在女性围绝经期慢性盆腔痛中的疗效分析[J].中国医疗美容，2022，11：50-53.

[27]Qaseem A, Dallas P, Forciea MA, et al.Nonsurgical management of urinary incontinence in women : a clinical practice guideline from the American Coll lege of Physicians[J].Ann Intemn Med, 2014, 161 (6) : 429-440.

[28]Labrie J, Berghmans BL, Fischer K, et al.Surgery versus physiotherapy for stress urinary incontinence[J].N Engl J Med, 2013, 369 (12) : 1124-1133.

[29]Hwang U, Lee M, Jung S, et al.Effect of pelvic floor electrical stimulation on diaphragm excursion and rib cage movement during tidal and forceful breathing and coughing in women with stress urinary incontinence ; a randomized controlled trial[J].Medicine, 2021, 100 (1) : e24158.

[30]Al-Shaikh G, Syed S, Osman S, et al.Pessary use in stress urinary incontinence : a review of advantages, complications, patient satisfaction, and quality of life[J].Int J Womens Health, 2018, 10 : 195-201.

[31]Reisenauer C, Hartlieb S, Schoenfisch B, et al.Vagina therapy of mild and moderate stress urinary incontinence using Er : YAG laser : a real treatment option[J].Arch Gynecol Obstet, 2019, 300 (6) : 1645-1650.

病例 9　围绝经期盆腔痛的康复治疗

一、病历摘要

（一）病史简介

患者女性，50 岁。

主诉：尿道口及肛门胀痛 4 个月余，加重 1 周。

现病史：患者 1 年余前在宫腔镜术后出现尿道口及肛门周边胀痛，呈持续性疼痛，伴尿道口灼热感，伴有双侧腹股沟区胀痛，昼轻夜重，步行后加重明显，自行予热敷及艾灸后可稍作缓解，后再出现性质同前，伴性交困难，主要为阴茎插入困难，因阴道口疼痛剧烈而中断，伴尿频，无尿急、漏尿，白天小便 10 余次，夜尿 3 ~ 4 次。11 个月余至外院就诊，予尿常规检查示尿白细胞（1+），考虑"泌尿系感染"，予"头孢类"抗生素抗感染治疗，治疗 1 周后复查尿常规示白细胞阴性。患者自诉治疗后尿道口灼热感消失，疼痛感及肛门坠胀未见明显改善。10 个月余前转诊至另一家医院就诊，予盆底肌扳机点及盆底疼痛超声检查考虑"盆底肌痉挛综合征"，予生物反馈治疗 3 次后未见明显改善。8 个月余前至我院盆底专科就诊，考虑"慢性盆腔痛、围绝经期综合征"予肌筋膜手法治疗及围绝经期对症治疗，自诉经治疗后疼痛缓解，偶在凯格尔训练后诱发疼痛，可自行缓解。1 周前患者在瑜伽运动后再次出现尿道口及肛门疼痛加重，放射至大腿内侧区疼痛，休息后未见明显缓解，余性质同前。患者自发病以来，饮食可，有盗汗、乏力，大便可，小便如上述，睡眠欠佳，体重无明显变化。

既往史：1 年余前因"子宫腺肌病"予曼月乐环＋圆环置入术后，术后规律随访，4 个月余前因"宫内节育器下移"予宫腔镜手术治疗，术后情况如上述。否认高血压、糖尿病等其他慢性疾病。无吸烟、饮酒史。无冶游史，无性病史。无外伤史。否认家族遗传病史及类似病史。

生育史：2004 年顺产分娩 1 女婴，产时情况无特殊。

月经情况：初潮年龄 14 岁。平素月经规律，5 ~ 7 天 /28 ~ 30 天，放环前经量逐年增多，伴痛经，放环后月经未来潮。

（二）体格检查

1. 一般查体　体温 36.6 ℃，脉搏 87 次 / 分，呼吸 18 次 / 分，血压 125/85 mmHg。神志清楚，营养中等，步入诊室，双肺呼吸音清，未闻及干、湿性啰音，心脏及腹部检查未见明显异常。

2．专科查体

（1）妇科查体：外阴阴性，无明显红肿破损及静脉曲张表现，阴道通畅，内见少许白色分泌物，宫颈光，大小正常，举痛（-），子宫稍大，质地偏软，压痛（-），双附件区未及明显异常，盆底肌广泛压痛，其中以左侧闭孔内肌耻骨联合连接处压痛最明显。

（2）盆底扳机点检查及 VAS 评分：右侧：尾骨肌压痛 5 分，耻骨直肠肌压痛 5 分，闭孔内肌压痛 6 分，耻骨阴道肌压痛 7 分，尿道旁压痛 3 分，尿道口 10 点压痛 3 分；左侧：尾骨肌压痛 6 分，耻骨直肠肌压痛 5 分，闭孔内肌压痛 7 分，耻骨阴道肌压痛 4 分，尿道旁压痛 6 分，尿道口 2～3 点压痛 6 分。

（3）POP-Q 评估：Aa：-2 cm，Ba：-2 cm，C：-5 cm，gh：2 cm，pb：3 cm，tvl：8 cm，Ap：-3 cm，Bp：-3 cm，D：-6 cm。

（4）肛查：肛周未见明显皮疹、破损及红肿。肛周及肛门内未及明显压痛，肛提肌收缩力IV级，嘱力排动作时未触及明显反常收缩。

（5）外周肌肉查体：M-Thomast 试验（-），Ober 试验（-），内收肌、腰方肌、臀中肌张力测试正常，直腿抬高试验及加强试验（-），髋内旋张力升高，大腿外旋外展下腹部明显不适，疼痛放射至大腿处。

（三）辅助检查

盆底肌超声疼痛评分（外院）：①右侧闭孔内肌部位 0 分，耻骨直肠肌、耻尾肌部位 6 分，右侧髂尾肌部位 4 分，右侧尾骨肌部位 3 分，右侧梨状肌部位 5 分；②左侧闭孔内肌部位 2 分，左侧耻骨直肠肌、耻尾肌部位 1 分，左侧髂尾肌部位 6 分，左侧尾骨肌部位 5 分，左侧梨状肌部位 3 分。

盆底肌表面肌电图（外院）：前后静息压稍高，其余正常范围。

尿动力学（外院）：最大尿流率 14.8 mL/s，平均尿流率 9.7 mL/s，排尿时间 33.2 秒，尿流时间 32.2 秒，达峰时间 8.6 秒，尿流量 314.4 mL，2 秒时尿流率 9.4 mL/s，残余的流量值 0 mL。

肛压测定结果（外院）：肛门括约肌收缩力偏低，直肠推进力不足，排便时肛门括约肌松弛良好，排便窘迫感阈值和最大耐受容量阈值均偏低，请结合临床诊断。PS：轻息相和收缩相可见右侧肛门外括约肌深部压力较左侧偏高。球囊排出试验：2 分 13 秒排出，（正常值：1 分钟内排出）。

尿常规（外院）：未见明显异常。

盆底超声（外院）：①常规盆底超声未见明显异常；②左侧闭孔内肌附着于耻骨联合后内侧处压痛明显，肌腱损伤？考虑为盆底疼痛扳机点；③子宫腺肌症。

盆底肌电图（外院）：①正常耻骨联合 SEP，正常阴蒂背神经 SEP；②正常骶反射，正常球海绵体反射；③正常阴部神经 SSR；④肛门括约肌、耻骨直肠肌未见明显异常。

白带常规（本院）：清洁度Ⅱ度，白细胞酯酶阳性。

性激素六项（本院）：围绝经期激素改变。

心理评估（本院）：HAMA 评估：重度焦虑状态。抑郁自评量表（Self-rating depression scale，SDS）评估：中度抑郁。女性性功能指数（female sexual function index，FSFI）10（≤ 19 提示可能性功能障碍）。

（四）诊断

1. 左侧闭孔内肌肌腱损伤；
2. 盆底肌筋膜疼痛综合征；
3. 慢性盆腔痛；
4. 子宫腺肌病；
5. 宫内节育器；
6. 围绝经期综合征。

（五）诊疗经过

完善相关检查后考虑患者为左侧闭孔内肌肌腱损伤，予聚焦冲击波治疗（2 次 /周），雌激素软膏外用及坤泰颗粒口服改善围绝经期症状。心理科会诊后予佐匹克隆片改善睡眠及抗抑郁伴焦虑状态，冲击波治疗 2 周后下腹疼痛明显缓解，复查盆底肌扳机点检查，各点疼痛 VAS 评分均在 2 分及以下，潮热、盗汗症状缓解，复查 HAMA 表示无焦虑状态。复查 SDS 表示无抑郁状态，FSFI 25。指导居家腹式呼吸及核心训练，嘱其门诊随访。

二、诊疗经验

CPP 的定义指由各种功能性和（或）器质性原因引起持续大于 6 个月的非周期性疼痛，疼痛位于盆腔、脐或脐以下的前腹壁、腰骶部或臀部，疼痛强度常导致功能障碍，需要药物或手术治疗，严重影响患者的生活质量。广义的盆腔疼痛是指脐水平以下的任何脏器功能障碍引起的疼痛。引起 CPP 的病因复杂，可能来源于生殖系统、泌尿系统、消化系统、运动系统、神经内分泌系统等。

盆底肌筋膜疼痛综合征（myofascial pelvic painsyndrome，MPPS）是慢性盆腔痛的原因之一，其定义为盆底肌缩短、紧绷和压痛，可引起牵涉痛。疼痛可为连续性，也可为阵发性。MPPS 会影响尿道、肠道和性功能。盆腔痛是患者就医的常见原因，许多慢性盆腔痛患者都有一定程度的 MPPS，因此医生在评估盆腔痛患者时，鉴别诊断需要纳入这种综合征。MPPS是一种慢性疼痛疾病,其特征是触诊盆底和(或)骨盆带的肌肉和结缔组织时有压痛;疼痛也可发生在牵涉部位(如外阴、会阴、直肠和膀胱)及更远处的部位(如大腿、臀部或下腹部)。疼痛和压痛可位于局部区域,也可位于多个肌群,可能包括肛提肌肌群(由髂尾肌、耻尾肌和耻骨直肠肌组成)、闭孔肌、梨状肌和(或)髂腰肌。盆底以外部位的刺激性症状可能比盆腔痛更明显,包括尿急、尿频、排尿困难、外阴或阴道烧灼感、瘙痒或疼痛(可单独或合并出现)。

触发点是肌筋膜疼痛的标志部位,诊断依据是有以下至少两种表现:肌肉紧束带、过度应激点和牵涉痛。MPPS可能起源于触发点。通常伴有盆底肌高张或其他肌群张力过高。触发点可为活动性(即自发引起疼痛),也可为潜伏性(即仅在受到拉伸等刺激时疼痛),潜伏性触发点可能数年无症状,并可能由身体创伤(肌肉骨骼损伤)、疼痛事件(泌尿道感染或操作)或情绪应激所激活。

本例患者主要是由于左侧闭孔内肌损伤后诱发MPPS,最后导致慢性盆腔痛。但患者在外院就诊的近1年中,治疗方案大多以各自学科对症处理方式治疗,例如泌尿科关注尿频情况,妇产科关注妇科相关疾病,并没有以整体观念去解决疼痛问题,寻找疼痛的根本原因。当患者疼痛再次发作后,我们立即深度询问了病史,发现此次诱发因素和患者瑜伽锻炼息息相关,在结合运动解剖学和康复治疗师共同查体后,给予患者盆底肌骨超声检查,最后明确诊断。当然为了更为精准的诊断,及时给予患者盆底针极肌电图检查进一步排除阴部神经疼痛的诊断。而肛压测定的结果是帮助排除盆底肌痉挛综合征的诊断。

三、病例讨论

(一)慢性盆腔痛诊断的临床评估

因盆腔疼痛涉及多学科、多器官,需详细询问病史及全面查体,为避免遗漏,可使用CPP评估表来逐一询问病史及查体。问卷可参考国际盆腔疼痛学会(international pelvic pain society, IPPS)的相关问卷进行。主要概括三个方面:①详细地询问病史。内容包括但不限于疼痛性质、发作时间、缓解情况、是否存在性交痛、放射部位、最痛时候的体位和月经周期的关系等;②多系统的全面查体。因病因可能涉及盆腔以外器官,查体需包括站立位、坐位、卧位及膀胱截石位等不同体位、多系统的全面查体。最好在疼痛发作时。并且可以寻求多学科合作,共同查体;③有的放矢地辅助检查。包括身体一些基础情况检查,如血尿常规、肝肾功能、肿瘤标记物、胸片,肝、胆、脾、泌尿系统及妇科超声及宫颈细胞学检查等。同时结合查体和问诊,做进一步的检查。

需要注意的是，大多妇产科医生对于妇科专科查体并不陌生，但是仍需要有丰富经验的康复治疗师一起进行外周肌肉的查体，进行慢性盆腔痛多维度评价。

（二）女性 MPPS 的流行病学及发病机制

一般人群中的 MPPS 患病率估计值差异很大，为 14% ～ 78%。妇科、泌尿系统和结直肠疼痛综合征患者中多达 85% 存在肌筋膜触发点。MPPS 的发病机制尚未明确。目前关于肌筋膜疼痛病因的理论包括：神经肌肉微小创伤，周围组织代谢失衡，以及疼痛中枢化。这些机制可能一起发挥作用。急性创伤或反复微小创伤可导致盆底肌的运动终板受到高强度刺激，进而导致慢性肌肉收缩（张力过高）和触发点形成。研究者在活动性触发点的周围发现存在代谢失衡，表现为引起疼痛的化合物水平升高，从而导致神经炎症中枢神经系统对痛觉信息的处理异常时，会发生疼痛中枢化（即疼痛的中枢敏化），并可能导致随后中枢神经系统将这种疼痛持续化，又称功能障碍性疼痛综合征。

（三）盆底慢性肌腱损伤在慢性盆底疼痛中的治疗策略

目前没有相关文献及指南明确给出在盆底肌肌腱损伤治疗的指引，鉴于同为骨骼肌系统，参考外周骨骼肌慢性肌腱损伤的治疗策略有：慢性肌腱病（症状持续超过 6 周），轻度和中度的肌腱损伤通常以按摩、理疗和功能训练为主。其中理疗方法，如增生疗法、局部硝酸甘油、离子电渗疗法、声电渗疗法、治疗性超声、体外冲击波疗法和低水平激光疗法，其有效性证据较少，但对于进行适当康复运动后仍持续疼痛的患者，它们是合理的二线手术替代方法。重度肌腱损伤则需要尽早治疗。

四、病例点评

盆底肌肌腱损伤在临床较难诊断，因为肌肉的隐蔽性，经常让人忽略盆底肌作为骨骼肌的特性。该疾病的诊断依赖于仔细的问诊和全面的查体，以及盆底的肌骨超声诊断，同时其他排他性的辅助检查，特别是盆底肌电图的应用，排除了阴部神经引起的疼痛。但是，盆底肌腱损伤在诊断和治疗中，目前没有明确的指南和建议，但参考外周肌腱损伤康复治疗经验，或许引起慢性盆腔痛的肌腱损伤不单单再依靠触发点按摩治疗和理疗，借鉴肌腱病的注射疗法成功案例，或许可以在盆底疼痛诊疗中找出一条新的治疗思路。妇产科医生需要重视的是生物反馈治疗及电刺激对慢性盆腔痛治疗的有效性，触发点的多次手法治疗后症状未见明显缓解，考虑其他病因或者多种因素作用下的结果。

另外，该患者同时出现了围绝经期的相关症状，使得心理因素成为治疗疾病的一大难关，故而在治疗慢性盆腔痛的病例当中，我们在积极寻找病因的同时，应该让患者积极参与到心理治疗中来，积极进行疼痛宣教，为治疗树立信心，增强患者的依从性。围绝经期的对症治疗也是这个道理。而治疗后的随访工作也很重要。该患者在半年前经手法治疗后症状缓解，但后续因为随访工作的进行，才使得患者再发疼痛后可以及时就诊，同时结合查问病史、查体和检查，找出引起盆腔疼痛的真正病因。

需要强调的是，本例患者的成功诊治离不开多学科的合作，特别是外周的查体和相关辅助检查，该例更体现了盆底功能障碍性疾病多系统、多学科诊疗的重要性。当然，对盆底专科医生而言，学会各个不同系统的基础检查，也可以为疾病的初步诊疗带来帮助。最后需要讨论的是，患者首先出现症状是在宫腔镜治疗后，而再次诱发加重疼痛则是居家锻炼特定动作后。以上需要盆底专科医生引起注意的是，某些手术体位、操作或运动的动作是否是引起盆底肌腱损伤的病因？希望以后有更多的数据和案例来证实这个观点。

（病例提供：汪晓茜　温州市人民医院）

（病例点评：吕少萍　康复大学青岛中心医院）

参考文献

[1]Learman LA, McHugh WK.Chronic pelvic pain：ACOG practice bulletin, Number218[J]. Obstet Gynecol, 2020, 135（3）：98-109.

[2]Fitz Gerald MP, Kotarinos R.Rehabilitation of the short pelvic floor.In：Background and patient evaluation[J].Int Urogynecol J Pelvic Floor Dysfunct, 2003, 14（4）：261-268.

[3]Prendergast SA, Weiss JM.Screening for musculoskeletal causes of pelvic pain[J]. Clin Obstet Gynecol, 2003, 46（4）：773-782.

[4]Billecocq S, Bo K, Dumoulin C.An International Urogynecological Association （IUGA）/International Continence Society（ICS）joint report on the terminology for the conservative and non-pharmacological management of female pelvic floor dysfunction[J].Prog Urol, 2019, 29（4）：183-208.

[5]Lavelle ED, Lavelle W, Smith HS.Myofascial trigger points[J].Anesthesiol Clin, 2007, 25（4）：841-851.

[6]Fernández-de-Las-Peñas C, Dommerholt J.International consensus on diagnostic criteria and clinical considerations of myofascial trigger points：a delphi study[J].Pain Med, 2018, 19（1）：142-150.

[7]Jafri MS.Mechanisms of myofascial pain[J].Int Sch Res Notices, 2014, 2014：523924.

[8]Moldwin RM, Fariello JY.Myofascial trigger points of the pelvic floor：associations with urological pain syndromes and treatment strategies including injection therapy[J].Curr Urol Rep, 2013, 14（5）：409-417.

[9]Huguenin LK.Myofascial trigger points：the current evidence[J].Phys Ther Sport, 2004, 5：2.

[10]Van Lunsen R, Ramakers M.The hyperactive pelvic floor syndrome（PHFS）：psychosomatic and psycho-sexual aspects of pelvic floor disorders with co-morbidity of urogynaecological, gastrointestinal, and sexual symptomatology[J].Acta Endoscopica, 2002, 32：25.

[11]蒋建发，孙爱军.浅谈女性慢性盆腔痛诊治[J].中国疼痛医学杂志，2014，20（10）：689-693.

[12]贺豪杰，郭红燕.慢性盆腔痛的临床评估及诊断流程[J].实用妇产科杂志，2016，32（05）：323-324.

[13]Childress MA, Beutler A.Management of chronic tendon injuries[J].Am Fam Physician, 2013, 87（7）：486-490.

[14]Kane SF, Olewinski LH, Tamminga KS.Management of chronic tendon injuries[J].Am Fam Physician, 2019, 100（3）：147-157.

病例10 产后尿潴留的康复治疗

一、病历摘要

（一）病史简介

患者女性，30岁。

主诉：产后排尿困难5个月余。

现病史：患者自诉2019年7月于外院无痛阴道分娩一男婴，婴儿出生体重3.1kg，第二产程4小时，会阴侧切，无辅助助产。生产期间未排尿，产后4小时无尿意，未排尿。予腹部按摩、热敷后，仍不能自主排尿，予以导尿，共导出约1200mL尿液。导尿4小时后患者感觉腹胀，无尿意，予以热敷腹部、流水诱导排尿，排出少量尿液，仍存在下腹部膨隆及持续性下腹胀痛，再次导出尿液约600mL，考虑产后尿潴留，予以留置尿管后第二天带尿管出院。5天后出现泌尿系感染，予以拔除尿管，可自行排出少许尿液，但有排尿无力及排尿不净感，彩超检查提示残余尿量约220mL。在当地医院行理疗、针灸、间歇性清洁导尿等治疗，排尿量增加，但患者仍诉膀胱感觉模糊、排尿费力、尿不尽感，遂于同年12月来我院盆底康复门诊就诊。患者自患病以来，精神、食欲稍差，睡眠欠佳，产后1个月停止母乳喂养。产后剧烈咳嗽时有少许漏尿，无尿频尿急感。大便正常，体重无明显改变。

既往史：否认高血压、糖尿病、神经系统或泌尿系统等慢性病史。否认吸烟、饮酒史。否认冶游史、性病史及外伤史。否认家族遗传病史及类似疾病史。

月经及婚育史：已婚，G1P1，阴道分娩，配偶及小孩健在。产后未恢复月经，工具避孕。

月经史：13岁初潮，5～7天/28～30天。既往经量正常，颜色正常，无血块，无痛经，白带正常，经期规律。

家族史：父母健在，小孩健康状况良好，否认家族传染病及遗传病史。

（二）体格检查

一般查体：体温36.4℃，脉搏85次/分，呼吸20次/分，血压110/80mmHg，体重52kg。神志清楚，营养中等，颈前伸，胸椎后倾，上胸式呼吸。双肺呼吸音清，未闻及干、湿性啰音，心肺检查未见明显异常。腹软，全腹无压痛及反跳痛，墨菲征（−），未触及包块，肝脾肋下未触及，肝区无叩痛，双肾区无叩痛，移动性浊音（−），肠鸣音正常。四肢及脊柱正常。生理反射灵敏，病理征未引出。

专科查体：骨盆前倾，右髋内旋，Thomas征（＋）。腹肌松弛、乏力，腹直肌分离 2.5 cm（脐平面）。外阴发育正常，左侧靠会阴体处可见一长约 3 cm 会阴瘢痕。盆底浅层肌收缩欠佳，阴道口关闭不全，可见阴道前壁膨出。POP-Q 及 PERFECT 评估见病例 10 表 1、病例 10 表 2。膀胱充盈时压力试验（+），膀胱颈抬高试验（+）。阴道少量白色无异味分泌物，宫颈光滑，肥大，宫体前位，正常大小，质地中等，双附件未扪及明显异常。盆底无触痛，肛门外括约肌收缩可。

病例 10 表 1　POP-Q 分期记录（cm）

阴道前壁 Aa：-1	阴道前壁 Ba：-1	宫颈或穹窿 C：-5
阴裂大小 gh：4	会阴体长度 pb：3	阴道总长度 tvl：7
阴道后壁 Ap：-3	阴道后壁 Bp：-3	阴道后穹窿 D：-5.5

病例 10 表 2　PERFECT 评估

评估内容	结果
P（肌力）	3 级
E（耐力）	3 秒
R（重复次数）	0 次
F（快速收缩）	10 次
E（阴道后壁抬举）	Yes
C（盆腹协调性）	Yes
T（咳嗽反射）	No

（三）辅助检查

1. 尿动力学检查（外院）　膀胱感觉正常，膀胱顺应性正常，未见逼尿肌无抑制性收缩；未见明显逼尿肌收缩，未见尿液排出。

2. 盆底肌电图（外院）　皮层运动传导测定正常；阴部神经皮层感觉诱发电位测定异常；骶反射弧神经传导异常；阴部神经运动传导测定正常；鞍区皮肤交感反应测定异常；肛门括约肌自主收缩正常。

3. 盆底超声（外院）　膀胱颈移动度大，阴道前壁脱垂，尿道旋转角 > 45°，尿道内口漏斗形成，膀胱 II 型膨出。肛提肌裂孔扩张，未见子宫脱垂和直肠膨出，未见肛提肌断裂和肛门括约肌断裂声像。

4. 膀胱超声扫描及排尿日记示膀胱残余尿量约 160 ~ 200 mL。

（四）诊断

1. 产后尿潴留 膀胱功能低下；

2. 压力性尿失禁；

3. 膀胱膨出（轻度）。

（五）诊疗经过

1. 康复教育 指导患者了解排尿生理及病情，予以心理疏导，缓解焦虑，增强患者康复信心。学会并坚持膀胱功能训练、盆底肌训练和整体康复训练。

2. 针灸治疗 一方面通过命门、中极、关元等温补下元，助膀胱气化，肾俞、膀胱俞、秩边疏导膀胱气机，三阴交健脾利水，通调水道。另一方面通过刺激次髎、中髎、下髎、会阳，电针刺激骶神经和阴部神经，刺激参数采用疏密波（10/50 Hz），刺激强度以患者耐受为度，被动刺激逼尿肌和膀胱内括约肌节律性收缩舒张，促进排尿反射的形成。每日一次，每次治疗 25 分钟。

3. 磁刺激治疗 优先采用骶部无创骶神经磁刺激，刺激位置 S_3 位置（大约在骶骨上缘和尾骨连线的中点向左右各旁开一横指），将磁线圈对准 S_3 后孔，先采用单个脉冲刺激，磁刺激强度设为最大强度的 70% ～ 80%，刺激频率设为 25 Hz；采取间歇性刺激，连续刺激 20 秒、休息 5 秒，2 次 / 日。激活骶神经，促进排尿。也可以采用膀胱区磁刺激，单个脉冲刺激，磁刺激强度设为最大强度的 70% ～ 80%，刺激频率设为 5 Hz；采取间歇性刺激，连续刺激 20 秒、休息 2 秒，2 次 / 日，直接刺激逼尿肌收缩。

4. 胫神经电刺激 电极放置在内踝和内踝上 5 cm 处，刺激频率 10 ～ 50 Hz，强度为 50 ～ 100 mA，强度由低到高缓慢增加，以患者出现疼痛感或不适感为临界值，调节至临界值稍低为宜。1 次 / 日，每次 30 分钟。此治疗既考虑了神经走向，又兼顾穴位的作用。胫神经起源于 L_4 ～ S_3 节段，该节段也发出支配膀胱和盆底的神经分支，因此对胫神经进行刺激可以促使该节段传入神经去极化，进而起到调节膀胱活动性的作用；从中医角度来说，胫神经电刺激作用于三阴交穴，其作为足三阴经的交会穴，可舒经活络，起到调节水液代谢失调的作用。给患者制订个体化饮水排尿计划，嘱患者记录排尿日记，进行膀胱功能训练。

5. 膀胱功能训练 感知膀胱及尿道、尿道口的位置，空虚或充盈的膀胱位置（当膀胱充盈时可高出耻骨联合上缘，下腹前壁可摸到）及感觉，识别排尿的开始、尿流的强度及膀胱排空的感觉。排尿时，首先放松尿道，膀胱收缩，略施腹压（膈肌和腹肌），完成排尿。不需用力（挤压腹部）排尿，也不应频繁排尿或不完全排空膀胱，膀胱不完全排空易导致泌尿系感染。

6. 盆底肌训练　利用物体感知盆底肌，如坐于瑜伽球、按摩球、毛巾等物体上感知盆底肌肉的位置和收缩，感知浅层肌、深层肌的运动、不同盆底脏器的活动及括约肌的开合，掌握正确的盆底肌收缩和放松动作，在关闭肛门、尿道和阴道口的同时向内上提升盆底，肌肉收缩和盆底提升坚持 5 ～ 10 秒，然后放松 5 ～ 10 秒，重复 5 ～ 8 次，每天重复这个动作至少 3 组。加强控尿训练，控尿训练又称"knack"诀窍，在咳嗽、打喷嚏或跳跃等腹压增加时，促进神经肌肉收缩和前馈控制，快速提升盆底肌，闭合尿道，加强控尿。

7. 整体康复训练　加强呼吸和姿势训练，膈肌、盆底肌、腹横肌及多裂肌神经肌肉训练和良好的协同作用，通过增加腹内压提高平衡与运动控制，保持躯干和骨盆的稳定性及负荷传递。

予以一疗程（10 次）康复治疗后，患者未再诉漏尿，每次排尿量约 200 ～ 300 mL，排尿力有所增加，多次彩超下测残余尿量在约 100 mL 以内，建议继续家庭康复训练，并定期复查。

（六）随访记录

多次微信随访，患者自诉尿意正常，腹压基本能排空膀胱，但仍有排尿困难、尿不尽感，偶尔需要间歇性清洁导尿。

复查影像尿动力学提示（病例 10 图 1）：充盈期：（坐位）膀胱测压压力较稳定，灌注至约 98 mL 时出现初感，约 179 mL 时出现初急迫。灌注期间多次嘱患者咳嗽均未出现膀胱无抑制性收缩及漏尿。灌注至约 183 mL 时诉其憋胀，停止灌注，嘱其坐位排尿测压力流率，无尿液排出。拔出测压管后，嘱其坐位排尿测自由尿流率，无尿液排出。导尿残余尿量约为 370 mL。

影像尿动力检查结果分析：①充盈期逼尿肌压力较稳定；②膀胱顺应性大致正常；③膀胱测压容积大致正常；④膀胱壁欠光滑；⑤充盈期和排尿期膀胱颈均未开放；⑥未见膀胱输尿管反流。

尿动力学印象：①充盈期逼尿肌压力较稳定，排尿期带管状态下未诱发出逼尿肌收缩；②膀胱感觉存在。

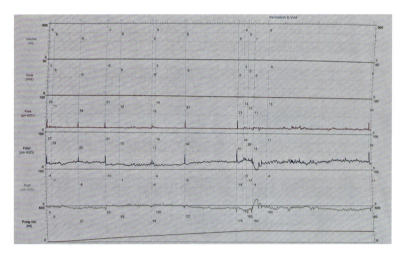

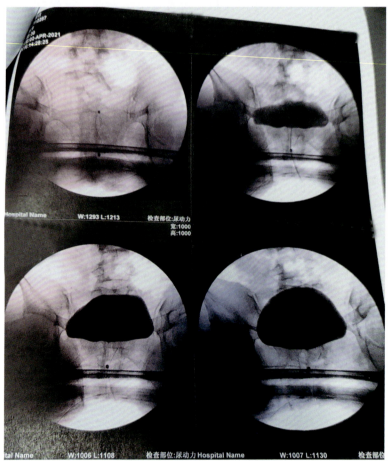

病例 10 图 1　影像尿动力学检查

二、诊疗经验

1. 概述　产后尿潴留（postpartum urinary retention，PUR）是指正常产后排尿（包括阴道分娩后 6 小时内或剖宫产术后拔管后 6 小时内排尿），膀胱排空后残余尿量 < 150 mL 通常被认为是正常的膀胱排空，若残余尿量超过 150 mL 即可考虑诊断 PUR，但是康复医学科领域以 100 mL 为标准。

女性在顺产或剖宫产拔除尿管后，膀胱张力降低，对膀胱内压的敏感性降低或有外阴伤口疼痛等原因，均可导致排尿障碍或膀胱残余尿量的增加，其临床表现包括排尿量不足和（或）尿潴留，如耻骨上充盈、可触及膀胱膨胀、宫底高度移位、膀胱不适、膀胱充盈或疼痛感、排尿困难、尿频、排出少量尿液、膀胱排空不全的感觉。阴道出血增加也可能是 PUR 的一个迹象，因为膀胱膨胀可能影响子宫肌层收缩。PUR 发病率差异很大，据报道为 1.5% ～ 17.9%。PUR 是一种未被充分认识的现象，可能发生在产后初期。尽管在其他国家存在 PUR 的国际指南，但中国缺乏标准化的PUR 筛查和治疗方案，导致临床治疗存在差异，进而导致治疗不足。虽然未经治疗的 PUR 潜在长期后果尚不清楚，但在短期内可能损害逼尿肌和膀胱壁内的副交感神经纤维，导致重复性过度膨胀损伤。极少数情况下，可能导致膀胱破裂，这是一种可能危及生命但完全可以预防的并发症。

根据现有文献，将 PUR 分为显性、隐性和持续性。显性 PUR 是指经阴道分娩或剖宫产术后尿管拔除 6 小时后，仍无法排空膀胱。隐性 PUR 最常被定义为自发性排空膀胱后，膀胱残余尿量超过 150 mL，可通过超声或导尿测量。膀胱是激素敏感器官，妊娠相关变化包括孕激素升高，可引起膀胱肌张力降低、容量增加、尿道长度增加。妊娠期间和产后孕激素水平增加会抑制子宫平滑肌张力，抑制逼尿肌。逼尿肌收缩力受损、尿道松弛不足可能是 PUR 的发生机制。持续性 PUR，也称为延长性或慢性PUR，是指产后尿潴留超过 3 天，需要留置导尿管或间歇性自我导尿。

也有研究显示，PUR 与分娩时骨盆神经、腹下神经和阴部神经的损伤相关。交感神经损伤导致膀胱顺应性下降、肾上腺素能失神经所致的高存储压力，而副交感神经损伤则导致膀胱收缩性降低、感觉下降。这些神经损伤通常是短暂的，电生理学研究证明产后 3 个月内消失。在阴道分娩过程中，缺血性神经损伤主要发生在第二产程阶段。在剖宫产过程中，如果并发大出血或需切除子宫，可能会发生去神经。局部镇痛可直接影响膀胱敏感性和收缩力。尿道周围和外阴水肿可导致机械性尿道梗阻和排尿功能受损。与产科撕裂伤相关的疼痛会妨碍盆底肌肉的放松。此外，患者在不熟悉的地方或缺乏隐私保护的排尿也可能是 PUR 的原因。因此产妇出现下腹部膨隆、胀痛，伴随尿频、排尿困难等表现时均应考虑尿潴留的可能性。

2. 诊断依据　根据患者的临床表现、病史和体格检查、实验室和辅助检查，可明确病因及诊断 PUR。

（1）临床表现：产妇产后未排尿，产后 6 小时无尿意，曾尝试腹部按摩、热敷腹部等方法后仍排尿困难。

（2）询问病史：产妇是否有第二产程延长史，或麻醉后长时间未排尿等导致膀胱过度充盈史，或生产时外阴机械性损伤史，或剖宫产致神经损伤史，或服用过影响膀胱及其出口功能的药物等。

（3）体格检查：视诊：除特别肥胖患者外，多能在耻骨上区见到过度膨胀的膀胱。触诊：下腹部耻骨上区可触及胀大的膀胱，除部分神经源性膀胱外，压之有疼痛及尿意感。产后早期要注意会阴部损伤与肿胀。叩诊：胀大的膀胱在耻骨上区叩诊为浊音，有时可胀至脐水平。

（4）神经系统检查：排尿是在神经系统调控下膀胱和尿道协调完成的，涉及脑干以上中枢神经、脊髓、副交感神经、交感神经及阴部神经等，因此详尽的神经系统检查有助于区分有无合并神经源性膀胱。临床常做跖反射、踝反射、提睾反射、球海绵体肌反射、肛反射、腹壁反射、鞍区及下肢感觉运动等检查，必要时请神经科医师协助。

（5）辅助检查

1）超声（推荐）或膀胱扫描仪：经腹部超声检查可以了解是否有尿潴留并估算残余尿量、泌尿系统有无积水或扩张、结石、占位性病变等。必要时选择膀胱镜检、CT 或磁共振成像（magnetic resonance imaging，MRI）检查等进一步明确诊断。

2）尿常规（推荐）：可了解患者是否有泌尿系感染、血尿、脓尿、蛋白尿及尿糖等。

3）肾功能：伴随输尿管扩张反流及肾积水等情况、尿潴留时间长时，肾功能检查可检测是否有肾功能损害情况。

4）导尿：清洁导尿既是尿潴留的诊断方法，也是治疗手段之一。通过导尿既可以明确残余尿量，也可以及时解决尿潴留问题。导尿时需要注意的是，首次放尿量建议不超过 800 mL，且速度不宜过快，否则可能会因为膀胱内压力迅速降低导致减压性膀胱出血或者晕厥。如果残余尿量过多，可采取间隔半小时分次放尿。一般来说，每次导尿量建议不超过膀胱安全容量。

5）尿动力学及尿流率检查：在急性尿潴留解除、拔除导尿管后可行尿流率检查，最大尿流率（Qmax）最为重要，但 Qmax 减低不能区分梗阻和逼尿肌收缩力减低，还需结合其他检查，必要时行尿动力学检查。尿动力学检查是判断下尿路功能损害的金标准。存在尿液反流时，选择影像尿动力学检查，明确返流时的尿量及膀胱压力。

6）尿道膀胱镜检查：怀疑尿道狭窄、膀胱尿道结石、膀胱内占位性病变时建议行此项检查。

7）尿道造影：怀疑尿道狭窄时建议此项检查。

8）CT 或 MRI：在超声检查不能明确下腹部或盆腔肿物性质时，CT 或 MRI 检查是重要的补充。

三、病例讨论

（一）产后尿潴留的流行病学

PUR 是产后常见的并发症，临床多见于初产妇、滞产和剖宫产术后，由于分娩方式的不同，对于 PUR 发病率的统计有一定的差异。国外调查数据显示，显性尿潴留发生率为 17.9% ~ 37%，隐性尿潴留发生率为 9.7% ~ 37%，剖宫产术后发生率为 3.38% ~ 11.5%。国内调查数据显示，本病发生率在顺产和手术助产患者中分别为 12% 和 25% ~ 30%。

以上流行病学特征显示 PUR 在临床上很常见，但如本例患者严重的持续性尿潴留临床罕见。按照患者的主诉，不难发现患者产后并非显性尿潴留，这也是造成患者未受到重视的原因。临床上更多关注的是有症状的 PUR，或者认为患者膀胱残余尿量数天后能自发恢复。然而，一项系统评价表明，并没有足够的证据表明隐性 PUR 是无害的。研究发现，PUR 的延迟诊断和不适当管理会增加产后持续性 PUR 的风险，因此早期识别 PUR 发生的高危人群并积极干预具有重要的临床意义。对于这个患者亦然，如果能够早期识别，就能避免膀胱过度 / 持久膨胀导致的逼尿肌永久性损伤。

围产期膀胱管理非常重要，关系到产妇终生健康和幸福，包括产妇本人、孩子和家庭。

（二）产后尿潴留的病理生理机制

妊娠和分娩与产后尿潴留密切相关，但其发病机制尚不明确。据文献报道，硬膜外麻醉、器械助产、会阴侧切或撕裂、初产、巨大儿、第二产程延长与产后尿潴留的高风险呈正相关，可能会助长 PUR 的发展。常见损伤机制可能有以下几种。

1. 机械性损伤　妊娠分娩过程影响盆神经、腹下神经和阴部神经及肌肉感受器的功能。

（1）产妇经阴道分娩时由于器械助产阴道被迫扩张，直接或间接地造成膀胱、尿道及邻近组织器官的充血水肿，使排尿阻力增加，从而导致排尿功能障碍。

（2）宫底按压、胎头吸引术、臀牵引术导致膀胱位置改变，使其周围的副交感神经受损，膀胱逼尿肌及括约肌功能失常，导致产妇排尿障碍。

（3）产程延长（尤其第二产程延长），胎头长时间压迫膀胱和尿道，造成膀胱黏膜充血水肿、周围神经及肌肉麻痹，可引起神经反射障碍性尿潴留。

（4）会阴侧切或裂伤：由于早产、巨大儿等因素使分娩难度加大，会阴裂伤及为避免对胎儿造成不利影响而行会阴侧切，损伤支配膀胱的神经和肌肉，尿道括约肌出现发射性痉挛，导致膀胱无法恢复正常生理功能，从而出现排尿困难。

2. 药物因素　无痛分娩及剖宫产手术通常采用硬膜外麻醉或腰硬联合麻醉，麻醉药物的影响造成低张力性膀胱。排尿中枢信号的输入也会因麻醉药物的使用而被阻断，感官刺激被抑制，继而使排尿反射受到干扰。

3. 生理因素　妊娠相关的变化，包括黄体酮增加，膀胱逼尿肌张力降低，容量增加，尿道长度增加，尿道最大闭合压增加，诱发 PUR。怀孕期间和产后，黄体酮水平升高会抑制平滑肌张力，并可能导致逼尿肌抑制。逼尿肌收缩力受损加上尿道松弛不足促进尿潴留的发生；孕产时母体内大量水分留于组织间隙中，产后水分被逐渐吸收并由肾脏排出，使产后尿量增加。

4. 心理因素　产妇因过度担心会阴部或腹部手术伤口疼痛，诱发伤口感染或出血，不敢排尿或缓慢排尿，导致膀胱储尿时间过长，充盈过度，收缩乏力，敏感度明显降低，从而发生 PUR。

本例患者系初产妇，阴道分娩时第二产程过长，无痛分娩的应用及分娩后会阴水肿，共同导致 PUR 的发生。过度的膀胱充盈使膀胱逼尿肌收缩乏力而发展成持续性的 PUR，数次尿动力学检查显示患者未见逼尿肌收缩。因为妊娠、分娩和（或）长期用力排尿，伴随压力性尿失禁及膀胱膨出，需同期治疗。

（三）产后尿潴留的治疗方法及注意事项

1. 物理诱导　传统的物理诱导排尿法的原理是利用感觉性刺激促进排尿，常用的有热敷膀胱区、听流水声、会阴冲洗等。膀胱区热敷促使松弛的腹肌在热力作用下收缩，腹压升高而达到促排尿的目的；听流水声是刺激患者的条件反射，使其产生尿意；用温水冲洗会阴可刺激阴部神经感受器，使排尿感增强。

2. 药物治疗　包括坦索罗辛、新斯的明、开塞露、特拉唑嗪等。坦索罗辛选择性松弛平滑肌，减轻膀胱尿道阻力。新斯的明是胆碱酯酶抑制药，可以抑制胆碱酯酶的活性，相应地兴奋肠道及膀胱平滑肌，增强膀胱逼尿肌的收缩力，促使排尿。开塞露诱发排便，兴奋盆神经从而刺激排尿。

3. 膀胱康复治疗　主要有膀胱感觉训练、排尿训练、盆底肌训练及低频脉冲电疗仪治疗。膀胱感觉训练让患者增强膀胱充盈或排空的感觉，有助于膀胱感觉与运动的恢复。训练盆底肌功能可增加产妇子宫收缩频率，有助于盆底肌力恢复；低频脉冲电治疗是将电磁片放置在膀胱区、骶部或三阴交穴位（刺激胫神经），促进排尿。

4. 中医治疗　主要采用针刺、艾灸、推拿、穴位注射、口服中药或数种方法联合运用。

5. 导尿　一旦疗效不佳或残余尿量超过 100 mL，则采用导尿术，留置尿管或间歇导尿，但长时间留置，易造成产妇泌尿系感染。

本例患者最初采用物理诱导及导尿，未予以规律的膀胱功能训练管理。就诊后予以低频脉冲电治疗、骶神经磁刺激膀胱区兴奋神经肌肉；中医针灸兴奋支配膀胱、尿道的外周神经的功能活动，进而对骶髓排尿中枢和脊髓上中枢产生影响，从而调控排尿功能；全程膀胱功能训练管理，膀胱扫描仪监测残余尿量。因为 PUR 没有及时识别及过度充盈（膀胱容量达到 1200 mL），以及膀胱重复损伤（患者自诉，多次插尿管时尿量超过 500 mL），导致患者不可逆的逼尿肌损伤。对于此类患者给予鼓励、长期管理及心理支持尤为重要，养成良好的排尿习惯和排尿反射，最大限度地促进患者恢复。

（四）产后尿潴留的预防

PUR 不仅会给产妇带来心理上的痛苦，若不及时处理，则会因子宫收缩、复旧欠佳，而导致阴道出血量增加，甚至发生产后大出血；膀胱过度充盈越严重或充盈时间越长，膀胱逼尿肌损伤程度则越重，继发并发症的风险越大，如泌尿系感染、膀胱结石，甚至膀胱破裂、肾衰竭等严重后果，严重影响产妇的康复。因此积极预防 PUR 是管理 PUR 的重要环节。

1. 心理疏导及健康教育　积极做好产前健康宣教，缓解孕妇紧张及不安的情绪，充分告知分娩注意事项，做好分娩准备；产程中及时督促孕妇排尿；产后积极进行健康护理，告知产妇产后 2～6 小时排尿的重要性。这些措施能有效改善产妇精神、心理状态，培养产妇及时排尿意识，从而有效预防 PUR。与常规护理对比，视频健康宣教可有效缩短产后首次排尿时间，减少产妇 PUR 发生，降低产后并发症的发生率。另一项随机对照的临床研究发现，增加心理护理比常规护理的初产妇产后首次排尿时间明显缩短，PUR 发病率显著降低。

2. 科学管理产程　严密观察产程，避免产程过长、胎先露压迫膀胱时间过久；产程中加强对孕妇膀胱状况的观察，督促协助孕妇及时排尿，避免膀胱过度充盈；减少不必要的阴道检查；减少使用易诱发 PUR 的药物；操作规范轻柔，严格掌握器械助产适应证；保护会阴，减少分娩对产道的损伤都被证实可有效降低 PUR 的发生。

3. 围产期膀胱管理 询问既往尿失禁、膀胱损伤、尿潴留和便秘病史；在产程图上记录分娩期间和产后的排尿频率和排尿量；评估液体平衡，确保适当的液体摄入；鼓励女性每 3 小时排尿一次，如果产妇在 6 小时内没有排尿，应评估膀胱容量并考虑导尿。询问关于产后尿失禁和膀胱感觉恢复；如果在分娩过程中插了尿管，则在器械助产、手动取出胎盘或会阴III度或IV度撕裂修复后，导管应保持原位至少12 小时。确保妇女在分娩后能够排出尿液，产后尿量的评估可能很困难，应进行个性化评估在阴道分娩或拔下留置导尿管后的前 6 小时内进行膀胱排空评估。可使用膀胱扫描仪扫描来评估膀胱的残余尿量。膀胱管理流程参照病例 10 图 2。

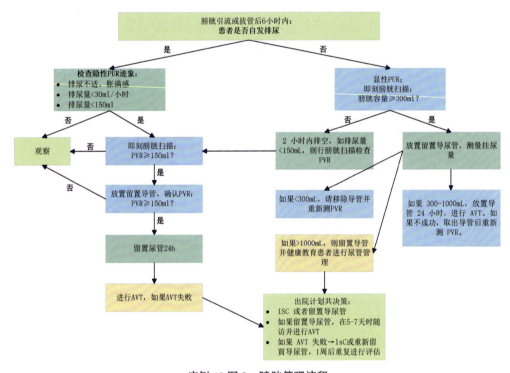

病例 10 图 2 膀胱管理流程

PUR：产后尿潴留；PVR：残余尿；AVT：主动排尿试验；ISC：间歇性自我导尿；AVT：留置尿管 24 小时后进行，AVT 是一种评估膀胱排空是否充分的可控的、有效的方法，减少泌尿系感染。从尿液收集袋中断开导尿管，用 300 mL 无菌水或生理盐水回充膀胱。如果患者没有排尿的感觉，继续注入达 500 mL，对于膀胱感觉增加或容量减少的患者，可只灌注 200 mL，患者必须在灌注后30 分钟内排出至少 2/3 的灌注液。

（五）产后尿潴留的预后

若重视围产期膀胱管理、早期识别、评估并及时处理 PUR，持续超过 72 小时的 PUR 是罕见的。延迟识别和处理的 PUR 可能导致膀胱过度扩张和不可逆的逼尿肌损伤。逼尿肌收缩强度和（或）持续时间不足，导致正常排尿时间段内膀胱排空延迟或不能完全排空，已被临床定义为膀胱活动低下症（underactive bladder, UAB）。

UAB 是由各种原因引起的综合征，包括排尿踌躇、排尿费力、排尿困难、尿流缓慢、间断排尿、排尿滴沥、膀胱排空时间延长和（或）膀胱排空不全。症状复合体的病理生理机制包括逼尿肌活动低下、逼尿肌收缩受损、逼尿肌无收缩、逼尿肌反射亢进伴收缩力受损及膀胱活动低下，排除来源于膀胱颈和尿道的机械性膀胱出口梗阻。该患者属于逼尿肌无收缩，完全依靠腹压排尿。UAB 是下尿路功能障碍的一种常见类型，也是近年来尿控领域出现的新名词和研究热点。目前，UAB 仍缺乏公认的定义，无统一的诊断标准和有效的治疗方法。

四、病例点评

PUR 在临床上并不少见，是一种未被充分认识的现象，未确诊的病例（或隐性PUR）使得很难确定其真实的发病率。尽管存在 PUR 的国际指南，但在临床实践中缺乏 PUR 的标准化筛查和治疗方案。所以在产后早期就应该及时识别、评估并对排尿进行管理，充分认识到膀胱排空的必要性，尽早地监测和筛查，可通过彩超、膀胱扫描仪等确诊急性尿潴留，并及时处理。虽然未经治疗的 PUR 的潜在长期后果尚不清楚，但在短期内未经治疗的 PUR 可能导致膀胱重复过度膨胀损伤，损害逼尿肌和膀胱壁内的副交感神经纤维，导致逼尿肌不可逆的损伤。较长时间的未经治疗的急性尿潴留更有可能将逼尿肌转变为非收缩性纤维化，其机制不明，仍需要更多的临床研究，避免出现相应的情况。

该病例从早期显性的急性尿潴留发展到后期持续性的尿潴留，而且还不能排除其远期可能的功能损害。后续包括导尿在内的当前多种方式综合治疗等未能恢复正常排尿。数年的诊治过程中，膀胱管理欠佳导致膀胱重复性过度膨胀损伤，使患者恢复时间延长，恢复更困难，遗留终生膀胱功能障碍。所以需要重视 PUR 患者的排尿管理及并发症的预防。首先，对产妇进行围生期膀胱精准管理，做好饮水排尿计划，指导患者进行膀胱感觉的训练，排尿后应用彩超或膀胱扫描仪（或导尿）实时监测患者膀胱残余尿量，在必要时予以间歇导尿。其次，加强 PUR 的全面管理，如排尿习惯训练；排尿时物理诱导配合轻叩膀胱、热敷等，Crede 挤压法和 Valsalva 屏气法；低频电胫神经电刺激联合针灸，经颅磁刺激；运动康复加强逼尿肌和括约肌之间的协调训练，盆底肌收缩和放松训练等；还应注意患者心理，加强鼓励，给予患者治疗信心。最后，预防 PUR 治疗过程中相应并发症及远期后遗症等的发生，关注残余尿量和膀胱内压的变化，避免膀胱内压增高引起尿液反流造成肾盂积水甚至肾功能不全。

总之，这个病例警示临床医护人员，处理 PUR 的关键在于早期识别和及时处理，务必重视围产期膀胱管理，PUR 基本在 72 小时内恢复，延迟识别的 PUR 可导致不可逆的逼尿肌损伤，遗留终生膀胱功能障碍。

（病例提供：李旭红　中南大学湘雅三医院）

（病例点评：李建华　浙江大学医学院附属邵逸夫医院）

参考文献

[1]Suzuki S, Kakizaki E, Kobayashi R, et al.Risk factors for postpartum urinary retention after vaginal delivery at term without epidural anesthesia[J].J Matern Fetal Neonatal Med, 2019, 32（20）: 3470-3472.

[2]Yip SK, Brieger G, Hin LY, et al.Urinary retention in the post-partum period. The relationship between obstetric factors and the post-partum post-void residual bladder volume[J].Acta Obstet Gynecol Scand, 1997, 76（7）: 667-672.

[3]Mulder FE, Oude Rengerink K, van der Post JA, et al.Delivery-related risk factors for covert postpartum urinary retention after vaginal delivery[J].Int Urogynecol J, 2016, 27（1）: 55-60.

[4]中华预防医学会妇女保健分会. 产后保健服务指南 [J]. 中国妇幼健康研究, 2021, 32（06）: 767-781.

[5]张俊茹, 加佳, 吴念儒, 等. 基于 QFD 构建产后尿潴留预警体系 [J]. 中国卫生质量管理, 2023, 30（11）: 77-83+87.

[6]Nutaitis AC, Meckes NA, Madsen AM, et al.Postpartum urinary retention: an expert review[J].Am J Obstet Gynecol, 2023, 228（1）: 14-21.

[7]Lamblin G, Chene G, Aeberli C, et al.Identification of risk factors for postpartum urinary retention following vaginal deliveries: a retrospective case-control study[J].Eur J Obstet Gynecol Reprod Biol, 2019, 243: 7-11.

[8]李茜, 李天连. 产后尿潴留的发生原因及护理研究进展 [J]. 实用妇科内分泌电子杂志, 2023, 10（04）: 43-45.

[9]Polat M, Şentürk MB, Pulatoğlu Ç, et al.Postpartum urinary retention: evaluation of risk factors[J].Turk J Obstet Gynecol, 2018, 15（2）: 70-74.

[10]Li Q, Zhu S, Xiao X.The risk factors of postpartum urinary retention after vaginal delivery: a systematic review[J].Int J Nurs Sci, 2020, 7（4）: 484-492.

[11]Lawal OO, Morhason-Bello IO, Atalabi OM, et al.Incidence of postpartum urinary retention in a tertiary hospital in Ibadan, Nigeria[J].Int J Gynaecol Obstet, 2022, 156（1）: 42-47.

[12]Lauterbach R，Ferrer Sokolovski C，Rozenberg J，et al.Acupuncture for the treatment of post-partum urinary retention[J].Eur J Obstet Gynecol Reprod Biol，2018，223：35-38.

[13]Barba M，Frigerio M，Manodoro S，et al.Postpartum urinary retention：Absolute risk prediction model[J].Low Urin Tract Symptoms，2021，13（2）：257-263.

[14] 朱建英，黄锡纯，陈锦秀，等．综合护理干预预防椎管内分娩镇痛产后尿潴留的应用效果 [J]．中国卫生标准管理，2021，12（16）：161-163.

[15]Nanji JA，Carvalho B.Pain management during labor and vaginal birth[J].Best Pract Res Clin Obstet Gynaecol，2020，67：100-112.

病例 11 便秘型肠易激综合征的康复治疗

一、病历摘要

（一）病史简介

患者女性，30 岁。

主诉：反复腹痛伴排便困难半年余。

现病史：患者于半年前无明显诱因出现下腹胀痛，伴排便困难，排便 2 次 / 周，干硬便，排便费力，肛门直肠阻塞感，无血便，无肛门排气停止，便后腹痛稍缓解。自行服用泻药或开塞露辅助排便，至某三甲医院就诊，肠镜检查未见明显异常。4 个月前腹痛加重，至外院就诊，考虑"女性盆腔粘连"，普外科行剖腹探查术、肠粘连松解术。患者术后腹痛持续，间歇性加重，较剧，多次外院急诊就诊(1～2 次 / 周)。外院予"匹维溴铵解痉、聚乙二醇＋开塞露辅助排便"，效果不佳。患者自患病以来，精神萎靡，食欲不佳，睡眠一般，体重下降 15 kg。

既往史：2012 年腔镜下子宫内膜异位症治疗术，2013 年卵巢囊肿切除术，2019 年 8 月剖腹探查＋肠粘连松解术后。否认高血压、糖尿病、结核等传染病病史。否认吸烟、饮酒史；否认毒物接触史。

个人及家族史：父母体健，配偶体健，流产一次，无子女。

（二）体格检查

体温（口）36.2 ℃，呼吸 20 次 / 分，心率 75 次 / 分，血压 127/62 mmHg；VAS 评分 3 分。神志清楚，精神萎靡，全身浅表淋巴结未触及肿大，颈静脉无充盈、怒张，心前区无膨隆，两肺呼吸音清，未闻及干、湿性啰音。心脏体检无殊。腹软，脐周轻压痛，无反跳痛，未触及包块，肠鸣音 2 次 / 分，肝脾肋下未触及。双侧巴宾斯基征（－）。肛门直肠指诊：视诊：模拟排便时会阴下降，收缩肛门时会阴提升。轻按肛周可出现肛门"瞬目"反射。触诊：未及肛门直肠肿物和嵌塞粪便，肛门括约肌静息时张力和缩紧时收缩力可。触诊耻骨直肠肌无局部触痛。患者用力排便时，肛门口紧张，未能将手指推出。

（三）辅助检查

1. 常规检查

（1）血常规、血液生化、肿瘤指标、甲状腺功能、血清钙和粪便隐血（－）。汉密尔顿焦虑抑郁评分：中度焦虑，轻度抑郁。

（2）高分辨率肛门直肠测压：直肠排便压明显偏低；缩肛门括约肌静息压正常，缩榨压偏低，排便压偏高；考虑直肠推进无力；球囊逼出试验（+），内脏敏感性高。

（3）腹部 CT（病例 11 图 1）：不均质脂肪肝，肝小囊肿、钙化灶。

（4）余检查见病例 11 图 2 至病例 11 图 5。

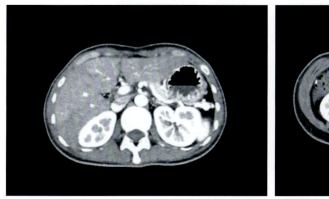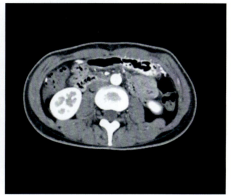

病例 11 图 1　腹部 CT

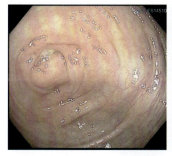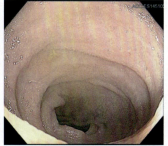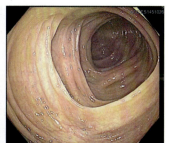

A：直肠　　　　　　　　B：降结肠　　　　　　　　C：横结肠

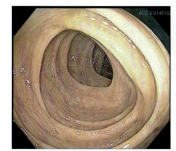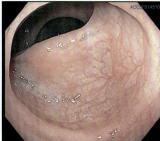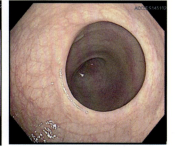

D：肝曲　　　　　　　　E：回盲部　　　　　　　　F：回肠末段

病例 11 图 2　肠镜示回肠末端、结肠、直肠黏膜未见异常

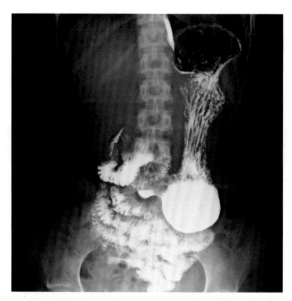

病例 11 图 3　全胃肠造影见胃下垂

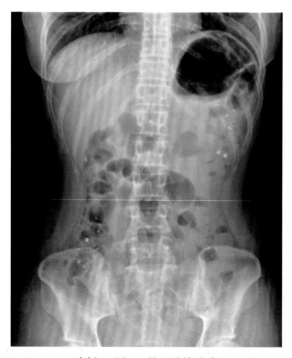

病例 11 图 4　结肠传输试验

　　患者口服 20 个不透 X 线钡条标记物后，于 72 小时拍摄腹部 X 线片，结果显示较多钡条残留在右半及左半结肠，提示结肠动力障碍。

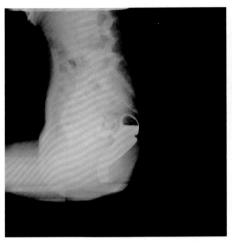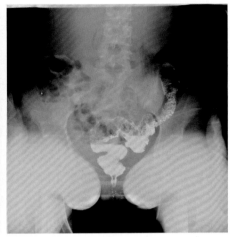

病例 11 图 5　X 线排便造影示直肠中度前突，会阴下降综合征

2. 根据病情变化完善的检查

（1）患者排便后出现下腹剧烈疼痛，伴恶心，无呕吐（2019 年 12 月 23 日），当地医院全血细胞计数（complete blood count，CBC）和人绒毛膜促性腺激素（human chorionic gonadotropin，HCG）无特殊。至我院急诊检查腹部 B 超示右侧附件区囊性包块（内透声差，大小约 4.3 cm×3.9 cm），囊肿伴其内出血可能（病例 11 图 6）。

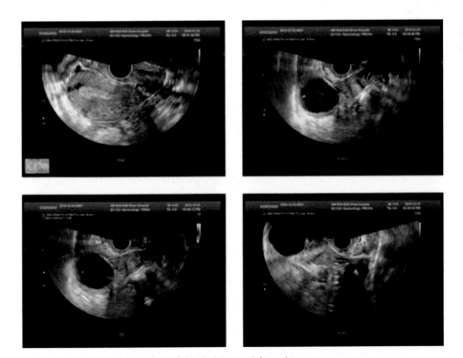

病例 11 图 6　腹部 B 超

（2）妇科会诊考虑右卵巢囊肿破裂？囊肿蒂扭转不能除外。急诊转妇科住院，妇科考虑右卵巢囊肿破裂？囊肿蒂扭转不能除外，建议开腹探查，患者拒绝，要求药物保守治疗。住院后联系普外科及消化科，认为不能完全排除肠道疾病，住院后予抗感染对症治疗，继续监测和复查：盆腔增强＋DWI（2019年12月31日）：右侧附件良性囊肿考虑。宫颈多个囊肿。妇科B超（2020年1月6日）：右侧附件约3.4 cm×1.9 cm包块，黄体囊肿吸收改变？妇科B超（2020年1月11日）：右侧附件约1.7 cm×1.0 cm囊性暗区。

（3）患者妇科出院后腹痛和排便困难未缓解，遂于普外科就诊，行腹腔镜全结肠切除术并送病理，镜示部分区域肌间神经丛增多，部分神经元和神经丛空泡变性，部分肠段黏膜下层胶原纤维增多，局灶肌层增厚。病理诊断为（全）结肠切除标本，部分区域肌间神经丛变性。

（四）疾病诊断［多维度临床剖析（MDCP）］

诊断：便秘型肠易激综合征，功能性排便障碍。

亚型：推进力不足，结肠动力障碍。

对日常生活的影响：重度。

社会心理学表现：焦虑情绪。

生理学特征和生物标志物：肛门直肠动力显示无直肠推进力，球囊排出试验异常，直肠中度前突，会阴下降。

（五）诊疗经过

1. 耐心沟通，建立良好的医患关系。

2. 生物反馈　每天生物反馈治疗半小时，一共10次。

3. 促动力药物　利那洛肽290μg、1次/日＋聚乙二醇20 g每晚一次。

4. 抗焦虑抑郁药　度洛西汀30 mg、1次/日＋奥氮平1.25 mg、1次/日。

5. 认知行为治疗　纠正患者对疾病的错误认知，患者因既往疗效不佳长期认为自己得了"不治之症"，通过和精神卫生科一起联合心理治疗，通过认知行为治疗建立其对功能性肠病的认知。

3个月后随访，患者腹痛基本缓解，排便4～6次/周，无干硬便，无排便费力。

二、诊疗经验

本例患者半年前出现腹痛伴排便困难，在当地医院服用泻药治疗效果不佳，甚至经过普外科结肠切除后仍有排便困难,恢复效果欠佳。分析原因,可能有以下几点：①依从性不佳：患者因既往治疗效果不佳，对治疗方案依从性不佳（经常换医院就诊,对医院的治疗方案无法坚持)。在治疗前需要建立患者的信任,提高患者依从性。②盆底功能障碍:患者肛门直肠测压提示直肠推进力不足,球囊逼出试验阳性,提示盆底功能障碍,需生物反馈治疗。排粪造影提示直肠中度前突,会阴下降综合征,肛肠外科会诊,暂无手术指征。③心理因素:患者为销售员,流产后未孕,家庭关系一般,有生活压力。追溯病史,患者平素乏力,偶有头晕、头痛,睡眠质量欠佳。自觉肠道"粘连""梗阻"严重,对自我疾病有错误认知,焦虑和抑郁症状明显。

对于本例患者的便秘,其病理生理学改变不仅包括结肠动力障碍,还有盆底功能障碍和精神心理问题。需要结合功能学检查和精神心理评估患者的相关因素,包括亚型、症状严重程度、精神心理、解剖结构。多维度临床评估有助于发现患者总体相关因素,以便进行个体化综合治疗。

三、病例讨论

(一) 慢性便秘的鉴别诊断

在便秘的诊断中,首先要明确是否有器质性疾病(病例 11 表 1)和药物相关因素(病例 11 表 2)。通过详细的病史询问、体格检查和肛门直肠指诊可初步鉴别器质性疾病。

病例 11 表 1　器质性疾病相关便秘

机械性梗阻:结肠癌,其他肠内或肠外包块、狭窄,直肠前突术后异常
代谢性疾病:甲状腺功能减退症,糖尿病,高钙血症,低钾血症,低镁血症
慢性肾功能不全
肌病:淀粉样变性,硬皮病,皮肌炎,强直性肌营养不良
神经病变:帕金森病,脊髓损伤,脑血管疾病,截瘫,多发性硬化症
肠神经病变:先天性巨结肠,慢性假性肠梗阻
肛门直肠疾病:肛裂,肛门狭窄

病例 11 表 2　药物因素相关便秘

抗胆碱能药物:抗组胺药,解痉药
抗精神病药物:三环类抗抑郁药,抗帕金森药
镇痛药:阿片类药物,非甾体抗炎药
抗惊厥药

续表

抗高血压药：钙离子拮抗药，利尿剂，作用中枢的药物，β 受体阻滞药

抗心律失常药：胺碘酮

其他抗抑郁药：单胺氧化酶抑制药

5- 羟色胺受体拮抗药

胆汁酸螯合剂

含阳离子的药物：铝，钙，铁，铋，锂

化学治疗药物：长春花碱类抗肿瘤药，烷化剂

功能性疾病所致便秘包括功能性便秘、功能性排便障碍和便秘型肠易激综合征。功能性排便障碍和便秘型肠易激综合征的诊断应符合罗马Ⅳ标准（病例 11 表 3、病例 11 表 4）。根据病理生理改变，功能性便秘可分为正常传输型便秘、慢传输型便秘、排便障碍型便秘和混合型便秘。

病例 11 表 3　功能性排便障碍的诊断标准（罗马Ⅳ标准）

罗马Ⅳ标准中功能性排便障碍的诊断标准必须符合以下所有条件：

1. 患者必须符合功能性便秘和（或）便秘型肠易激综合征的诊断标准；

2. 在反复试图排便过程中，在以下 3 项检查中有 2 项证实有特征性排出功能下降：

 A. 球囊逼出试验异常；

 B. 压力测定或体表肌电图检查证实肛门直肠收缩模式异常；

 C. 影像学检查证实直肠排空能力下降。

注：诊断前症状出现至少 6 个月，近 3 个月符合以上诊断标准。

病例 11 表 4　便秘型肠易激综合征的诊断标准（罗马Ⅳ标准）

反复发作的腹痛，近 3 个月内平均发作至少 1 日 / 周，伴有以下 2 项或 2 项以上：

 1. 与排便相关；

 2. 伴有排便频率的改变；

 3. 伴有粪便性状（外观）改变。

注：诊断前症状出现至少 6 个月，近 3 个月符合以上诊断标准；＞ 1/4（25%）的排便为 Bristol 粪便性状分型 1 型或 2 型，且＜ 1/4（25%）的排便为 Bristol 粪便性状分型 6 型或 7 型。

（二）慢性便秘辅助检查的选择

1. 实验室检查　粪常规和隐血试验应作为慢性便秘患者的常规检查和定期随访项目。其他检查包括血常规、血癌胚抗原、甲状腺功能和血清钙。

2. 结肠镜和影像学检查　对有报警征象者，应进行结肠镜检查和（或）腹部影像学检查。

3. 结肠动力和肛门直肠功能学检查　可对便秘进行病理生理分型，有助于治疗方法选择和评估疗效，主要用于药物治疗无效的难治性便秘或外科手术前的评估。

（1）球囊逼出试验：是一种初步评估直肠排空能力的简易方法，是排便障碍型便秘患者的初筛检查。值得注意的是，无论是采用自制球囊还是 Foley 球囊，均有少部分健康人无法在阈值时间内排出球囊。另外，也有部分排便障碍型便秘患者可以正常排出球囊。Meta 分析提示，球囊逼出时间异常对排便障碍型便秘诊断的敏感性为 70%，特异性为 81%。将球囊逼出试验时间的阈值设定在 1～5 分钟的差异并不影响球囊逼出时间的敏感性和特异性。

（2）肛门直肠测压：是一种通过置入于直肠和肛管中的测压导管进行实时压力检测的技术，用于评估对于排便可能存在影响的直肠肛管动力或直肠感觉异常。主要用于便秘、大便失禁、功能性直肠肛门痛及直肠肛管手术的术前术后评估。但直肠肛管测压提示的一些异常（如模拟排便时直肠肛管失协调等）也可见于无症状者，同时正常参考数据有限，不能单独用于诊断排便障碍，需结合症状和其他辅助检查。

（3）排粪造影：是一项评估排便过程中直肠和盆底活动的影像学技术，分为 X 线和 MRI 排粪造影。X 线排粪造影操作方法是将 150～300 mL 硫酸钡灌入直肠，模拟生理性排便活动，采用 X 线动态观察肛门直肠的功能和解剖结构变化。与 X 线排粪造影对比，MRI 排粪造影空间分辨率高，能清晰显示整个盆底的情况，且无辐射。不过 MRI 排粪造影由于仪器的限制，需要患者采取仰卧位，这不符合"生理性"，不易于发现器官脱垂。排粪造影用于评估疑似排便障碍，特别是怀疑有形态结构异常的便秘患者，确定结构上的改变和指导外科手术治疗。但排粪造影提示的一些改变（如直肠前突、内套叠）也可见于无症状的对照者，同时正常参考数据很有限，所以不能单独应用排粪造影诊断排便障碍，需结合症状和其他辅助检查。

（4）结肠传输时间（colonic transit time，CTT）测定：是评估结肠动力的检查，结肠传输时间测定有助于慢传输型便秘的诊断。临床检测方法较多，其中不透 X 线标记物法因其廉价、操作简单，在临床上应用广泛。虽然根据标记物存留位置可提示功能性便秘的分型，但其对排便障碍的诊断的价值有限，需结合症状和其他辅助检查。

（三）治疗便秘药物的种类及其选择

临床上治疗便秘的药物很多，合理正确地选择对于治疗非常重要，现将目前用于治疗便秘的药物类型及如何选择进行讨论。

泻剂主要包括容积性轻泻剂、渗透性轻泻剂、刺激性泻剂、润滑性泻剂等。容积性轻泻剂适用于膳食摄入不足的患者，主要作为轻症便秘长期治疗的手段。渗透性轻泻剂包括聚乙二醇、乳果糖、山梨醇、镁制剂等。聚乙二醇适用于心脑血管病、糖尿病、肾功能不全合并便秘者，对老年人、儿童和孕妇均安全，也可用于痔疮术后、肛裂、肛周脓肿、长期卧床者及产后排便规律的恢复。乳果糖适用于轻中度便秘的治疗，包括老年人、儿童、婴儿和孕妇各个年龄组，安全性高。山梨醇仅于需要快速清洁肠道时应用，如结肠镜检查时。盐类渗透性泻剂常用于肠镜或手术前的肠道清洁。摄用过量镁盐，可致高镁血症，肾功能受损及老人、儿童患者应慎用。刺激性泻药容易出现药物依赖、电解质紊乱等不良反应，长期应用可引起结肠黑变病，尽量避免长时间使用。可间断使用，多用于需迅速通便者，临床上常用于肠道检查前的清肠准备。润滑性泻剂口感差、作用弱，长期服用则可能影响脂溶性维生素及钙、磷的吸收、肛周油脂渗漏等不良反应。妊娠、月经期、腹痛、恶心呕吐者禁用。液状石蜡对于有吞咽困难者慎用，因可能发生误吸引起类脂性肺炎。

促动力剂莫沙必利作用于肠神经的 5-HT$_4$ 受体，促进胃肠动力；西沙比利和替加色罗可以加速结肠运动，增加排便次数，调节内脏敏感性，但都因潜在的心血管不良反应撤出市场。普芦卡必利能高选择性激动 5-HT$_4$ 受体，安全性和耐受性良好，未发现其有潜在的心血管不良反应。

鲁比前列酮增加肠液的分泌和肠道的运动性，从而增加排便，减轻慢性特发性便秘的症状。利那洛肽为 14 个氨基酸组成的多肽，它可以激活肠上皮细胞管腔表面的鸟苷酸环化酶 C 受体，促进氯化物和碳酸氢盐的分泌并加速肠道蠕动。目前已被 FDA 批准用于治疗成人慢性特发性便秘和 IBS-C 患者。

甘油制剂，如开塞露，通过肛内给药，润滑并刺激肠壁，软化大便，使其易于排出，其为局部用药，无全身作用。主要适用于大便硬结患者临时使用，尤其是老年患者。灌肠也是便秘的一种治疗方法，尤其是与其他药物合用的情况下，已被广泛使用。研究显示，灌肠可以显著改善老年便秘患者的症状，并改善大便性状，且十分安全，主要适用于有便秘高风险和严重胃肠动力问题的老年患者。

（四）生物反馈在慢性便秘诊治中的价值

生物反馈治疗（biofeedback，BF）是在行为疗法基础上发展的一种新型心理治疗技术，即一种操作式条件反射技术。通过肌电传感器或压力传感器等记录人体内正常情况下意识不到的、与排便过程相关的生理反应，并将记录的肌电、压力等信息通过视觉和（或）听觉方式实时呈现给患者，指导患者有意识学习控制自身的这些生理反应，即通过学习正确操作性条件反射从而纠正异常排便。生物反馈治疗技术被美国神经胃肠病和动力学会、欧洲神经胃肠病和动力学会等推荐为排便功能障碍、大便失禁等肛直肠功能疾病的一线疗法。主要治疗作用和目的是：通过模拟排便训练，纠正腹部、直肠、耻骨直肠肌和肛门括约肌的不协调运动，恢复正常排便；增加盆底肌的力量和协调性、增加个体对这些肌肉运动的感知和控制；改善直肠感觉功能障碍。生物反馈治疗作为一种无创无痛、成本低廉、安全有效的治疗方法，被广泛用于临床慢性便秘和大便失禁等功能性肛直肠疾病及术后肛直肠功能障碍的治疗和康复训练。

四、病例点评

慢性便秘是临床上常见的疾病，本例患者属于难治性便秘，经历药物和手术治疗都无效。我们需要从多维度分析慢性便秘患者，该患者存在结肠动力障碍、盆底功能障碍、认知错误和精神心理问题。生物反馈治疗技术是排便功能障碍的一线疗法。便秘患者可伴有多种精神心理症状，此类患者单纯治疗便秘很难获得满意的疗效。对于以便秘症状为主、精神心理症状较轻的患者可采用一般心理治疗，以健康教育和心理疏导为主。合并明显心理障碍的患者，往往需要心理科参与的联合治疗，酌情给予中枢神经调节剂治疗。该病例体现了多学科的诊疗，为患者制订了个体化的综合治疗。

（病例提供：黄智慧　浙江大学医学院附属邵逸夫医院）

（病例点评：龚文敬　浙江省人民医院）

参考文献

[1]Oblizajek NR, Gandhi S, Sharma M, et al.Anorectal pressures measured with high-resolution manometry in healthy people-Normal values and asymptomatic pelvic floor dysfunction[J].Neurogastroenterol Motil, 2019, 31 (7)：e13597.

[2]Shah ED, Farida JD, Menees S, et al.Examining balloon expulsion testing as an Office-Based, screening test for dyssynergic defecation：a systematic review and meta-analysis[J].Am J Gastroenterol, 2018, 113 (11)：1613-1620.

[3] 姜源，戴宁，胡红杰. 动态磁共振排粪造影在慢性便秘中的应用价值 [J]. 中华消化杂志，2008，28（1）：22-25.

[4] Berger MY, Tabbers MM, Kurver MJ, et al.Value of abdominal radiography, colonic transit time, and rectal ultrasound scanning in the diagnosis of idiopathic constipation in children：a systematic review[J].J Pediatr, 2012, 161（1）：44-50, e1-2.

[5] Akriche F, A mLani B, Belsey J.Polyethylene glycol-based laxatives for chronic constipation[J].Lancet Gastroenterol Hepatol, 2020, 5（2）：110.

[6] Lee - Robichaud H, Thomas K, Morgan J, et al.Lactulose versus polyethylene glycol for chronic constipation[J].Cochrane Database Syst Rev, 2010, （7）：CD007570.

[7] Camilleri M, Outryve MJV, Beyens G, et al.Clinical trial：the efficacy of open-label prucalopride treatment in patients with chronic constipation-follow-up of patients from the pivotal studies[J].Aliment Pharmacol Ther, 2010, 32（9）：1113-1123.

[8] Barish CF, Drossman D, Johanson JF, et al.Efficacy and safety of lubiprostone in patients with chronic constipation[J].Dig Dis Sci, 2010, 55（4）：1090-1097.

[9] Lembo AJ, Schneier HA, Shiff SJ, et al.Two randomized trials of linaclotide for chronic constipation[J].N Engl J Med, 2011, 365（6）：527-536.

[10] Vriesman MH, Koppen IJN, Camilleri M, et al.Management of functional constipation in children and adults[J].Nat Rev Gastroenterol Hepatol, 2020, 17（1）：21-39.

[11] Rao SS.Biofeedback therapy for constipation in adults[J].Best Pract Res Clin Gastroenterol, 2011, 25（1）：159-166.

[12] Patcharatrakul T, Valestin J, Schmeltz A, et al.Factors associated with response to biofeedback therapy for dyssynergic defecation[J].Clin Gastroenterol Hepatol, 2018, 16（5）：715-721.

病例 12　带状疱疹合并尿潴留和排便困难的康复治疗

一、病历摘要

（一）病史简介

患者男性，65 岁。

主诉：右侧骶尾部及会阴痛 8 天，尿潴留 6 天，疱疹 3 天。

现病史：患者于前 8 天无明显诱因出现右侧骶尾部和会阴处深部烧灼样疼痛，右侧卧时疼痛加剧。6 天前出现排尿困难，外院检查后诊断"前列腺增生"，行留置尿管导尿及口服对症药物（具体不详）。3 天前出现右侧骶尾部、阴囊、阴茎、肛周、会阴处疱疹。于皮肤科就诊后诊断为"带状疱疹"，口服"阿昔洛韦、普瑞巴林、甲钴胺片和维生素 B_1"等药物。今为缓解疼痛，促进疱疹愈合，改善排尿障碍，门诊以"带状疱疹神经痛"收入康复科住院治疗。患者近期饮食可，便秘 3 天，小便如上所述，睡眠障碍，体重无明显变化。

既往史：30 年前因胃十二指肠溃疡伴出血行手术治疗。4 年前因肺腺癌行手术治疗，术后规律随访，未见异常。否认高血压、糖尿病等其他慢性病史。无吸烟、饮酒史。无冶游史，无性病史。无外伤史。否认家族遗传病史及类似疾病史。

（二）体格检查

一般查体：体温 36.1 ℃，脉搏 81 次 / 分，呼吸 20 次 / 分，血压 127/80 mmHg。神志清楚，营养中等，步入病房，双肺呼吸音清，未闻及干、湿性啰音，心脏及腹部检查未见明显异常。

专科查体：视诊：右侧骶尾部有一大小约 3 cm×3 cm 疱疹，右侧肛周、阴囊、阴茎处均有散在分布的疱疹，部分已结痂。留置尿管，引流通畅，色深，未见絮状物。触诊：右侧肛周皮肤轻触觉较对侧减弱，各肢体感觉正常。动量：肛门自主收缩有力；四肢肌力Ⅴ级，肌张力正常。

特殊检查：球－肛门反射(+)，双侧提睾反射(+)，双侧膝反射和踝反射对称引出，双侧巴宾斯基征（－），双侧布氏征（－），双侧克氏征（－）。VAS 评分：骶尾部及会阴 6 分，中度疼痛。日常生活活动能力改良 Barthel 指数评分 90 分，生活基本自理。

（三）辅助检查

泌尿系超声检查提示前列腺增生（外院）。

（四）诊断

1. 带状疱疹性神经痛；
2. 便秘；
3. 排尿困难；
4. 前列腺增生；
5. 睡眠障碍；
6. 肺肿瘤术后；
7. 胃切除术后。

（五）诊疗经过

患者入院后完善相关检查，超声检查提示右肾囊性占位，双肾窦尿盐结晶，膀胱内沉积物，前列腺增生。盆底肌电图检查示骶反射未引出，阴部神经 SEP 未引出。乙肝、丙肝、梅毒、HIV 初筛未见异常。血常规示淋巴细胞计数 0.98×10^9/L，红细胞计数 4.25×10^{12}/L，血红蛋白 111 g/L，血细胞比容 0.348 L/L，平均红细胞体积 81.8 fL，平均红细胞血红蛋白量 26.2 pg，红细胞分布宽度变异系数 15.8%，血小板计数 109×10^9/L，平均血小板体积 12.7 fL。血液生化示总蛋白 59.1 g/L，前白蛋白 192.2 mg/L，尿素 2.8 mmol/L，钙 2.09 mmol/L，铁 3.06 μmol/L，肌酸激酶 217.9 U/L，纤维连接蛋白 233.8 mg/L。尿常规示白细胞酯酶 25 cells/μl（±），白细胞 32.2 个 /μl，红细胞 24.0 个 /μl，细菌 189.2 个 /μl，镜检红细胞 3 ～ 10 个 /HP（1+）。

给予激光疗法、超短波治疗促进疱疹愈合，在 $S_2 \sim S_4$ 椎体周围进行经颅磁刺激改善排尿功能，普通针刺通经活络。予以阿昔洛韦抗病毒、泼尼松抗炎、甲钴胺片和维生素 B_1 营养神经、干扰素凝胶外用于疱疹处、普瑞巴林和加巴喷丁治疗神经痛、乳果糖和开塞露通便。住院期间尝试拔除尿管，患者仍无法自主排尿，泌尿系超声检查提示残余尿 300 mL，拟予以间歇导尿。复查尿常规示潜血 > 3335 cells/μl（3+），白细胞酯酶 2505 cells/μl（2+），白细胞 61.2 个 /μl，红细胞 934.1 个 /μl，上皮细胞 11 个 /μl，细菌 6590 个 /μl，镜检红细胞 31 ～ 90 个 /HP（3+），镜检白细胞 4 ～ 10 个 /HP（1+）；尿培养示表面葡萄球菌菌落计数 > 10^5/ mL。考虑合并泌尿系感染，遂再次予以留置尿管，予以头孢克肟抗感染治疗，清淋颗粒改善尿路刺激症状。住院 16 天后，患者疱疹愈合，疼痛明显缓解，可自主排尿，排便通畅，遂拔除尿管出院。

二、诊疗经验

带状疱疹（herpes zoster，HZ）是长期潜伏在脊髓后根神经节或颅神经节内的水痘 - 带状疱疹病毒（varicella-zoster，VZV）经再激活引起的感染性皮肤病。VZV 可经飞沫和（或）接触传播，原发感染主要引起水痘。VZV 可沿感觉神经轴突逆行，或经感染的 T 细胞与神经元细胞融合，转移到脊髓后根神经节或颅神经内潜伏，当机体抵抗力降低时，VZV 特异性细胞免疫功能下降，潜伏的病毒被再激活，大量复制，可通过感觉神经轴突转移到皮肤，在相应皮节引起带状疱疹。

典型的带状疱疹临床表现：前驱症状可有轻度乏力、低热、食欲缺乏等全身症状，患处皮肤自觉灼热感或神经痛，触之有明显痛觉敏感，也可无前驱症状；典型皮损特点为沿皮节单侧分布的成簇性水疱伴疼痛，患处先出现超红斑、很快出现粟粒至黄豆大小丘疹，成簇状分布而不融合，继而变成水疱，疱壁紧张发亮，疱液澄清，外周绕以红晕。皮损沿着某一神经区域周围带状排列，多数发生在身体的一侧，一般不会超过中线。病程 2 ～ 3 周。水疱干涸、结痂脱落后留下暂时性淡红斑或色素沉着。疼痛为带状疱疹的主要症状，又称为疱疹相关性疼痛（zoster-associated pain，ZAP），包括：①前驱痛：指疱疹皮疹出现前的疼痛；②急性期：出现皮疹后30 天内的疼痛；③亚急性期：出现皮疹后 30 ～ 90 天的疼痛；④慢性期：即出现皮疹后持续超过 90 天的疼痛。疼痛性质有持续性单一疼痛，表现为烧灼痛或深在性疼痛；放射性、撕裂样疼痛；还有促发性疼痛，表现为轻触引起疼痛和痛觉过敏。

带状疱疹除了上述典型症状外，还存在一些特殊的临床类型，包括眼带状疱疹、耳带状疱疹、无疹型带状疱疹等。该病例出现的就是其中一种特殊类型，即内脏带状疱疹。当疱疹侵犯内脏神经时，引起急性胃肠炎、膀胱炎，表现为腹部绞痛、排尿困难、尿潴留等。

下尿路的神经支配如下：起源于脊髓 $S_{2\sim4}$ 神经的副交感神经系统经过盆神经支配膀胱，与 M 受体结合，M_3 受体激活可引发逼尿肌收缩，M_2 受体激活可抑制交感神经介导的逼尿肌松弛。起源于骶髓的 Onuf 核的运动神经元经过阴部神经支配尿道横纹括约肌。起源于脊髓 $T_{10}\sim L_2$ 神经的交感神经系统经过下腹神经支配膀胱，并释放肾上腺素，肾上腺素与 β 受体结合，诱发一系列反应，导致膀胱松弛。如果上述神经因带状疱疹侵犯而损害，传导冲动功能丧失，排尿反射不能形成，致膀胱逼尿肌不能收缩，尿道括约肌不能松弛，尿液潴留于膀胱内不能排除。

带状疱疹引起排尿困难还需与以下疾病鉴别：①前列腺增生：患有此类疾病的男性患者中，因排尿困难行 B 超检查后，易被诊断为前列腺增生伴尿潴留。还需详细询问病史和查体，前列腺增生所致的排尿困难多为中老年男性，慢性起病，表现为排尿等待、尿不尽等症状。带状疱疹引起的排尿困难为急性起病，还伴有会阴部的疼痛和皮损。如该病例，部分患者尿潴留症状先于疱疹，若疾病早期疱疹未出现，需密切关注会阴部皮肤变化。②单纯疱疹：单纯疱疹病毒感染[单纯疱疹病毒1型（herpes simplex virus type1, HSV-1）和单纯疱疹病毒2型（herpes simplex virus type2, HSV-2）]也会引起生殖器疱疹和排尿困难，出现急性尿潴留。单纯疱疹病毒所致的生殖器疱疹属于性传播疾病，通过病史可以鉴别；生殖器单纯疱疹可能伴有腹股沟淋巴结肿大；疱疹处取样后行病毒培养或电镜观察可鉴别，同时可以区分HSV-1和HSV-2（HSV-2所致生殖器疱疹会出现尿潴留，HSV-1较少见）。③药物引起的排尿困难：带状疱疹患者因疼痛和伴随的焦虑抑郁状态，被予以口服三环类抗抑郁药物和卡马西平等抗惊厥药物，此类药物也可能引起尿潴留等不良反应。需要与病毒单纯侵犯神经所致的尿潴留相鉴别。

该病例诊断为带状疱疹合并排尿困难的诊断依据：①患者老年男性，既往曾因肺癌行手术治疗、胃切除术等，营养状况一般，是带状疱疹病毒感染的易感人群。②患者入院前8天开始骶尾部和会阴处疼痛，疼痛性质为烧灼样，右侧卧位明显；入院前3天出现疱疹，且经过查体可见疱疹分布在右侧阴囊、阴茎、会阴和骶尾部，未过中线，伴有肛周皮肤感觉减退，符合典型带状疱疹的疼痛和皮损特点。③患者在会阴部疼痛后2天即出现急性尿潴留，否认既往排尿困难病史。④行盆底肌电图检查提示阴部神经SEP和骶神经反射未引出，提示骶神经受损。综上考虑患者患有带状疱疹合并排尿困难。

需与以下疾病鉴别诊断：①前列腺增生：患者为中老年男性，排尿困难后行超声检查提示前列腺增生。但该患者既往无排尿困难病史，在会阴部疼痛后出现急性尿潴留，故前列腺增生所致的排尿困难可能性小。②生殖器单纯疱疹：患者生殖器疼痛并出现疱疹，需与单纯疱疹鉴别。但患者否认不洁性生活史和性病史，且疱疹沿神经分布，未过中线。所以生殖器单纯疱疹可能性小。③药物引起的排尿困难：患者否认排尿困难前用药史，故排除诊断。

经验总结：①带状疱疹引起的特殊临床类型需了解并识别，尤其是在未出现典型疱疹表现时；②骶尾部带状疱疹感染会引起生殖器疼痛和排尿、排便障碍，甚至性功能障碍可能，患者可能因涉及私密部位，羞于就诊，延误病情。需加强多学科合作，促使泌尿、皮肤、生殖、肛肠、康复专业对此类疾病都能早期识别诊断，及时规范治疗；③止痛药物需慎用，避免引起膀胱潴留或潴留进一步加重；④盆底肌电图检查是明确盆底神经受损情况的重要检查手段，在此类涉及泌尿、生殖和肛肠等多个系统功能障碍的患者中可了解预后并指导治疗。但目前国内外研究中，尚无盆底肌电图检查操作标准，此患者的盆底肌电结果可能存在误差。

根据带状疱疹相关指南，针对带状疱疹感染引起的疼痛和皮损，本例患者治疗上予以阿昔洛韦抗病毒，加巴喷丁和普瑞巴林治疗神经痛，泼尼松抗炎，甲钴胺片和维生素 B$_1$ 营养神经等系统治疗，予以局部干扰素凝胶外用和超短波和激光疗法照射会阴处皮肤。以上治疗需重点注意：①应当早期（发疹后 72 小时内开始使用）、充分抗病毒治疗，减少病毒进一步播散，同时可避免留下后遗神经痛；②超短波和激光照射治疗，可促进神经修复和皮损愈合，减少后遗神经痛发生。

针对顽固、严重的会阴部带状疱疹神经痛，上述保守治疗无效情况下，可考虑行神经阻滞以缓解疼痛，如阴部神经阻滞、骶管麻醉。因患者经药物和物理治疗后疼痛缓解明显，未予以神经阻滞治疗。

针对排尿、排便困难，考虑带状疱疹侵犯骶神经。该例患者予以骶神经高频磁刺激治疗。磁刺激通过感应电场形成涡形电流，进而刺激神经或肌肉发挥作用。具有安全、无创、无痛，可以有更大的刺激深度等优点。可通过调节交感神经链和骶骨副交感中枢的反应，以促进排尿过程。拟予以经肛门直肠的神经肌肉电刺激治疗，可改善逼尿肌和尿道括约肌协调性，还可以促进膀胱神经的兴奋，进而改善膀胱功能。但患者因肛周有疱疹，治疗探头的使用可能会引起局部皮肤破损，故未使用。

三、病例讨论

（一）带状疱疹合并排尿障碍的流行病学及预防

带状疱疹在一般人群中的发病率没有明显地域差异，国外数据显示，总体发病率在（0.19～10.40）/1000 人年，美国、日本、澳大利亚的研究数据提示，带状疱疹发病率在夏季达到峰值，提示带状疱疹的发生可能与紫外线照射相关，但澳大利亚波斯研究发现，发病率无季节差异，所以发病率是否体现季节差异性也要结合当地气候环境。带状疱疹的发病率会随着年龄的增长而升高，尤其是 50 岁以后，发病率呈逐步上升趋势，75 岁以后高达 14/1000 人年。并且女性比男性高发。国内关于带状疱疹的流行病学特征研究较少，中国一般人群带状疱疹的发病率在（1.90～5.06）/1000 人年，50 岁以上人群的发病率在（3.43～6.64）/1000 人年。和国外在年龄和性别上的流行病学特征一样，中国的带状疱疹发病率也随年龄增长而升高，且女性发病率高于男性。发生带状疱疹后遗神经痛的概率是 10%～25%，大约20% 的带状疱疹后遗神经痛患者疼痛持续超过半年。急性带状疱疹感染者中出现尿潴留症状的有 3.5，大部分是骶部背根神经节被感染 78%，胸腰段和腰段以上部位感染者约占 11%。

通过以上流行病学特征可以看到，性别、年龄和种族是影响带状疱疹发病的三个重要人口学因素。带状疱疹疫苗能够减少带状疱疹发病率。2021 年中华预防医学会发布的专家共识提出，疱疹病毒接种对象为 50 岁及以上人群。但接种疫苗的高成本和低知晓度，造成接种意愿较低。在社区中，有必要提高重点高危人群带状疱疹的疫苗宣教。

（二）带状疱疹合并排尿障碍的预后

疱疹病毒引起的尿潴留症状较为少见，目前研究多数为病例报道。少量样本的临床试验观察到疱疹病毒引起的尿潴留症状是自限性的，但目前研究所观察到的功能恢复时间差异较大。Yamanishi T 等人对 7 个感染了疱疹病毒合并尿潴留的患者进行观察，平均年龄为 68.1 岁，其中 6 例为单侧鞍区皮损（$S_2 \sim _4$ 皮区），1 例皮损位于 $L_{4 \sim 5}$ 皮区。所有患者膀胱感觉消失，逼尿肌反射消失；其中 2 例肌电图提示尿道外括约肌无收缩活动。对所有患者都进行清洁间歇导尿，4 ～ 6 周（平均 5.4 周）后都恢复了排尿功能。对 3 例排尿功能恢复后的患者行尿动力学复查，结果显示膀胱内压和外括约肌肌电图均恢复正常。综上，当感染肛门 - 生殖器疱疹的患者出现尿潴留时，与脑膜或骶髓神经节受累有关，但是这种尿潴留症状是可逆的。Chen Po-Hong 等人在台湾某大学附属医学中心，对从 1988—2000 年的 423 例带状疱疹患者（平均年龄 55.5 岁）进行回顾性研究。结果发现这 423 例（4.02%）患者中有 17 例（61.2±14.1 岁）出现与该病毒感染相关的排尿功能障碍。其中男性 10 例（58.8%），女性 7 例（41.2%）。如果仅考虑腰骶部皮节受累的患者，其中功能障碍的发生率高达 28.6%。将带状疱疹引起的泌尿系症状分为三组：伴膀胱炎组（$N = 12$）、伴神经炎组（$N = 4$）和伴脊髓炎组（$N = 1$）。所有膀胱炎相关排尿功能障碍患者均有脓尿，所有神经炎相关排尿功能障碍患者均有镜下血尿。所有患者接受不同排尿功能障碍治疗方案后，均在 8 周内恢复正常，未观察到严重的泌尿系统后遗症。以上研究结果提示，在累及腰骶部皮节的带状疱疹患者中排尿功能障碍并不少见，但为一过性。如果患者排尿困难持续时间较长，建议采用优先采用间歇性导尿治疗。

综上所述，带状疱疹感染后发生排尿障碍的病例较少见，但当带状疱疹感染侵犯腰骶部脊神经节时，发生排尿异常的概率大大增加。通过尿动力学检查可以观察到膀胱感觉缺失，膀胱反射缺失，尿道外括约肌收缩活动消失。但这种带状疱疹相关的排尿异常是可逆的功能障碍，恢复时间在 6 天至 8 周内。腰骶部带状疱疹患者常因皮损部位私密、伴有疼痛、大小便障碍而产生明显焦虑，了解排尿障碍恢复时间有助于缓解患者焦虑情绪。

（三）会阴带状疱疹除了合并泌尿系障碍外，消化系统、性功能等是否也会受到影响

带状疱疹感染引起的泌尿系功能障碍，多为排尿困难，表现为有尿意时无法立即排尿、淋漓不尽等，严重者表现为尿潴留。合并膀胱炎时会出现尿频、尿急、尿痛等膀胱刺激症状。但未见带状疱疹病毒感染后尿失禁的报道。腰骶神经感染带状疱疹合并排尿困难的病例报道中，多数是只描述了排尿困难症状，少部分还合并有排便困难、肠梗阻、大便失禁。

感染带状疱疹后出现泌尿系统和消化系统症状者还需警惕带状疱疹性脊髓炎的发生，带状疱疹性脊髓炎感染的神经不限于腰骶部，还可能发生在头面部等其他部位。带状疱疹性脊髓炎患者表现为排尿排便障碍、脐平面以下感觉减退、双下肢肌力下降，腹壁反射、提睾反射、膝反射、跖反射消失，病理征阴性。排尿功能也能在 2～4 周内恢复。

目前尚无研究关于带状疱疹引起的性功能障碍，仅有单纯疱疹引起性功能障碍的报道。临床实践中还需关注带状疱疹引起泌尿系功能障碍的患者中性功能的影响，仔细问诊和查体，如晨勃情况，查体球海绵体反射等。

（四）带状疱疹合并尿潴留的病理生理及机制

带状疱疹引起泌尿系功能障碍的机制研究较少，一项研究报道了中年女性感染带状疱疹合并尿潴留，该患者臀部和会阴部出现疱疹的同时发生尿潴留，并于 21 天后恢复排尿功能。在病程第 10 天行尿动力学检查提示排尿量 520 mL，尿流率 12 mL/s，残余尿量 140 mL，间断排尿，通过腹压排尿；膀胱容量 500～600 mL，膀胱感觉迟钝趋于消失，膀胱高顺应性，逼尿肌无不稳定收缩；排尿期膀胱逼尿肌无收缩，借助腹压排尿，尿道外括约肌最高压 3.68 mmHg。结合尿动力学检查结果，考虑带状疱疹病毒侵犯了骶髓背根神经节和后神经根，致使支配膀胱的感觉消失，膀胱容量增高，但膀胱逼尿肌收缩无力，腹压排尿，膀胱残余尿量多，最大尿流率低。

带状疱疹侵犯支配膀胱、尿道的周围神经后引起排尿困难，导致膀胱过度充盈、残余尿增多，一方面会引起逼尿肌失代偿，损害逼尿肌的收缩功能；另一方面可能导致膀胱输尿管反流，引起肾盂积水，最终导致肾功能受损。早年的病例报道提出，有必要在排尿困难期间采取保留导尿管并持续开放，这样一方面可以避免损害逼尿肌功能，另一方面可以避免膀胱输尿管反流。Bum Soo P 等，通过回顾分析 2004 年 1 月至 2006 年 8 月收治的 250 例带状疱疹患者的临床资料，以建立最佳的治疗策略来促进带状疱疹相关排尿功能障碍的恢复。250 例患者中 38 例（15.2%）发生带状疱疹相关下尿路症状，其中尿潴留是最常见的症状。尿动力学检查最常见

的表现为逼尿肌无力（71.8%）。随访 20 例，其中口服药物治疗 5 例，间歇性清洁导尿治疗 10 例，留置导尿治疗 4 例，观察 1 例。最终所有患者均恢复正常排尿功能，平均恢复期为 12 天。按治疗方式分组，药物组平均恢复时间为 21 天，间歇导尿组为 10 天，留置导尿组为 6 天。间歇导尿组和留置导尿组的平均恢复时间显著短于药物组。该研究因此得出结论，带状疱疹相关的排尿障碍是可逆的情况，对于症状严重或合并尿潴留的患者，建议予以药物治疗的同时给予导尿。近年有临床病例报道关注到其他方面的治疗，包括间歇导尿、盆底肌训练等膀胱功能再训练。

（五）带状疱疹合并尿潴留的治疗及注意事项

骶神经磁刺激（sacral magnetic stimulation，SMS）也能有效治疗带状疱疹引起的排尿困难。以 39 例患者为研究对象，随机分配为对照组（皮肤科相应对症治疗＋留置导尿＋膀胱功能训练）19 例和观察组（在对照组治疗的基础上实施 SMS 治疗）20 例，比较两组患者治疗前后最大膀胱容量、膀胱残余尿量、最大尿流率、平均尿流率等指标。结果显示，治疗前，两组患者膀胱最大容量、膀胱残余尿量、最大尿流率及平均尿流率比较，差异均无统计学意义（均 $P > 0.05$）；治疗后，观察组患者上述指标均明显改善，差异均有统计学意义（均 $P < 0.05$），且较对照组改善更明显（均 $P < 0.05$）。所以骶神经磁刺激以其安全、无创、有效的治疗方式值得推广用于有皮损的带状疱疹合并排尿困难的患者。

四、病例点评

带状疱疹合并排尿、排便异常临床上较为少见，常易被误诊为前列腺增生泌尿系感染。除了诊断带状疱疹，抗病毒、镇痛的一般治疗外，还需要对其引起的排尿、排便障碍进行护理和康复。而此并发症发生较少，患者对排尿排便障碍容易出现焦虑情绪，医务人员对及时发现病因缺乏经验，所以仔细查体和问诊、明确诊断并了解预后是很有必要的。同时治疗方面涉及多个系统，所以需要综合全面的治疗，包括对会阴部皮损的护理，处理会阴疼痛、排尿障碍、排便障碍、并发症等问题。目前针对带状疱疹合并排尿、排便障碍的研究多为病例报道或少量样本的回顾分析，还需要更多高质量的临床研究明确其发病机制、受累神经支配、预后并优化治疗策略。

该例患者属于骶神经带状疱疹合并排尿、排便障碍，曾与外院就诊并诊断为"前列腺增生"，留置尿管并口服药物后尿潴留症状未改善，还出现了会阴和骶尾部的带状疱疹。所以需注意排尿障碍的鉴别诊断、预后评估、治疗方法、并发症预防等。首先，经过鉴别诊断排除了前列腺增生、单纯疱疹病毒感染和药物引起的尿潴留；

其次，了解这一少见疾病的预后是很有必要的，通过完善肌电图检查明确骶神经受损程度，查阅文献资料明确其为自限性疾病，最长恢复时间为 8 周，在治疗过程中向患者宣教；再次，需预防排尿排便的相关并发症，如关注残余尿量和膀胱内压的变化，避免因尿潴留造成膀胱逼尿肌过度牵伸而损伤，或是膀胱内压增高引起尿液反流造成肾盂积水甚至肾功能不全，同时在条件允许时予以间歇导尿，避免泌尿系感染的发生；最后，针对带状疱疹病毒引起的排尿和排便困难，经阴道或肛门的电刺激治疗不适用于会阴局部有皮损的患者，骶神经磁刺激可以是更有效且安全的治疗方法。

总体来说，该病例展示了全面康复计划和跨学科团队合作的重要性。

（病例提供：袁梦玮　成都市第三人民医院）

（病例点评：何　晴　浙江大学医学院附属邵逸夫医院）

参考文献

[1] 中国医师协会皮肤科医师分会带状疱疹专家共识工作组，国家皮肤与免疫疾病临床医学研究中心. 中国带状疱疹诊疗专家共识（2022 版）[J]. 中华皮肤科杂志，2022，55（12）：1033-1040.

[2] Sauerbrei A. Diagnosis, antiviral therapy, and prophylaxis of varicella-zoster virus infections[J]. European journal of clinical microbiology and infectious diseases, 2016, 35（5）：723-734.

[3] JohnsonRW R. Clinical practice postherpetic neuralgial[J]. N Engl Med, 2014, 371（16）：1526-1553.

[4] 廖利民，鞠彦合. 下尿路功能的神经控制中国康复理论与实践 [J]. 中国康复理论与实践，2005，11（11）：883-884.

[5] 林世庄. 带状疱疹伴发尿潴留 1 例 [J]. 浙江医学，2005，27（1）：18.

[6] 王志平，郭海成，段伟. 以腰骶神经痛伴尿潴留为首发症状的带状疱疹 2 例 [J]. 哈尔滨医药，2005，25（3）：61.

[7] 周淑华. 女性生殖器单纯疱疹感染 [J]. 国外医学（皮肤性病学分册），1998，（1）：34-37.

[8] 何晓伟，张燕凌. 阿米替林致急性尿潴留 1 例报告 [J]. 临床军医杂志，2011，39（2）：330，335.

[9] Wassilew SW, Wutzler P. Oral brivudin in comparison with acyclovir for herpes zoster: a survey study on postherpetic neuralgia[J]. Antiviral Research, 2003, 59（1）：57-60.

[10] 李长华，甄宗礼，李泳. 物理治疗联合药物治疗带状疱疹疗效分析 [J]. 当代医学，2019，25（31）：119-121.

[11] Chen YT, Wang HH, Wang TJ, et al. Early application of low-level laser may reduce the incidence of postherpetic neuralgia（PHN）[J]. Journal of the American Academy of Dermatology, 2016, 75（3）: 572-577.

[12] 孙丽丽，杨勇. 不同神经阻滞术治疗难治性会阴痛的案例分析 [J]. 河南医学研究，2023，32（10）：1901-1903.

[13] Thompson RR, Kong CL, Porco TC, et al. Herpes zoster and postherpetic neuralgia: changing incidence rates from 1994 to 2018 in the united states[J]. Clinical Infectious Diseases, 2021, 73（9）: 3210-3217.

[14] Berlinberg EJ, Kim E, Deiner MS, et al. Seasonality of herpes zoster and herpes zoster ophthalmicus[J]. Journal of Clinical Virology, 2020, 126（6）: 104306.

[15] Kawai K, Vo Pham T, Drucker A, et al. Ultraviolet radiation exposure and the risk of herpes zoster in three prospective cohort studies[J]. Mayo Clinic Proceedings, 2020, 95（2）: 283-292.

[16] Gross GE, Eisert L, Doerr HW, et al. S2k guidelines for the diagnosis and treatment of herpes zoster and postherpetic neuralgia[J]. Journal Der Deutschen Dermatologischen Gesellschaft, 2020, 18（1）: 55-78.

[17] Lin YH, Huang LM, Chang IS, et al. Advisory comm immunization, disease burden and epidemiology of herpes zoster in pre-vaccine Taiwan[J]. Vaccine, 2010, 28（5）: 1217-1220.

[18] Lu L, Suo LD, Li J, et al. A retrospective survey on herpes zoster disease burden and characteristics in Beijing, China[J]. Human Vaccines Immunotherapeutics, 2018, 14（11）: 2632-2635.

[19] 蒋蔚，李贵文，徐勇，等. 基于健康管理大数据平台分析宜昌市城区 2016—2017 年带状疱疹流行特征 [J]. 中国疫苗和免疫，2019，25（4）：432-435.

[20] Sun XH, Wei Z, Lin HB, et al. Incidence and disease burden of herpes zoster in the population aged ≥ 50 years in China: data from an integrated health care network[J]. Journal of Infection, 2021, 82（2）: 253-260.

[21] Li Y, An ZJ, Yin DP, et al. Disease burden due to herpes zoster among population aged ≥ 50 years old in China: a community based retrospective survey[J]. Plos One, 2016, 11（4）: 0152660.

[22] 《中华医学杂志》皮肤科慢性病能力提升项目专家组，中国医师协会疼痛科医师分会，国家远程医疗与互联网医学中心皮肤科专委会. 带状疱疹相关性疼痛全程管理专家共识 [J]. 中华皮肤科杂志，2021，54（10）：841-846.

[23] Broseta E, Osca JM, Morera J, et al. Urological manifestations of herpes zoster[J]. European Urology, 1993, 24（2）: 244-247.

[24] Cohen LM, Fowler JF, Owen LG, et al. Urinary retention associated with herpes zoster infection[J]. International Journal of Dermatology, 1993, 32（1）: 24-26.

[25]Marra F, Parhar K, Huang B, et al.Risk factors for herpes zoster infection：a meta-analysis[J].Open Forum Infectious Diseases, 2020, 7（1）：005.

[26]Gagliardi AMZ, Silva BNG, Torloni MR, et al.Vaccines for preventing herpes zoster in older adults[J].Sao Paulo Medical Journal, 2014, 132：255-255.

[27] 中华预防医学会 . 预防接种知情告知专家共识（下）[J]. 中华流行病学杂志,2021,42（3）：382-413.

[28]Lu XY, Lu J, Zhang F, et al.Low willingness to vaccinate against herpes zoster in a Chinese metropolis[J].Human Vaccines & Immunotherapeutics, 2021, 17（11）：4163-4170.

[29]Yamanishi T, Yasuda K, Sakakibara R, et al.Urinary retention due to herpes virus infections[J].Neurourology and Urodynamics, 1998, 17（6）：613-619.

[30] 李莲花, 朴元子 . 骶尾部带状疱疹致排尿障碍 7 例疗效观察 [J]. 中国皮肤性病学杂志, 2010, 24（2）：133-134.

[31] 程鑫, 穆炳霞, 李阳 . 左侧腰腹部及大腿上段带状疱疹合并肠梗阻、排尿困难 1 例 [J]. 西南军医, 2016, 18（3）：274-274.

[32] 陆冰, 沈晓星, 刘晔, 等 . 带状疱疹导致的急性尿潴留合并排便障碍一例 [J]. 中华老年医学杂志, 2015, 34（6）：687-688.

[33]Bozkurt I, Arslan B, Yonguç T, et al.A rare cause of acute urinary retention and faecal incontinence in women：Sacral Herpes Zoster[J].Hong Kong Journal of Emergency Medicine, 2014, 21（5）：326-328.

[34] 赵彦哲,陆红 . 带状疱疹并发感染后脊髓炎 1 例报告 [J]. 吉林医学（综合版）,2004,25（6）：69-69.

[35] 郭海涛 . 少见的带状疱疹性脊髓炎 [J]. 临床误诊误治, 2004, 17（12）：911.

[36] 葛帮友, 刘影, 孙大鹏 . 探究生殖器疱疹病毒感染对细胞免疫及性功能的影响 [J]. 中国性科学, 2016, 25（8）：71-73.

[37] 崔喆, 来永庆, 张和平, 等 . 会阴部带状疱疹引起排尿障碍 2 例 [J]. 临床泌尿外科杂志, 2002, 17（7）：378-379.

[38]Park BS, Kim JI, Lee SJ.Comparison of recovery periods according to treatment modalities in zoster-associated voiding dysfunction[J].Int Neurourol J, 2007, 11（1）：40.

[39] 朴元子 .7 例骶尾部带状疱疹致排尿障碍的护理 [J]. 中国美容医学, 2011, 20（z4）：223.

[40] 杨龙飞, 王彦彬, 宋晨, 等 . 骶神经磁刺激治疗带状疱疹引起的排尿困难疗效观察 [J]. 浙江医学, 2021, 43（24）：2679-2681, 2684.

病例 13　脊髓畸胎瘤术后排便困难的康复治疗

一、病历摘要

（一）病史简介

患者男性，22 岁。

主诉：脊髓肿瘤术后右下肢乏力、麻木伴排便困难 17 天。

现病史：患者 2023 年 12 月 2 日因"腰痛伴下肢乏力"至我院门诊就诊，查腰椎 MRI 提示"T_{12}～L_2 椎体水平椎管占位"，拟"椎管内外占位性病变"收住我院神经外科，入院后完善相关检查，排除手术禁忌证后在全麻下行"脊髓病损切除术"，术后予止血、抑酸、抗感染（头孢呋辛 1.5 g 静脉滴注，1 次 /8 小时）等对症处理。17 天前患者出现双下肢乏力伴麻木，排便困难，予以留置导尿管、开塞露治疗效果不佳，后至外院行高压氧（3 次）、电疗、运动疗法等康复治疗，自觉症状无改善，遂出院。现患者右下肢乏力伴麻木，腹胀、腹痛，大小便排出困难，无畏寒发热，无头晕头痛，无恶心呕吐，无肢体抽搐等不适，今为求进一步治疗来我科就诊，门诊拟"脊髓畸胎瘤术后恢复期"收住入院。患者自发病以来，神志清，精神可，饮食、睡眠正常，留置导尿管，排便困难，体重无明显增减。

既往史：无吸烟、饮酒史。否认家族遗传病史及类似疾病史。

（二）体格检查

体温 36.8 ℃，脉搏 106 次 / 分，呼吸 20 次 / 分，血压 127/78 mmHg。神志清，精神可，对答切题，查体配合，颈软，双肺呼吸音清，未及明显干、湿性啰音，心律齐，腹部膨隆，压痛，无反跳痛，双下肢无水肿。右侧 T_{12} 以下感觉减退，左侧感觉正常。双上肢肌力、肌张力正常，右下肢关键肌肌力Ⅲ级。球海绵体反射减退，骶尾部感觉减退，肛门随意收缩减弱，右下肢膝腱反射未引出，跟腱反射减弱。盆底功能评估：直肠指诊触痛，耻骨直肠肌和耻骨尾骨肌压痛，盆底静息张力增加，收缩肛门检查张力减弱，盆底肌肌力Ⅲ级，盆底感觉减退。日常生活活动能力改良 Barthel 指数评分 75 分。

（三）辅助检查

腰椎 MRI 平扫：T_{12}～L_2 椎体水平椎管占位，建议进一步增强检查；腰椎生理曲度变直；请结合临床。

腰丛神经（坐骨神经）损害神经电生理检测（单侧）：双侧 L_5、S_1 神经根慢性损害肌电图表现，请结合临床。

（四）诊断

脊髓畸胎瘤术后恢复期

　　不完全性右下肢单瘫；

　　神经源性膀胱；

　　神经源性直肠；

　　焦虑状态；

　　日常生活活动能力受限。

（五）诊疗经过

入院后完善相关检查：①膀胱压力测定：测压前血压 148/97 mmHg，膀胱容量 100 mL，压力 13 cmH$_2$O；膀胱容量 200 mL，压力 16 cmH$_2$O；膀胱容量 300 mL，压力 18 cmH$_2$O，患者有尿意，血压 134/74 mmHg；膀胱容量 400 mL，压力 16 cmH$_2$O；膀胱容量 500 mL，压力 14 cmH$_2$O，患者有紧急排尿感，血压 128/71 mmHg，予停止测压；②盆底超声检查：无明显异常表现；③尿动力学检查：膀胱逼尿肌稳定，排尿期膀胱逼尿肌无明显收缩，膀胱顺应性减弱，膀胱测压容积正常，膀胱感觉正常；④腰骶丛神经损害＋肛门外括约肌神经电生理检测：双侧 L$_5$、S$_1$ 神经根损害肌电图表现，与上次肌电图相比无明显好转；肛门外括约肌检测未见明显异常。

完善检查后，了解患者全身情况，予以二级护理，普食，药物方面给予甲钴胺营养神经、乳果糖口服液、直肠灌肠促排便等药物对症支持治疗。根据患者功能障碍情况，对其进行康复评定，包括各项功能状态的评定：神经功能评估、运动和感觉评估、排便和排尿功能评估、日常生活活动能力、心理状态和社会参与能力评定。根据评定结果，设定康复目标：近期目标是通过住院康复治疗，逐渐提高右下肢肌力及耐力，促进右下肢感觉的恢复，促进二便排出，提高日常生活活动能力；远期目标是通过系统康复治疗，进一步恢复神经功能，达到日常生活自理，排便正常，回归家庭与社会。根据患者的神经功能障碍，给予高压氧治疗纠正脊髓损伤部位的缺血缺氧状态，减轻脊髓水肿，促进神经纤维再生及脊髓传导束的功能恢复。根据患者的运动功能障碍，给予维持并扩大关节活动度，提高右下肢肌力及耐力训练，改善日常生活能力训练等。针对患者的排便和排尿障碍，予以口服药物、间歇性导尿、膀胱功能训练、盆底生物反馈疗法、盆底肌筋膜手法训练、肠道管理及生活方式改变、理疗、针灸等治疗。患者轻度焦虑状态，给予患者心理干预，改善焦虑状态，辅助增加康复治疗效果。患者住院康复期间，定期接受功能和病情的康复评估。治疗后，患者右下肢肌力达Ⅳ＋级，可独立行走，右下肢麻木感觉较前减轻，可拔除长期留置的导尿管，能感知尿意，可自行排出部分尿液，残余尿量不断减少，可自主排便，偶尔需要开塞露辅助排便。日常生活活动能力改良 Barthel 指数评分 90 分，较前明显改善。患者能够独立完成基本的生活自理和行动，生活质量得到了提高。焦虑自评量表（self-rating anxiety scale，SAS）评定提示，焦虑状态较前明显改善。

二、诊疗经验

该例患者是一名青年男性，在椎管内外良性肿瘤术后出现下肢肌力下降，伴排便困难。在诊治过程中要明确以下几点问题：①脊髓损伤的分类与评估：按脊髓损伤程度分为完全性脊髓损伤、不完全性脊髓损伤，对于判断预后及指导脊髓损伤本身和脊柱损伤的治疗较为重要，在诊断中必须做出正确判断。结合该患者的临床表现、影像学、神经肌电图及尿动力学检查，考虑其为不完全性脊髓损伤。②明确是否在脊髓休克期：该患者入院前 17 天（即术后第 2 天）开始出现下肢肌力下降，排便困难，病理反射消失，二便功能消失，需关注其是否存在脊髓休克期，因脊髓损伤后不一定都出现脊髓休克，而在脊髓休克期诊断完全性脊髓损伤是不正确的，即使脊髓休克期已结束，仍需对骶区功能仔细检查后才能确定脊髓损伤程度。③手术相关：从患者腰椎 MRI 中可以看到畸胎瘤是不规则的，在手术过程中发现肿瘤起源于骶膨大周围多处神经，尝试全切肿瘤，但大部肿瘤完全生长在神经周围，无法分离，故在神经电生理指导保护下，最大范围地切除肿瘤，最大限度地保护神经功能，最终残留了部分肿瘤。因此在诊治过程中需考虑手术对患者的影响。④神经源性膀胱的分类：Bors-Coman 分类法根据脊髓损伤的部位分为上运动神经元型（骶上型）、下运动神经元型（骶下型）及混合型，根据损伤的程度又可分为完全性和不完全性，Kranel 根据逼尿肌及尿道内外括约肌功能障碍情况将脊髓损伤后神经性膀胱分为逼尿肌反射亢进和逼尿肌反射消失。根据该患者的尿动力学检查，其排尿期膀胱逼尿肌无明显收缩，膀胱顺应性减弱，因此诊断为下运动神经元损伤，排尿期逼尿肌反射消失。⑤神经源性直肠分类：明确患者出现排便功能障碍的原因尤其重要，现代医学认为，脊髓反射通路的完整性和骶髓排便中枢功能是否受损是影响患者排便功能的两大主要因素，由此分为上运动神经源性损伤和下运动神经源性损伤。根据该患者的临床表现及影像学证据，诊断其为下运动神经源性损伤引起肠道蠕动较差，粪便排出时间缓慢，引起便秘。

针对患者神经源性膀胱的问题，治疗上给予：①口服药物治疗。新斯的明 15 mg 3 次/日，促进膀胱逼尿肌收缩，提高膀胱内压，促进排尿功能恢复；②膀胱功能训练法。包括 Crede 手法向下推膀胱增加膀胱内压、Valsalva 手法增加腹内压以增加膀胱内压、叩击下腹部、牵拉阴毛、按摩大腿内侧、挤压阴茎头部等，促使出现自发性排尿反射；③留置导尿法。选择 Foley 导尿管，可有效防止逆行性泌尿系感染，注意保持引流系统的密闭和通畅，引流管和集尿袋的位置低于膀胱水平；④间歇导尿法。该患者入院后 3 天即开始使用间歇导尿法，可有效降低长期留置导尿管引起的泌尿系感染，而且膀胱周期性扩张能刺激膀胱功能的恢复，促进逼尿肌反射的恢复，同时可减轻自主神经反射障碍；⑤制订排尿日记。进行排尿意识的训练、膀胱功能训练；⑥盆底生物反馈疗法。尿道括约肌与肛门括约肌的神经支配均来自骶丛神经的分支阴部神经，两者有着共同的神经通路，肛门括约肌的牵张松弛可反射性地引发尿道括约肌的松弛，从而降低排尿阻力，使尿液顺利排出。通过生物反馈技术实时监测并显示括约肌信号的强度，以曲线形式显示在荧光屏上，使患者更直观地发现自身的进步和不足。从一定程度上可提高患者的依从性和训练积极性，达到恢复从脑至膀胱的正常排尿模式，促进排尿反射弧的形成，加速排尿功能的恢复。训练方法：患者半仰卧于治疗床，双腿稍分开，调节放松后由治疗师将肛管电极探头插入肛管和直肠，通过计算机将盆底肌肉运动电信号转化为易被患者识别的图形信号反馈，患者面向屏幕，在治疗师的指导下学会观察屏幕上图形变化并理解肌电信号含义，纠正错误动作，强化正确动作的训练。治疗共 30 分钟，分为前 15 分钟的电刺激治疗，刺激强度以患者可耐受、无疼痛为宜；后 15 分钟采用 Kegel 模板训练，训练方案为收缩 10 秒 - 放松 10 秒，波幅高度设定为测试持续收缩平均波幅的一半，收缩时使用最大力量的 1/2 至 1/3 夹紧肛门 10 秒并保持，同时腹肌和其他辅助肌不能参与收缩，然后放松 10 秒，反复训练；⑦中医针灸治疗。选八髎穴、肾俞、膀胱俞、中极、水道、阴陵泉、地机、三阴交、合谷、太冲等穴位，每日 1 次，每周 5 次，以刺激骶神经、阴部神经、坐骨神经及盆腔自主神经等，增强排尿相关肌肉的协调性，激活各级排尿中枢，调节排尿反射，从而有效缓解尿潴留。

　　治疗一个疗程后尿流动力学检测示储尿期逼尿肌收缩力较前好转，自主排尿量增多，残余尿量降低，每日间歇导尿次数较前明显减少，由之前每日导尿约 7 次减少至每日 2 ~ 3 次。

　　针对患者神经源性直肠问题给予治疗：①口服药物。如乳果糖、聚乙二醇、番泻叶等；②直肠泻药。如 CO_2 释放栓、甘油、比索洛尔、硫酸二氢钠、山梨醇等；③肠道管理及生活方式改变。饮食和充足的液体摄入对帮助肠道蠕动和粪便量产生很大影响，可以通过调整饮食中纤维的摄入量来控制大便的稠度。纤维有助于保持肠道蠕动并产生柔软易于通过的粪便，但过多的纤维有时会产生相反的效果。水在形成健康的粪便中起着关键作用，因而足够的水可保持肠道健康。对于神经源性肠道患者仅靠健康的饮食和充足的液体摄入不足以确保有效的肠道排空，却可以帮助降低便秘的风险。我院营养科为该患者制订个性化饮食辅助治疗；④腹部按摩。患者取平卧位或半卧位，双腿屈膝。操作者双手交叠，用双手掌的力量向前向下推进，按摩的顺序是升结肠→横结肠→降结肠→乙状结肠，每天按摩2次，每次5～10分钟，力度以患者能耐受为宜。腹部按摩可显著改善排便的规律性和频率；⑤盆底生物反馈疗法。可增强盆底肌肌力、耐力和协调性，恢复盆底正常结构，同时加强神经中枢对盆底的控制，纠正盆底肌矛盾收缩，建立正常排便反射，而且可改善盆底肌纤维协调性，放松盆底肌，显著降低静息张力。训练方法：在治疗前，先让患者自主或辅助排空直肠，再让患者侧卧在治疗床上，模拟排便，通过肛门直肠测压检测患者的异常指标，通过图像和声音的信号提示患者，同时指导患者通过增加腹压、提肛、缩腹、放松等运动纠正异常指标，并不断纠正、训练、强化以期接近或达到正常。每次治疗时间约30分钟，连续5次为一个疗程，休息2天；⑥盆底肌筋膜手法训练。松解盆底肌扳机点，充分激活和强化盆底肌。每日1次，每周3次；⑦中医针灸治疗。选八髎穴、支沟、照海、天枢、上巨虚等穴位，每日1次，每周5次，以增强肛管、直肠的感知功能，促进肠道蠕动，增加肠液的分泌，润滑粪便，促进排便。

治疗后，患者可自主排便，偶尔需要开塞露辅助排便。患者为轻度焦虑，故治疗上加强心理干预，如心理支持治疗、认知行为治疗、心理动力学治疗、放松训练等。治疗后患者SAS评定提示焦虑状态较前明显改善。

三、病例讨论

（一）脊髓损伤和马尾神经损伤的鉴别

脊髓损伤是指脊髓受到损伤或损坏，导致肢体运动和感觉障碍，以及尿控制和排便功能障碍。脊髓损伤的分类通常基于损伤发生的部位和程度。根据损伤的部位可分为颈髓损伤、胸髓损伤和腰髓损伤。如果损伤较轻，神经功能障碍可能只是短暂的，如果损伤严重，可能会永久性地影响生活。根据损伤的严重程度可分为完全性损伤和不完全性损伤。在完全性损伤中，脊髓完全受损，患者将失去与神经相关的所有功能。在不完全性损伤中，只有部分神经受到损伤，患者仍然可以保留一些神经功能。不完全性损伤进一步分为发挥期、肌张力过渡期、功能弱化期和恢复期四个级别，是根据患者在神经功能、肌张力和感觉表现上的不同状态而定义的。不完全性损伤的常见类型如下：①中央索综合征。由于皮质脊髓束的排列是从中央向外依次为颈、胸、腰、骶，常出现上肢受累重而下肢受累轻的现象，多能恢复步行。②前索综合征。特点是运动丧失而轻触觉和本体感存在。对此类患要注意其有无痛感，由于痛是由在前角与后柱之间的外侧脊丘束传导的，如痛感存在，常表示该束前方的脊髓仍有功能，运动有望恢复。③后索综合征。特点是运动功能及痛、轻触觉均保留，但本体感及精细感觉丧失。患者难以正常的步态走路，但预后亦较好。④脊髓半切征。特征是同侧损伤水平下运动功能丧失、深感觉消失；对侧痛、温觉消失。此类患者恢复往往显著。⑤圆锥综合征。特点是双下肢瘫痪合并无反射性大肠和膀胱，预后亦较好。⑥马尾综合征。特点是下肢不对称性损伤明显，预后亦较好。

马尾神经是与脊髓相邻的神经，由 $L_{2\sim5}$、$S_{1\sim5}$ 及尾节发出的共 10 对神经根组成，这些神经根源于脊髓下端，并穿过骨盆到达下半身。马尾神经损伤通常发生在腰椎或骶骨水平，通常是由于外伤、腰椎间盘突出或脊柱侧弯引起的。马尾神经损伤导致的症状包括麻木、疼痛、肌无力和大小便控制失调。损伤程度的分类通常基于患者的症状和神经功能障碍的程度。根据患者神经功能障碍程度，马尾神经损伤分为四个类别：①根型。仅有一条马尾神经根受损，导致相关肌肉或感觉缺失；②颗粒型。连续两个马尾神经根受损，导致比根型更严重的神经功能障碍；③综合型。损伤多个马尾神经根，导致肢体肌力和感觉障碍，以及大小便控制失调等严重症状；④全马尾型。所有的马尾神经根都受到了不同程度的损伤，导致严重肢体感觉和运动功能障碍，以及大小便无法控制等严重症状。

根据以上分类，可以更加准确地诊断和治疗脊髓损伤和马尾神经损伤。总结来说，脊髓损伤和马尾神经损伤的程度可以分为不同的级别。对于脊髓损伤而言，基于损伤的位置和完整性或不完整性，可将脊髓损伤分为多个级别。对于马尾神经损伤而言，损伤的分类是根据受损的神经根数量和相关症状的严重程度而定义。理解这些分类是通过有效的治疗和康复来防止神经功能障碍和恢复患者功能的关键。

（二）神经源性膀胱的评定和治疗方法

脊髓损伤后神经源性膀胱是由于脊髓损伤后神经系统病变导致膀胱和（或）尿道功能障碍，并由此引发一系列并发症的疾病总称。在全球范围内，脊髓损伤的发病率为（10.4 ～ 83）/100 万，并且呈逐年上升趋势，每年大约新增 50 万患者。

神经源性膀胱的评定包括：①综合评估。a. 神经系统和先天性畸形的相关病史、既往史；b. 泌尿系感染的次数和相关手术史；c. 有无服用影响或可能影响下尿路功能的药物史；d. 遗传性或家族性危险因素疾病史：特别关注导致神经源性下尿路功能障碍的代谢紊乱或神经系统疾病相关症状。②实验室检查。a. 血液生化和尿液分析；b. 影像学检查，如超声、X 线、MRI；c. 尿动力学检查，如自由尿流率和残余尿检测、充盈期膀胱测压、逼尿肌漏尿点压力、压力 - 流率检查、影像尿动力学检查等；d. 泌尿 - 神经生理检查，如盆底肌、尿道括约肌和肛门括约肌肌电图（神经电生理学检查）、阴部神经传导检查、球海绵体和肛门反射弧的潜伏期、经阴蒂或阴茎进行的阴部神经诱发电位、膀胱和尿道感觉检查等。

神经源性膀胱的治疗方法：治疗目标是尽最大可能采取目前行之有效的治疗方法恢复下尿路的功能，保护上尿路功能，减少各种并发症的发生，从而提高患者的生活质量。根据膀胱功能障碍的类型不同，临床治疗方法也不尽相同。主要包括膀胱功能训练、物理治疗、药物治疗、肌电生物反馈训练、针灸治疗、穴位注射、中药熏蒸、手术治疗等。

1. 中医传统治疗　冯小军等对患者采取基础治疗后，再进行电针次髎、肾俞、膀胱俞穴，疗程结束后观察患者在排尿频率、尿失禁次数、残余尿量方面均较治疗前明显减少，而膀胱容量及尿量、下尿路受损症状也得到明显改善。吴芳等运用神经节苷脂药物在相应穴位上进行穴位注射，研究结果表明，该方法对脊髓损伤患者的膀胱残尿量有明显改善，具有很高的应用价值。

2. 间歇性清洁导尿　是膀胱功能训练中最理想的管理方法。在脊髓休克期已过、患者病情稳定时，应尽早开始导尿，注意指导患者严格按照饮水计划执行。

3. 生物反馈训练　国内有研究报道，脊髓损伤后神经源性膀胱患者在常规膀胱功能干预训练的基础上增加肌电生物反馈训练，使患者上位中枢对膀胱的调控功能有效提高，达到膀胱排尿功能恢复与重建的目的。

4. 功能性电刺激　通过设计不同的电刺激参数来模拟不同功能状态下的神经电生理活动，从而调节膀胱、尿道周围肌及盆底肌肉的功能，以达到重建膀胱的正常储尿、排尿能力的目的。

5. 功能性磁刺激　较功能性电刺激，具有更安全、无创、无疼痛的优势，是利用一定强度的时变磁场来刺激机体组织产生感应电流，对 SCI 后膀胱功能障碍有一定的改善作用。

6. 药物治疗　针对不同类型的膀胱功能障碍，所用药物也不相同，在选择药物治疗前应行尿动力学检查明确神经源性膀胱的类型。目前常用的药物有：①抗胆碱能药物，如托特罗定，适合逼尿肌反射亢进者；②肌松剂，如盐酸乙哌立松，可缓解尿道括约肌痉挛状态；③M 受体激动药，如新斯的明，促进膀胱逼尿肌收缩，提高膀胱内压，促进排尿功能恢复。

7. 骶神经前根刺激术＋骶神经后根切断术　神经前根刺激术利用尿道括约肌和膀胱逼尿肌不同的生物学特性，产生一种"刺激后排尿"模式，大约80%的患者可以获得足够的膀胱收缩产生有效排尿。通过完全切断神经后根可以改善膀胱顺应性，抑制逼尿肌无抑制收缩。该手术仅适用于完全性脊髓损伤患者，腰节段损伤或膀胱壁严重纤维化的患者不适合此术式。

8．手术治疗　对脊髓损伤后神经源性膀胱的患者如保守治疗无效，经过评估后可考虑手术治疗。手术方式主要有膀胱颈口电切术、膀胱扩大术、尿流改道术、逼尿肌成形术、膀胱功能电刺激术、人工尿道括约肌植入术、骶神经调节术等。

（三）神经源性直肠的评定和治疗方法

神经源性直肠是脊髓损伤最常见的并发症之一，41%～81%的脊髓损伤患者受其影响，病理生理特征是感觉功能和运动功能紊乱，排便和失禁的反射控制受限或缺失。

1．神经源性直肠的评定方法

（1）综合评估：①腹部检查（腹部是否膨隆，有无疼痛、绞痛，肠鸣音有无亢进或减退）；②有无腹泻；③排便日记（包括有无失禁、频率、每天的时间、每次所用时间、粪便的量及性状、排便姿势、有无辅助用药、有无刺激手法等）；④肛门指检（肛门有无随意收缩、有无粪便）；⑤饮食及进水情况。

（2）实验室检查：①生化及粪便检查；②腹部 X 线检查（排除有无肠梗阻）、肛肠动力学检查、动态 MRI；③肛门外括约肌电生理检查。

2．神经源性直肠的治疗方法

（1）生活方式改变：合理饮食，增加水分和纤维素含量高的食物的摄入，减少高脂肪、高蛋白食物的大量摄入。

（2）药物治疗：①容积性泻药：通过扩张肠道、刺激肠黏膜、增强肠蠕动以达到通便的效果，如欧车前、聚卡波非钙等；②渗透性泻药：作用是在肠道内制造高渗环境以改变大便性状达到排便效果，如硫酸镁、硫酸钠、乳果糖等；③刺激性泻药：包括蒽醌和二苯甲烷类，主要作用为通过影响肠道活动起到通便作用；④润滑性泻药：通过局部润滑，软化大便起到通便的效果，临床上常用的有液状石蜡、甘油制剂、多库酯钠。

（3）物理因子治疗：在脊髓损伤所致的便秘治疗中，多种物理疗法已被证实可增强肠蠕动，促进排便，如经皮干扰电刺激、中频电刺激等。

（4）盆底生物反馈疗法：利用低频电流刺激盆底肌群进行规律性收缩，从而恢复盆底肌正常的收缩功能；可提高脊髓神经元的兴奋性，增强肛提肌的收缩能力，恢复括约肌正常的收缩功能。

（5）针灸：国内外研究表明，针灸以八髎、会阳为主穴，随证配气海、列缺、照海、会阴、水道、三阴交、膀胱俞等穴位，对脊髓损伤后排便障碍有良好的效果。

（6）其他治疗：如经肛门灌洗、肠道冲洗、结肠造口灌洗术、骶神经刺激疗法、骶前根刺激术、A 型肉毒毒素注射、结肠造口术等。

四、病例点评

脊髓损伤的康复在临床上较常见，大多数患者通过结合药物治疗、物理疗法和康复计划可以获得显著改善。该例患者是脊髓畸胎瘤术后，出现下肢功能下降、排便障碍的问题，针对此问题进行全面的评估和鉴别诊断很重要。虽然脊髓损伤和马尾神经损伤有着本质区别，但两者的症状很相似，均会出现松弛性麻痹、感觉和运动功能障碍、括约肌功能丧失、肌张力降低、腱反射消失等，临床上应注意鉴别。对于神经源性膀胱和神经源性直肠的治疗，可采取中西医联合的方式以获得更好的疗效。

（病例提供：朱伟新　金华市中心医院）

（病例点评：李建华　浙江大学医学院附属邵逸夫医院）

参考文献

[1]Harvey LA.Physiotherapy rehabilitation for people with spinal cord injuries[J].J Physiother, 2016, 62（1）：4-11.

[2]Atkins KD, Bickel CS.Effects of functional electrical stimulation on muscle health after spinal cord injury[J].Curr Opin Pharmacol, 2021, 60：226-231.

[3]Scivoletto G, Miscusi M, Forcato S, et al.The rehabilitation of spinal cord injury patients in europe[J].Acta Neurochir Suppl, 2017, 124：203-210.

[4]Hamid R, Averbeck MA, Chiang H, et al.Epidemiology and pathophysiology of neurogenic bladder after spinal cord injury[J].World J Urol, 2018, 36（10）：1517-1527.

[5]Shimizu N, Saito T, Wada N, et al.Molecular mechanisms of neurogenic lower urinary tract dysfunction after spinal cord injury[J].Int J Mol Sci, 2023, 24（9）：7885.

[6]Farrelly E, Lindbo L, Seiger Å.The stockholm spinal cord uro study：3.Urodynamic characteristics in a regional prevalence group of persons with spinal cord injury and indications for improved follow-up[J].Scand J Urol, 2021, 55（5）：412-418.

[7]García Fadrique G, Gallego D, Ordaz D, et al.Urodynamic differences between complete and incomplete spinal cord injuries with neurogenic detrusor overactivity[J].Urol Int, 2020, 104（3-4）：273-276.

[8]Neyaz O, Srikumar V, Equebal A, et al.Change in urodynamic pattern and incidence of urinary tract infection in patients with traumatic spinal cord injury

practicing clean self-intermittent catheterization[J]. J Spinal Cord Med, 2020, 43 (3)：347-352.

[9]Bulloch L, Thompson K, Spector L. Cauda equina syndrome[J]. Orthop Clin North Am, 2022, 53 (2)：247-254.

[10]Kuris EO, McDonald CL, Palumbo MA, et al. Evaluation and management of cauda equina syndrome[J]. Am J Med, 2021, 134 (12)：1483-1489.

[11]Greenhalgh S, Finucane L, Mercer C, et al. Assessment and management of cauda equina syndrome[J]. Musculoskelet Sci Pract, 2018, 37：69-74.

[12]廖利民, 宋波. 神经源性膀胱诊断治疗指南 [M]// 那彦群, 孙光. 中国泌尿外科疾病诊断治疗指南（2009 版）. 北京：人民卫生出版社, 2009：217-238.

[13]Ginsberg DA, Boone TB, Cameron AP, et al. The AUA/SUFU guideline on adult neurogenic lower urinary tract dysfunction：diagnosis and evaluation[J]. J Urol, 2021, 206 (5)：1097-1105.

[14]Ginsberg DA, Boone TB, Cameron AP, et al. The AUA/SUFU guideline on adult neurogenic lower urinary tract dysfunction：treatment and follow-up[J]. J Urol, 2021, 206 (5)：1106-1113.

[15]廖利民. 神经源性膀胱尿路功能障碍的全面分类建议 [J]. 中国康复理论与实践, 2010, 16 (12)：1101-1102.

[16]刘铁军, 赵盟杰, 沙可夫. 相对安全膀胱容量间歇导尿法保护上尿路的临床研究 [J]. 中国康复理论与实践, 2010, 16 (8)：792-793.

[17]Kurze I, Geng V, Böthig R. Guideline for the management of neurogenic bowel dysfunction in spinal cord injury/disease[J]. Spinal Cord, 2022, 60 (5)：435-443.

[18]Pires JM, Ferreira AM, Rocha F, et al. Assessment of neurogenic bowel dysfunction impact after spinal cord injury using the International Classification of Functioning, Disability and Health[J]. Eur J Phys Rehabil Med, 2018, 54 (6)：873-879.

[19]Hakim S, Gaglani T, Cash BD. Neurogenic bowel dysfunction：the impact of the central nervous system in constipation and fecal incontinence[J]. Gastroenterol Clin North Am, 2022, 51 (1)：93-105.

[20]Qi Z, Middleton JW, Malcolm A. Bowel dysfunction in spinal cord injury[J]. Curr Gastroenterol Rep, 2018, 20 (10)：47.

[21]Fourtassi M, Charvier K, Hajjioui A, et al. Intérêt des irrigations transanales dans la gestion des troubles intestinaux et ano-rectaux chez les blessés médullaires [Transanal irrigation for bowel and anorectal management in spinal cord-injured patients][J]. Prog Urol, 2012, 22 (8)：467-474.

[22]范筱, 张俐. 益气活血法调控脊髓损伤后相关基因的表达 [J]. 中华中医药杂志, 2017, 32 (3)：1168-1171.

[23]朱黎婷, 朱毅, 张文毅, 等. 中医药在脊髓损伤神经源性肠道功能障碍的研究进展 [J]. 世界华人消化杂志, 2012, 20 (35)：3549-3557.

[24] 夏昆鹏，逄静，张淼，等 . 次髎穴穴位埋线治疗脊髓损伤患者便秘临床疗效评价 [J]. 中医临床研究，2019，11（2）：26-28.

[25] 中医康复临床实践指南·不完全性截瘫制订工作组 . 中医康复临床实践指南·不完全性截瘫 [J]. 康复学报，2021，31（5）：358-364.

[26] 中华中医药学会整脊分会 . 外伤性脊髓不完全损伤症中医临床诊疗专家共识 [J]. 康复学报，2019，29（5）：1-4.

[27] 崔延超，何娟，吴琼 . 补阳还五汤联合针刺疗法对不完全脊髓损伤后运动障碍患者的疗效 [J]. 西部医学，2019，31（6）：935-939.

[28] Brouwers EMJR, Meent HV, Curt A, et al. EMSCI participants and investigators. Recovery after traumatic thoracic-and lumbar spinal cord injury：the neurological level of injury matters[J].Spinal Cord, 2020, 58（9）：980-987.

[29] 解海霞，魏燕，高莹，等 . 社区脊髓损伤患者焦虑抑郁情况及其影响因素分析 [J]. 中国康复医学杂志，2022，37（8）：1093-1097+1101.

病例 14　脊髓炎后大小便障碍的康复治疗

一、病历摘要

（一）病史简介

患者女性，64 岁。

主诉：脊髓炎后排尿排便困难伴双下肢无力、疼痛 1 个月余。

现病史：患者 1 个月余前出现排尿排便困难，伴双下肢麻木，伴有盆底疼痛，于当地医院就诊予导尿治疗，肢体麻木进行性加重，脐以下均麻木，腰腹部束带感明显，随后出现行走困难，无法独自站立行走，故就诊于我院，完善相关辅助检查，诊断为"脊髓炎"，服用"泼尼松 40 mg、1 次 / 日"抗炎治疗，并给予康复治疗。现患者仍有尿频、尿急、尿失禁、排尿不尽、排便困难、下肢无力不能独站，双下肢及腹部紧张感、疼痛，膀胱感觉异常。患者自发病以来，神志清，饮食正常，睡眠一般，排便困难，留置导尿，体重较前无明显增减。

既往史：慢性胃炎病史 1 年余；麻痹性肠梗阻、脊柱血管瘤、腰椎间盘突出、双肾小囊肿、高脂血症、下肢动脉硬化并斑块病史，均于外院住院治疗；肺炎已治疗好转；脂肪肝病史。近期带状疱疹、过敏性紫癜、毛囊炎、肝功能不全、左下肢肌间静脉血栓，给予"盐酸伐昔洛韦、呋锌软膏、多磺酸黏多糖乳膏"等治疗后好转。否认肝炎、结核等传染病史及其接触史。否认重大外伤、手术史。否认输血史。否认食物、药物过敏史。预防接种史随当地。

（二）体格检查

体温 36.5 ℃，脉搏 87 次 / 分，呼吸 19 次 / 分，血压 131/71 mmHg。老年女性，发育正常，营养中等，神志清楚，自主体位，正常面容，检查合作。右侧上腹部及背部可见片状疱疹，结痂，轻度疼痛。双上肢可见片状紫癜、瘀斑，颈部、背部可见斑丘疹，部分含脓头，无脱屑、瘙痒。双肺呼吸音清，未闻及干、湿性啰音，心脏及腹部检查未见明显异常。高级认知功能未见异常，对答流利，双瞳孔等大等圆，直径 3 mm，对光反应灵敏，眼球活动自如，眼震（-），无视野缺损，双上肢肌力 V 级，双下肢肌力 III 级，双侧 T_{12} 以下针刺痛觉减退，双下肢、右侧下腹部阵发性痉挛、疼痛，肌张力正常。肛周感觉尚可，肛门指检可触及收缩，双下肢膝腱反射（++），双侧跟腱反射（+），双侧巴宾斯基征（+），日常生活部分依赖。

（三）辅助检查

MRI（外院）：提示 C_7、T_4、$T_{6\sim8}$ 椎体水平脊髓内多发异常信号，颈椎、胸椎退行性变。

（四）诊断

1. 脊髓炎；

2. 截瘫；

3. 神经源性膀胱；

4. 皮肤感觉障碍；

5. 低蛋白性营养不良；

6. 泌尿系感染；

7. 过敏性紫癜（皮肤型）。

（五）诊疗经过

患者入院后完善相关检查，①尿常规化学分析：潜血（3+），白细胞酯酶（3+），亚硝酸盐（2+）；②尿培养细菌菌落计数，一般细菌培养：肺炎克雷伯菌；③凝血常规：活化部分凝血活酶时间 27.8 秒↓，D- 二聚体 1.12 mg/L↑；④血液生化：丙氨酸氨基转移酶 113 U/L↑，天冬氨酸氨基转移酶 43 U/L↑，总蛋白 56.9 g/L↓，白蛋白 32.1 g/L↓，谷氨酸脱氢酶 46 U/L↑，γ- 谷氨酰转肽酶 74 U/L↑，肌酐 33 μmol/L↓，甘油三酯 3.38 mmol/L↑，总胆固醇 8.68 mmol/L↑，载脂蛋白 A 11.79 g/L↑，载脂蛋白 B 1.66 g/L↑，高密度脂蛋白胆固醇 2.26 mmol/L↑，低密度脂蛋白胆固醇 4.88 mmol/L↑。维生素 B_{12} 测定＞2000 pg/mL↑；⑤血常规：白细胞计数 10.13×10^9/L↑，中性粒细胞计数 7.76×10^9/L↑，中性粒细胞百分比 76.6%↑，淋巴细胞百分比 17.8%↓，嗜酸细胞百分比 0.2%↓，血小板比容 0.16%↓；⑥粪便常规检查：隐血试验未见异常；⑦12 导联同步心电图：大致正常心电图；⑧颈椎 MRI 增强成像：C_7 椎体（右侧）斑片影，考虑血管瘤可能大，必要时复查；⑨超声残余尿测定：排尿后残余尿 153 mL；⑩简易膀胱容量、压力测定：排空膀胱，以低速（60～120 滴／分）灌注生理盐水，压力在 10 cmH2O，灌注 380 mL 时膀胱内压升至 24 cmH2O，停止灌注引流 500 mL 液体；⑪肌电图、SEP、VEP：下肢周围神经源性受损（感觉、运动纤维受累，脱髓鞘损坏为主）；⑫双下肢静脉彩色多普勒检查：左小腿局部肌间静脉血栓形成。

治疗给予间歇导尿，制订饮水计划、排尿日志记录。予酒石酸托特罗定缓解膀胱过度活动，左氧氟沙星抗感染，甲钴胺营养神经，普瑞巴林胶囊口服止痛，替扎尼定口服降低肌痉挛，安素肠内营养粉加强营养，低分子肝素抗凝，他克莫司口服免疫抑制抗炎、醋酸泼尼松片口服抗炎。并给予：①盆底功能训练：手法辅助排尿、盆底肌训练、膀胱行为训练；②神经调节治疗：骶神经、胫神经、阴部神经电刺激；③物理因子治疗：盆底肌电生物反馈、磁刺激、中频电治疗；④下肢综合运动训练、站立＋步行能力综合训练、重复经颅磁刺激治疗；⑤辅以针灸、艾灸治疗等改善小便障碍。住院 14 天后，患者尿频、尿急、排尿不尽等神经源性膀胱症状明显缓解，疼痛减轻，可自主排尿，排便通畅，遂拔除尿管出院。

二、诊疗经验

神经源性膀胱是指中枢神经系统或周围神经系统发生病变后导致膀胱和尿道括约肌功能异常而引起的下尿路功能障碍伴随逼尿肌过度活动、尿失禁（urinary incontinence，UI）、低顺应性膀胱、逼尿肌 – 括约肌协同失调（detrysor sphincter dyssynergia，DSD）等障碍，表现为尿液存储、排尿障碍或两者兼有（尿潴留或尿失禁），通常需要在患者有神经系统疾病或神经损伤的前提下才能诊断，且神经病变部位和损伤程度决定了 NB 的症状与模式。

神经源性膀胱的发病因素：①中枢神经系统因素，如脑血管意外、创伤性脑损伤、颅脑肿瘤、脑瘫、基底节病变、神经脱髓鞘病变（多发性硬化症）及脊髓病变等；②周围神经系统因素，如糖尿病、药物滥用、骶神经根病变等；③感染性疾病，如获得性免疫缺陷综合征、格林巴利综合征、带状疱疹、梅毒、结核病等；④医源性因素，如脊柱手术、根治性盆腔手术等；⑤其他因素，如重症肌无力、系统性红斑狼疮等。

神经源性膀胱的临床表现以下尿路功能障碍为主，包括储尿期症状、排尿期症状和排尿后症状。储尿期症状包括尿急、尿频、夜尿、尿失禁、遗尿和膀胱区疼痛不适等；排尿期症状包括尿等待、排尿困难、膀胱排空不全、尿潴留、尿痛等；排尿后症状包括尿后滴沥等。下尿路症状通常采用排尿日记加以记录。除了上述典型症状外，还包括腰痛、盆底疼痛、发热、血压增高及自主神经功能障碍、性功能障碍等其他症状。此外，有部分患者也会出现肠道症状及神经系统症状。如本例患者表现出排便不畅、肢体感觉与运动功能障碍、肢体痉挛、自主神经反射亢进等。

下尿路有两个功能，分别为储尿功能和排尿功能。脑桥排尿中枢对膀胱／尿道的储尿和排尿功能进行调控，同时脑桥又接受来源于额叶内侧高级中枢的神经冲动调控。脊髓是控制逼尿肌和尿道内外括约肌功能活动的初级排尿中枢所在，也是将膀胱尿道的感觉冲动传导至高级排尿中枢的上行神经纤维和将高级排尿中枢的冲动传导至脊髓初级排尿中枢的下行神经纤维的共同通路。脊髓的排尿中枢主要位于三个部分，即交感神经中枢、副交感神经中枢和阴部神经核，分别发出神经纤维支配膀胱和尿道。几乎所有脊髓损伤性病变都可以影响膀胱尿道功能。

不同节段、不同程度的脊髓损伤会导致不同类型的膀胱尿道功能障碍，在损伤后的不同时间段临床表现也有所不同。骶上脊髓受损患者，中枢调控排尿的下行通路被阻断，协调膀胱和括约肌的功能的反射通路被破坏，导致下尿路功能障碍的典型模式是 DO 及 DSD，产生逼尿肌高压、残余尿量增加、尿失禁及泌尿系感染等表现，进而导致膀胱输尿管反流、输尿管扩张、肾积水等上尿路损毁，严重者肾功能不全或尿毒症。T_6 以上脊髓损伤患者还会出现自主神经反射障碍，这是由于来自膀胱的刺激可诱发区域血管收缩、出汗甚至严重的高血压，甚者可危及生命。骶髓损伤患者根据逼尿肌神经核和阴部神经核损伤情况不同，临床表现也不同。逼尿肌神经核损伤，阴部神经核完整，表现为逼尿肌松弛或无反射、膀胱容量增大且压力低，由于外括约肌痉挛导致尿潴留，较少出现上尿路损毁及尿失禁。如果阴核神经损伤而逼尿肌神经核完整，则表现为括约肌松弛、逼尿肌过度活动或膀胱痉挛、膀胱容量降低，由于膀胱出口阻力较低，很少引起上尿路损毁，但尿失禁症状比较严重。若两者同时损伤，则出现混合改变。骶髓以下病变患者排尿骶反射中枢受损，或者相关外围神经受损失，均可累积支配膀胱的交感和副交感神经，或同时累及支配尿道括约肌的神经，导致逼尿肌反射及收缩力减弱或消失，或尿道内外括约肌控尿能力减低，出现排尿困难或尿失禁。

该例患者诊断为神经源性膀胱的诊断依据：①患者老年女性，外院 MRI 提示 C_7、T_4、$T_{6\sim8}$ 椎体水平脊髓内多发异常信号，诊断为脊髓炎，存在神经系统疾病，符合神经源性膀胱诊断标准；②患者存在排尿困难的典型下尿路功能障碍、膀胱感觉异常及排便困难的肠道症状，符合神经源性膀胱临床表现。

脊髓炎导致的神经源性膀胱需与下列疾病鉴别诊断：① Hinman 综合征，指由不良的排尿习惯、心理或精神等非神经病变因素引起的排尿功能障碍，多伴有尿潴留、排尿困难等表现。尿动力学检查常有逼尿肌和尿道括约肌的协同失调，但是检查不能发现神经性缺陷或病变，而临床症状和膀胱的形态改变却符合神经性膀胱的变化；②与尿路梗阻性疾病，如前列腺肥大、尿道狭窄等造成的尿潴留相鉴别，可通过 B 超检查和尿道造影，并结合临床病史进行鉴别。

经验总结：①神经源性膀胱诊断主要包括导致下尿路功能障碍的神经系统病变的诊断、下尿路和上尿路功能障碍及泌尿系并发症的诊断及其他相关器官、系统功能障碍的诊断三个方面；②神经源性膀胱可导致泌尿系感染、膀胱输尿管反流、肾盂积水、尿路结石、肾衰竭等多种尿路损害，与不伴尿路功能障碍的神经系统疾病的患者相比，神经源性膀胱患者的生活质量明显下降，且抑郁症的发生率显著升高，故医务人员应对患者进行详细的病史采集，注意患者的精神状态，以便制订个体化治疗策略；③止痛药物需慎重，避免引起膀胱潴留或潴留进一步加重；④研究已证实，脊髓损伤患者的首要致死原因是肾衰竭，因此该例患者的首要治疗目标是保护上尿路功能，延长患者生存周期；次要目标是恢复或部分恢复下尿路功能，改善排尿困难及其他并发症状，提高患者生活质量。

根据相关诊疗指南，本例患者给予头孢地尼口服抗感染、他克莫司口服免疫抑制抗炎、醋酸泼尼松片口服抗炎、左氧氟沙星抗感染；通过扳机点排尿、Valsalva 排尿等手法刺激诱发逼尿肌收缩和尿道括约肌松弛辅助患者排尿；指导患者进行盆底肌训练（Kegel 运动），增强盆底与括约肌力量，改善二便功能；采用盆底生物反馈疗法，利用生物反馈仪准确测定神经、肌肉和自主神经系统的活动，并将这些信号有选择地放大成视觉和听觉信号，反馈给患者，进而提高盆底肌肉和肛提肌强度及功能，从而达到盆底康复和改变排尿习惯的目的；间歇导尿疗法可协助膀胱排空，实现膀胱间歇性充盈与排空，有助于膀胱反射的恢复，是神经源性膀胱管理的常规方法，适用于逼尿肌活动低下或收缩力减弱或逼尿肌过度活动被控制后存在排空障碍的患者，间歇导尿对于神经源性膀胱患者的疗效及安全性已得到证实（证据水平 A 级）。

若保守治疗无效，应考虑手术疗法，主要包括四大术式：重建储尿功能、重建排尿功能、同时重建储尿排尿功能及尿道改流。本例患者经药物与康复治疗后，症状有所缓解，故未行手术干预。

三、病例讨论

（一）神经源性膀胱的流行病学

脊髓损伤的发病率呈逐年上升趋势，其中 NB 的发生率为 70%～84%。Mutch 等通过下尿路症状问卷研究了 60 名脊髓炎患者，其中 47 人（78%）患有下尿路功能障碍（LUTD），其中 35% 的患者症状在首次脊髓炎发作缓解后消失，但 65% 的患者症状持续存在。De Carvalho 等对 30 名脊髓炎患者进行尿动力学研究，他们发现，6 例（20.0%）存在逼尿肌过度活动，7 例（23.3%）存在逼尿肌 - 括约肌协同失调，11 例（36.6%）患者两者同时存在。此外，脑血管意外导致的逼尿肌功能障碍及尿潴留，可影响高达 29% 的脑卒中患者。其中约 80% 的脑卒中后尿失禁患者在脑血管意外发生后 6 个月就会出现尿失禁，且大多数患者会出现 NB 典型的下尿路症状。多项临床研究表明，多发性硬化症患者中 NB 发病率高达 70%，其中一项 2002

—2015 年的研究追踪了 75 名被诊断为多发性硬化症的患者，尿动力学检查表明，74.7% 的患者有逼迫性过度活动，77.3% 的患者有储存功能障碍，81.3% 的患者有排空功能障碍。

（二）神经源性膀胱的预后

目前的研究主要聚焦于脊髓损伤后神经源性膀胱治疗及预后的临床方面。Fukuda 等学者在一项关于单纯脊髓型颈椎病下尿路症状（lower urinary tract symptoms，LUTS）和 NB 的研究中指出，患者术后脊髓损伤协会（American spinal Injury association,ASIA）评分均有改善。然而,NB 组的恢复率相较于其他组最低，痊愈率仅为 47.1%。相比之下，NB 阴性组为 53.5%，无症状组为 69.3%。而未进行尿动力学研究的阳性症状组为 57.1%。这提示 NB 患者的神经功能可能会有所恢复，但此种恢复趋势仅限于非 NB 患者的 2/3。关于四种膀胱管理方式对膀胱相关症状及生活质量的研究指出，在脊髓损伤的患者中，内置导管和手术（导管通道或尿路转移）的膀胱症状较少，相较于间歇性清洁导尿和手术的患者，留置尿管患者的膀胱症状更为严重。同时，与间歇性清洁导尿相比，手术也可提高患者泌尿系统的满意度。正在进行的一项单中心随机对照试验旨在评估不同治疗方法（盆底肌训练、生物反馈及重复经颅磁刺激）联合治疗效果，对慢性脊髓损伤节段发生尿失禁的女性患者进行研究。研究主要结局包括国际尿失禁问卷调查－尿失禁简表，次要结局则包括膀胱日记、骨盆底肌功能和国际脊髓损伤生活质量基本数据集，这一研究结果值得进一步追踪，可为这类患者的管理及治疗提供更多经验。然而，值得注意的是，当前的临床研究仍然欠缺对脊髓炎引发的神经源性膀胱预后的深入讨论。当损伤节段位于骶水平以上时，脊髓炎患者通过尿动力学检查可观察到不同程度的 DO 及 DSD，如合并泌尿系感染，将进一步影响患者泌尿系功能。神经源性膀胱引起的一系列功能障碍在一定程度上是可逆的，通过合理的康复措施和科学规范的管理，可以帮助患者减轻临床泌尿系症状，提高自理能力与生活质量。

（三）神经源性膀胱的分类

目前，尚无理想统一的神经源性膀胱分类方法，国际尿控协会（international continence society，ICS）将下尿路功能障碍分为储尿期和排尿期，并基于尿动力学结果针对患者储尿期和排尿期的功能提出分类系统，在储尿期根据膀胱功能中逼尿肌活动性、膀胱感觉、膀胱容量、顺应性四方面和尿道功能的正常与否两方面细分；在排尿期则根据膀胱功能中逼尿肌收缩性和尿道功能的正常或梗阻细分。该分类方法可较好地反映下尿路功能及患者临床症状，但不能反映上尿路状态。廖利民教授基于此提出了一种包含上尿路功能状态的新分类方法，增加了对上尿路功能的评估，对肾盂输尿管积水扩张提出了新的分度标准。此外，常见的分类方法还包括欧洲泌尿外科学会 Madersbacher 分类法、依据尿动力学检查结果的 Krane-Siroky 分类法、基于解剖病变位置并结合病因学的 SALE 分类法等。了解神经源性膀胱患者的分类有助于全面评估、描述和记录患者的病理生理状态及其临床症状与功能障碍，为进一步制订治疗与康复方案和随访，提供全面、科学和客观的基础。

（四）神经源性膀胱的并发症及其治疗

一项对 46 271 名神经源性膀胱患者并发症的大规模研究揭示，膀胱排空不全仅在 1 年内即可能引发多种并发症。其中，VUR 是最为常见的并发症，如不及时干预，会引起上尿路积水和感染，最终导致肾衰竭。对于轻度反流无肾脏损害者可采用非手术治疗，包括观察随访、间断或连续的抗生素预防应用、排尿训练等。对于顽固性 VUR 或患者出现发热等症状性泌尿系感染或肾功能受损，则应考虑手术治疗。此外，也有部分患者会出现肠道功能症状，例如本次病例患者出现排便困难，此类患者通常是由于肠道失去神经支配而造成感觉运动障碍，使肠活动和直肠肛门功能发生紊乱，进而引起储便和（或）排便功能障碍（便秘或便失禁）。在排便中枢（脊髓骶段）以上的神经病变可引起痉挛性肠功能异常，位于骶段排便中枢及以下神经病变可引起弛缓性肠功能失调。神经系统病变在导致膀胱功能障碍的同时，也导致肠蠕动功能、肛门括约肌功能及反射、直肠感觉、排便协调性等发生改变，从而产生神经源性肠道功能障碍。此类患者治疗时应首先考虑非手术治疗，分析患者需求、康复目标和预期生活方式，综合制订康复方案。常用的保守治疗方法包括行为训练、药物治疗、直肠功能训练、电磁刺激疗法、中医药及针灸等传统治疗方法。

随着病程进展，神经源性膀胱患者可能会出现一系列并发症，早期预防对于改善患者预后具有重要意义。采取适当的预防措施可有效减少并发症的发生，例如防止膀胱过度膨胀、确保完全排空膀胱，以及避免残余尿液等因素。同时，定期进行影像学随访，包括肾脏超声、膀胱尿道造影和核素扫描等，有助于早期发现潜在问题。对于脊髓损伤患者，一旦病情稳定，及早实施间歇导尿也是必要的。此外，积极去除泌尿系结石、教育患者保持规律饮水以促进利尿，也是重要的预防手段。

（五）神经源性膀胱患者的护理管理

神经源性膀胱功能障碍是动态进展的，必须对患者的储尿及排尿功能、临床表现及全身情况进行动态评估和分型，并以此为依据选择适宜的膀胱管理方法。早期干预、正确处理、终生护理和定期随访，才能最大限度地避免并发症的发生，提高患者的生活质量。神经源性膀胱上尿路、下尿路都可能随着自然病程延长而变化，尤其是脊髓损伤患者。随访的目的是尽可能地保护上尿路的安全，降低泌尿系并发症的风险，使患者能主动参与膀胱的管理，使用间歇性清洁导尿替代留置尿管，提高生活质量。患者出院前告知随访时间表，全面检查评估的间隔时间一般不超过 1 年。推荐复查至少应做到：尿常规每 2 个月 1 次；泌尿系超声及残余尿量测定每 6 个月 1 次；肾功能及尿动力学检查每年 1 次；高度推荐采用影像尿动力学检查，如果没有条件，也应进行非同步的膀胱尿道造影结合尿动力学检查。如患者有不适或发现尿液颜色、性状等异常应及时就诊。

四、病例点评

神经源性膀胱涵盖了由中枢神经和周围神经系统引起的各类膀胱及尿道功能障碍，其病因、病理生理及临床表现呈现复杂多样的特点。因此，为患者选择适宜且个体化的治疗方案和管理策略，成为改善患者功能障碍的关键。在神经源性膀胱的初期治疗中，保守治疗是首要选择。然而，当保守治疗无效或失败时，可以考虑采用侵入性治疗方式。无论采用何种治疗方案，治疗后都应定期、终生随访，并根据患者症状及尿动力学检查结果及时调整治疗策略。

此外，神经源性膀胱功能障碍患者的康复治疗是一个长期、反复的过程。治疗期间可能由于治疗方案选择不当或患者病情变化等原因，导致并发症的发生。神经源性膀胱可引起多种并发症，如泌尿系感染、尿道狭窄、肠道功能障碍、性功能障碍，严重者可出现上尿路损伤、肾衰竭，也有部分患者可能出现抑郁症，故医务人员应对患者进行详细的病史采集，对各个系统进行全面检查，并注意患者的精神状态，以便制订个体化治疗策略。

（病例提供：王佩佩　康复大学青岛中心医院）

（病例点评：吕少萍　康复大学青岛中心医院）

参考文献

[1]Abolhasanpour N, Hajebrahimi S, Ebrahimi-Kalan A, et al.Urodynamic parameters in spinal cord injury-induced neurogenic bladder rats after stem cell transplantation：a narrative review[J].Iran J Med Sci, 2020, 45（1）：2-15.

[2]Truzzi JC, de Almeida FG, Sacomani CA, et al.Neurogenic bladder-concepts and treatment recommendations[J].Int Braz J Urol, 2022, 48（2）：220-243.

[3]Panicker JN.Neurogenic bladder：epidemiology, diagnosis, and management[J].Semin Neurol, 2020, 40（5）：569-579.

[4]Groen J, Pannek J, Castro DD, et al. Summary of european association of urology（EAU）guidelines on neuro-urology[J]. Eur Urol, 2016, 69（2）：324-333.

[5]Onal B, Kirli EA, Selcuk B, et al. Risk factors predicting upper urinary tract deterioration in children with spinal cord injury[J]. Neurourol Urodyn, 2021, 40（1）：435-442.

[6]Cameron AP, Wiseman JB, Smith AR, et al. Are three-day voiding diaries feasible and reliable？Results from the symptoms of lower urinary tract dysfunction research network（LURN）cohort[J]. Neurourol Urodyn, 2019, 38（8）：2185-2193.

[7] 黄健, 等. 中国泌尿外科和男科疾病诊断治疗指南[M]. 北京：科学出版社, 2022.

[8]Hamid R, Averbeck MA, Chiang H, et al. Epidemiology and pathophysiology of neurogenic bladder after spinal cord injury[J]. World J Urol, 2018, 36（10）：1517-1527.

[9] 罗慧, 王强, 赵娟, 等. 神经源性膀胱的诊治进展[J]. 中华物理医学与康复杂志, 2022, 44（7）：654-658.

[10]Nseyo U, Santiago-Lastra Y. Long-Term complications of the neurogenic bladder[J]. Urol Clin North Am, 2017, 44（3）：355-366.

[11] 廖利民. 神经源性膀胱的诊断与治疗现状和进展[J]. 中国康复理论与实践, 2007,（07）：604-606.

[12]Drake MJ, Apostolidis A, Cocci A, et al. Neurogenic lower urinary tract dysfunction：clinical management recommendations of the neurologic incontinence committee of the fifth international consultation on incontinence 2013[J]. Neurourol Urodyn, 2016, 35（6）：657-665.

[13] 吴典点, 朱亮, 杨杰, 等. 神经源性膀胱患者出院准备度状况及其影响因素分析[J]. 中国康复医学杂志, 2024, 39（01）：104-106.

[14]Powell CR. Not all neurogenic bladders are the same：a proposal for a new neurogenic bladder classification system[J]. Transl Androl Urol, 2016, 5（1）：12-21.

[15]Mutch K, Zhao S, Hamid S, et al. Bladder and bowel dysfunction affect quality of life. A cross sectional study of 60 patients with aquaporin-4 antibody positive neuromyelitis optica spectrum disorder[J]. Mult Scler Relat Disord, 2015, 4（6）：614-618.

[16]de Carvalho FL, Gomes CM, Apostolos-Pereira SL, et al. Voiding dysfunction in patients with neuromyelitis optica spectrum disorders[J]. Neurourol Urodyn, 2016, 35（1）：39-43.

[17]Przydacz M, Denys P, Corcos J. What do we know about neurogenic bladder prevalence and management in developing countries and emerging regions of the world[J]？Ann Phys Rehabil Med, 2017, 60（5）：341-346.

[18]Panicker JN, Fowler CJ. Lower urinary tract dysfunction in patients with multiple sclerosis[J]. Handb Clin Neurol, 2015, 130：371-381.

[19]Phe V, Chartier-Kastler E, Panicker JN.Management of neurogenic bladder in patients with multiple sclerosis[J].Nat Rev Urol, 2016, 13 (5): 275-288.

[20]Erden E, Ersoz M, Tiftik T, et al.The neurogenic bladder characteristics and treatment approaches in the patients with multiple sclerosis[J].Mult Scler Relat Disord, 2022, 58: 103439.

[21]Fukuda K, Ozaki T, Tsumura N, et al.Neurogenic bladder associated with pure cervical spondylotic myelopathy: clinical characteristics and recovery after surgery[J].Spine (Phila Pa 1976), 2013, 38 (2): 104-111.

[22]Myers JB, Lenherr SM, Stoffel JT, et al.Patient reported bladder related symptoms and quality of life after spinal cord injury with different bladder management strategies[J].J Urol, 2019, 202 (3): 574-584.

[23]Xu L, Fu C, Zhang Q, et al.Efficacy of biofeedback, repetitive transcranial magnetic stimulation and pelvic floor muscle training for female neurogenic bladder dysfunction after spinal cord injury: a study protocol for a randomised controlled trial[J].BMJ Open, 2020, 10 (8): e34582.

[24]Gajewski JB, Schurch B, Hamid R, et al.An international continence society (ICS) report on the terminology for adult neurogenic lower urinary tract dysfunction (ANLUTD) [J].Neurourol Urodyn, 2018, 37 (3): 1152-1161.

[25]廖利民.神经源性膀胱患者上/下尿路功能障碍的全面分类标准[J].中华泌尿外科杂志, 2015, 36 (2): 84-86.

[26]陈树,张天禹.神经源性膀胱的分类及治疗进展[J].世界最新医学信息文摘,2018,18 (58): 84-86.

[27]Hoen L, Ecclestone H, Blok B, et al.Long-term effectiveness and complication rates of bladder augmentation in patients with neurogenic bladder dysfunction: a systematic review[J].Neurourol Urodyn, 2017, 36 (7): 1685-1702.

[28]Martinez L, Neshatian L, Khavari R.Neurogenic bowel dysfunction in patients with neurogenic bladder[J].Curr Bladder Dysfunct Rep, 2016, 11 (4): 334-340.

[29]Abrams P, Andersson KE, Apostolidis A, et al.Recommendation of the International Scientific Committee: Evaluation and treatment of urinary incontinence, pelvic organ prolapse and faecal incontinence[J].Neurourol Urodyn, 2018, 37 (7): 2271-2272.

[30]蔡文智, 孟玲, 李秀云.神经源性膀胱护理实践指南（2017年版）[J].护理学杂志, 2017, 32 (24): 1-7.

病例 15 前列腺癌根治术后尿失禁的康复治疗

一、病历摘要

（一）病史简介

患者男性，69 岁。

主诉：前列腺癌术后漏尿 1 个月余。

现病史：患者于 2 个月前体检发现前列腺特异性抗原（prostate specific antigen，PSA）升高，遂于当地综合医院泌尿外科就诊，增强 MRI 提示"前列腺炎？恶性肿瘤（MT）待排"，前列腺穿刺病理提示"前列腺癌"，1 个月前在全麻下行"腹腔镜下前列腺癌根治术"。术后病理提示：非特殊类型腺泡癌 / 腺癌，病理分期 $pT_4N_1M_0$。术后 2 周拔除尿管，发现在体位转换、走路、咳嗽、打喷嚏时漏尿，卧位时无漏尿。膀胱充盈时有尿意，除漏尿外可自主排尿，夜尿 3 ~ 5 次 / 晚，夜尿量 600 ~ 900 mL，平日外出时需依赖外用集尿袋。患者自发病以来，无发热，精神尚可，情绪、饮食正常，睡眠欠佳，大便正常，小便如上述，体重无明显下降。

既往史：冠状动脉粥样硬化性心脏病 5 年，高血压 2 年，口服"氯沙坦钾片"控制血压，平素血压控制在 120/70 mmHg 左右，否认糖尿病史；无吸烟、饮酒史，无放射性物质、毒物接触史。

家族史：哥哥有前列腺癌病史。

（二）体格检查

一般查体：体温 36.6 ℃，脉搏 62 次 / 分，呼吸 19 次 / 分，血压 118/68 mmHg。神志清楚，营养中等，步行入病房，心肺检查未见明显异常。腹部可见散在手术小切口瘢痕，愈合可，腹壁感觉正常，腹部平坦，无压痛、反跳痛及肌紧张。肠鸣音正常。

专科查体：外生殖器无瘢痕，会阴部两侧皮肤局部浅感觉减退，肛周皮肤感觉正常，肛门括约肌收缩正常，球海绵体肌反射未引出。

直肠指检：牛津肌力分级量表 4/5 级，持久性测试 3 秒 /10 秒，会阴肌肉无触痛。收缩盆底肌时，盆腹协同分离性差，有臀肌和腹部肌肉的代偿，盆底肌在最大收缩后能完全放松。

徒手肌力检查：髋屈肌（左 / 右＝4/5 级）、臀中肌（左 / 右＝3/5 级）、臀大肌（左 / 右＝4/5 级）、闭孔内肌（左 / 右＝3/5 级）、腹横肌肌力（使用 Sahrmann 核心稳定性测试评定）1/5 级。

（三）辅助检查

盆底超声（病例15 图1）：膀胱充盈差，尿道内口开放，可见漏斗形成，双侧耻骨直肠肌、肛门括约肌未见明显异常，Valsalva动作完成尚可；残余尿量＜10 mL。

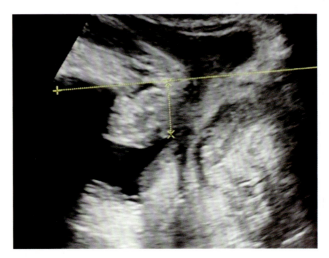

病例15 图1　盆底超声图像（黄色箭头指向尿道内口，呈漏斗形）

泌尿系超声：双侧睾丸鞘膜腔积液（右侧明显），左侧附睾头囊肿，肾脏、膀胱未见异常。

盆底电生理检查：双侧球海绵体肌反射未引出，阴部神经体感诱发电位 P_{40} 潜伏期和波幅均正常。

肌电图（electromyogram，EMG）：肛门括约肌未见明显自发电活动，主动募集反应尚可。

（四）诊断

1. 压力性尿失禁；
2. 前列腺癌根治术后；
3. 高血压1级（低危组）；
4. 冠状动脉粥样硬化性心脏病。

（五）诊疗经过

入院后完善常规检查，了解患者全身情况。给予Ⅱ级护理，低盐饮食，药物给予氯沙坦钾控制血压，加用盐酸度洛西汀肠溶胶囊增强尿道括约肌活动，醋酸去氨加压素减少夜尿。根据患者功能障碍情况，对其进行康复评定，包括各项功能状态的评定：国际尿失禁协会男性量表（ICSmaleSF）功能问卷、PERFECT 盆底肌评估、膀胱日记等。根据评定结果，设定康复目标：近期目标是通过康复治疗，充分感知盆底肌，改善盆底肌分离收缩；养成规律饮水、排尿习惯；远期目标是通过系统康复治疗，进一步巩固尿控功能，能够在腹压增大之前提前收缩盆底肌，争取达到日常生活中腹压增大情况下无漏尿。康复干预措施包括肌电生物反馈下辅助的盆底肌训练、膀胱功能训练和尿急抑制技术（Knack 动作）、行为治疗、核心强化等。在对患者进行为期 6 周的住院康复及 4 周的家庭延伸训练后，患者膀胱控制及生活质量明显改善：患者 ICSmaleSF 功能问卷得分提高，其中失禁评分改变最大，每天的漏尿发作次数评分由 3 分减至 1 分（大部分时间减少至偶尔），白天不再使用集尿袋，小便可自解，咳嗽、打喷嚏时不再漏尿，仅在久坐后站起时偶有漏尿发生；夜间排尿次数减少至 0～1 次，睡眠质量明显改善；盆底肌和腹部核心力量也有改善。

二、诊疗经验

男性尿失禁是由尿道括约肌和（或）膀胱功能障碍导致的尿液由尿道不随意漏出，通常分为压力性尿失禁、急迫性尿失禁、充盈性尿失禁等。男性 SUI 的常见病因有前列腺手术或放疗、外伤、神经病变或先天发育异常，发生于根治性前列腺切除术（radical prostatectomy, RP）和各种经尿道前列腺手术后的尿失禁，统称为前列腺术后尿失禁（post prostatectomy incontinence, PPI）。PPI 的发生率报道不一致，术后近期为 30%～40%，经过保守治疗 1 年后仍有 2%～5% 的患者存在尿失禁。RP 术后尿失禁多为尿道括约肌功能不全，RP 术后膀胱尿道吻合口狭窄，放疗可引起后尿道瘢痕及纤维化（冰冻尿道），造成尿道闭合功能不全及膀胱出口梗阻，出现既有排尿困难又有尿失禁的特殊状况。治疗原则首选保守治疗，特别是盆底肌训练，建议治疗 6～12 个月后如效果不佳，再考虑外科手术治疗。

针对该患者的尿失禁问题，我们选择行为干预、药物治疗、盆底肌训练及核心肌力增强等综合治疗。

1. 行为干预

（1）排尿日记：记录每天日间和夜间的排尿。

（2）膀胱管理：日间每 2～3 小时按时排尿，患者初始漏尿严重，先着重养成规律排尿间隔的习惯。

（3）生活习惯干预：预防便秘，避免喝含咖啡因的茶；为减少夜尿，建议患者使用冲动抑制来增加夜尿间隔；建议减少睡前 2 小时饮水量；日间尽量自行解尿，减少白天使用集尿器时间。

2. 药物干预

（1）盐酸度洛西汀肠溶胶囊：度洛西汀是一种血清素／去甲肾上腺素重吸收的抑制药，可以促进尿道横纹括约肌的活动，并且可以通过刺激 Onuf's 核来加强阴部神经的兴奋性。但该药物的不良反应明显，针对男性患者前列腺术后尿失禁的病例，需在医师评估及监护下使用。

（2）醋酸去氨加压素：减少夜尿量，根据患者夜尿量酌情使用，患者后期饮水管理达到目标后夜尿次数减少，予以停药。

3. 盆底肌训练　侧重于诱发盆底肌收缩，利用盆底肌收缩来抑制漏尿。盆底肌训练姿势从仰卧（消除重力）进阶到更具挑战性的直立训练（坐姿和站立）姿势。

（1）盆底肌生物反馈：使用 EMG 生物反馈在仰卧位盆底肌练习，在生物反馈和口头提示的帮助下收缩盆底肌。在训练开始阶段，需要借助生物反馈来收缩盆底肌，为后面的训练学会使用自己的感觉反馈来判断正确收缩盆底肌做准备。

（2）凯格尔（Kegel）运动：注意盆底肌收缩与腹肌、臀肌分离，盆底肌收缩 3 秒，休息 6 秒，连续 10 次／组，每天进行 5 组；快速收缩 25 次／组，每天进行 2 组。

（3）Knack 动作：由于患者从坐位到站立位的反复漏尿，建议患者在咳嗽、转移之前和转移过程中采用 Knack 动作。Knack 动作是在咳嗽、打喷嚏、提重物及弯腰等腹压突然增加前，提前将肛提肌和外尿道括约肌主动收缩，暂时性地增加了尿道支撑结构的刚度和尿道内的压力，从而阻止尿液流出。Knack 动作的训练需要基于盆底肌整体感知明确的基础上进行肌肉快速收缩的训练。

4. 腹部核心肌力锻炼　以激活腹横肌为主，训练其掌握腹横肌收缩（钩躺姿势），屈曲髋关节和膝关节，缓慢交替抬腿至 70°～90°，下肢抬高范围以可以维持腹横肌收缩为参考。

患者在院期间进行了为期 6 周的物理治疗管理及其他干预后，膀胱控制及生活质量明显改善，因此在出院前我们又制订了需要长期执行的家庭训练计划：①坚持良好的生活习惯，坚持膀胱功能训练；②能够正确进行盆底肌分离收缩；③独立完成盆底肌家庭锻炼；④从功能上使用盆底肌来防止盆底压力波动。

出院 4 周后患者门诊随访，患者膀胱控制及生活质量明显改善，每天的漏尿发作次数减少，咳嗽、打喷嚏时不再漏尿，仅在久坐后站起时偶有漏尿发生；夜间排尿次数减少至 0～1 次。嘱长期进行盆底肌居家锻炼。

三、病例讨论

（一）前列腺术后尿失禁患者如何进行有效的康复治疗提高其功能恢复水平

针对前列腺癌术后尿失禁的患者，进行尽早、有效的康复治疗，以提升其功能恢复水平，应当遵循以下步骤：首先，进行全面的康复评估，涵盖专科检查、盆底神经相关检查、排尿及尿控相关量表等多个方面。基于此评估结果，为患者制订个体化的康复计划，康复计划的执行需要跨学科团队的合作，该团队应包括康复医师、泌尿科医师、物理治疗师、护士和社会工作者等。早期介入是关键，早期康复可以更好地利用神经可塑性，从而达到更好的康复结果。康复治疗应当是持续和递进的，随着患者的进步逐步增加治疗的难度，以促进持续的功能改善。家庭延伸训练对于康复过程同样至关重要，将家庭成员纳入康复计划，有助于在院区外督促患者继续康复训练。定期评估患者的进展并根据评估结果调整康复计划，以确保计划的适应性和有效性。保守治疗至少 4 ~ 8 周后进行疗效评估，随后在第 6、12 个月各随访 1 次，此后每 12 个月随访 1 次。

（二）前列腺癌术后尿失禁的功能评估

1. 体格检查　包括站立位通过 Valsalva 或咳嗽动作判断是否存在 SUI。还应行腹部、会阴部检查（有无瘀痕）、直肠指检、下肢检查及鞍区的神经学检查。

2. 尿液分析　用于筛查有无泌尿系感染、蛋白尿、血尿或糖尿等，是所有患者都应进行的常规检查。

3. 残余尿量测定　是指排尿后膀胱内仍剩余的尿量。男性 SUI 患者可进行排尿后残余尿量测定。有研究者认为残余尿量 < 50 mL 为排空充分。

4. 排尿日记　是衡量症状严重程度的标准化方法，包括漏尿发作的频率和程度、每次排尿量、24h 或夜间总尿量等。按 24h 排尿日记格式记录，推荐连续记录 3 天排尿日记。

5. 尿垫试验　可用于量化尿失禁的严重程度并监测患者对治疗的反应。1h 尿垫试验可在医院进行，重量增加 1 g 为阳性。重量增加 1 ~ 10 g 为轻度尿失禁，11 ~ 50 g 为中度尿失禁，> 50 g 为重度尿失禁。24h 尿垫试验重复性更好，但依从性较差，重量增加 4 g 为阳性。

6. 量表评估　ICI 尿失禁问卷简表（ICIQuestionnaire-Short Form, ICIQ-SF）包括关于症状和严重程度的简短问题，询问患者发生尿失禁的频率、漏尿量、诱因及对日常生活的干扰程度。生活质量评分（quality of life, QOL）、膀胱过度活动症评分（overactive bladder syndrome score，OABSS）用于评估患者症状的严重程度及对生活质量的影响。

7. 尿动力检查　对于诊断明确的 SUI 不建议常规行尿动力学检查。采用常规尿动力学检查，可评估男性 SUI 患者的膀胱及尿道功能。通过腹压漏尿点压力及最大尿道闭合压力可以判断 SUI 的程度，通过压力 - 流率测定可鉴别是否存在流出道梗阻，通过储尿期膀胱测压可以判断逼尿肌顺应性、逼尿肌过度活动、腹压漏尿点压力和膀胱安全容量。对于合并多种病因的复杂情况推荐行影像尿动力学检查。

8. 盆底神经肌电检查　包括盆底肌表面肌电图及盆底肌电图。盆底肌表面肌电图（surface electromyography，sEMG）是通过采集和分析盆底肌肉活动时的肌电信号评价神经肌肉功能，可以经阴道、经皮、经肛门等多种途径，目前广泛用于盆底康复前评估。肌电检查可有助于制订盆底肌训练相关康复治疗策略。

9. 其他　包括膀胱镜检查及影像学评估等。

四、病例点评

前列腺癌根治术后出现尿失禁是比较常见的现象，尿失禁主要的原因是手术后尿道部位组织损伤（韧带、肌肉损伤）、感染、手术区域神经损伤等。大多数前列腺癌术后尿失禁患者通过结合行为疗法、药物治疗、物理疗法、中医治疗等综合康复治疗，可以获得显著改善。若康复计划不够针对性或缺乏适时调整可能会造成康复进展缓慢。少数患者可能会出现永久性尿失禁，可能需要后续的吊带手术或人工括约肌手术来进行改善。

此案例强调了对前列腺癌术后尿失禁患者进行早期术后康复和家庭延伸训练方案制订的重要性，为前列腺癌术后尿失禁的康复治疗和管理提供了宝贵的经验和依据。出院后对患者持续的监测和必要的调整将对维持治疗效果和进一步提高生活质量至关重要。

目前大多数关于尿失禁的盆底肌训练研究都是与女性受试者相关。了解男性尿失禁机制与女性的差异对于研究是有价值的。需要更多地探索与男性盆底肌激活、运动处方、生物反馈的使用和其他变量的关系。总体来说，这个病例展示了全面个性化康复计划和跨学科团队合作的重要性。

（病例提供：杨亦青　同济大学附属养志康复医院）
（病例点评：文　伟　上海交通大学医学院附属第一人民医院）

参考文献

[1]Bauer RM, Bastian PJ, Gozzi C, et al.Postprostatectomy incontinence：all about diagnosis and management[J].Elsevier, 2009, 55（2）：322-333.

[2]Dobberfuhl AD, Comiter CV.A systematic approach to the evaluation and management of the failed artificial urinary sphincter[J].Current Urology Reports,2017,18（3）：18.

[3] 孙颖浩，黄健.中国泌尿外科和男科疾病诊断治疗指南：2019 版 [M].北京：科学出版社，2020.

[4]Radadia KD, Farber NJ, Shinder B, et al.Management of postradical prostatectomy urinary incontinence：a review[J].Urology, 2018, 113：13-19.

[5]Oelke M, Hofner K, Jonas U, et al.Diagnostic accuracy of noninvasive tests to evaluate bladder outlet obstruction in men：detrusor wall thickness, uroflowmetry, postvoid residual urine, and prostate volume[J].European Urology, 2007, 52（3）：835-835.

[6]Bright E, Cotterill N, Drake M, et al.Developing and validating the international consultation on incontinence questionnaire bladder diary[J].Eur Urol,2014,66（2）：294-300.

[7]Krhut J, Zachoval R, Smith PP, et al.Pad weight testing in the evaluation of urinary incontinence[J].Neurourol Urodyn, 2014, 33：507-510.

[8]Donovan JL, Peters TJ, Abrams P, et al.Scoring the short form ICSmaleSF questionnaire.International continence society[J].JUrol, 2000, 164（6）：1948-1955.

[9]Hikita KS, Honda M, Hirano S, et al.Comparison of the overactive bladder symptom score and the overactive bladder symptom score derived from the bladder diaries[J].Neurourol Urodyn, 2016, 35（3）：349-353.

[10]Miller JM, Perucchini D, Carchidi LT,et al.Pelvic floor muscle contraction during a cough and decreased vesical neck mobility[J].Obstetrics & Gynecology, 2001, 97（2）：255-260.

[11]Ba K, Talseth T.Change in urethral pressure during voluntary pelvic floor muscle contraction and vaginal electrical stimulation[J].International Urogynecology Journal, 1997, 8（1）：3-7.

病例 16　出口梗阻型便秘合并情绪障碍的康复治疗

一、病历摘要

（一）病史简介

患者女性，60 岁。

主诉：排便困难 30 余年，加重 1 年。

现病史：患者于 30 余年前无明显诱因出现排便困难，排便 2 次 / 日，软便，腹胀，肛门坠胀，有便意，排便时费力，排便时间约 30 分钟，无明显腹痛，曾服用中药治疗 3 个月（具体不详），饮食调整，症状无明显好转，后未行治疗。2014 年行膀胱肿物电切术后，上述症状加重，自诉排便需 1 小时，余症状同前，未治疗。1 年前，上述症状再次加重，仍觉腹胀、肛门坠胀后有便意，排便时间约需 2 小时，需使用开塞露大便才能解出，大便呈条索状，余症状同前。无里急后重，无黏液脓血，无恶心呕吐，无食欲缺乏，为求进一步诊治来我院就诊。患者自发病以来，无发热，无咳嗽咳痰，无胸闷气短，无腹痛腹泻，精神尚可，情绪低落，饮食精细，睡眠欠佳（主要表现为入睡困难，易醒，每晚睡 6 ～ 7 个小时），小便 10 ～ 12 次 / 日，小便时偶有尿道口有酸胀感，体重、体力未见明显改变。

既往史：既往体健，否认高血压、糖尿病等基础病史；无吸烟、饮酒史。1988 年行剖宫产术；2014 年行膀胱肿物电切术；2021 年行痔疮切除术；2023 年行扩肛术。多次因大便无法排出要求灌肠，长期服用中成药辅助通便。否认家族遗传病史及类似疾病史，否认药物、食物过敏史。

（二）体格检查

一般查体：体温 36.1 ℃，脉搏 92 次 / 分，呼吸 21 次 / 分，血压 130/75 mmHg。神志清楚，营养中等，双侧瞳孔等大等圆，直径约 3 mm，直接、间接对光反射灵敏。双肺呼吸音清，未闻及干、湿性啰音，心脏及腹部检查未见明显异常，双下肢无水肿。

专科查体：神志清，精神可，言语、听理解、记忆力、计算力基本正常。眼动充分，未见眼震及复视。肛口外观：肛口皮赘隆起。肛门指检：距肛门 6 cm 未及肿物，退指无染血，肛门收缩力欠佳，力排时耻骨直肠肌反向收缩。肛门镜检：直肠黏膜松弛。盆腔器官脱垂评估：POP-Q 评估：Aa：-2 cm，Ba：-2 cm，Ap：-2.5 cm，Bp：-2.5 cm，C：-7 cm，D：-8 cm，tvl：8 cm；骨盆带检查：右侧髂前上棘压痛（+），余检查无特殊。

（三）辅助检查

江西当地医院肠镜检查提示：结肠黑变病。

泌尿系＋残余尿 B 超：右肾囊肿，残余尿量 14 mL。

尿常规：白细胞（+），镜检白细胞 0 ～ 1 个 /HP。

血常规：无特殊。

尿动力学检查：最大尿流率 17.8 mL/s，膀胱最大灌注 390 mL，残余尿量 0 mL。

膀胱镜：膀胱术后改变。

肛门直肠测压：耻骨直肠肌和肛门括约肌静息压偏高，排便时耻骨直肠肌反向收缩，伴肛门外括约肌松弛不全。

排便造影：肛直角提肛相 83°，静坐相 93°，力排相 100°，肛上距＞ 25 mm，力排时直肠前突 24 mm，未见黏膜脱垂征象。结论：直肠中度前突，会阴下降。

盆底肌电图：①异常耻骨联合 SEP，异常阴蒂背神经 SEP；②肛门括约肌、耻骨直肠肌发送时可见肌紧张电位，力排时可见反常收缩；③尿道括约肌憋尿时收缩力弱；④阴部神经 SSR 交感兴奋性低；⑤正常球海绵体肌反射。

匹兹堡睡眠质量指数 8 分，睡眠质量较多方面有困难。汉密尔顿焦虑抑郁量表：躯体化焦虑 7 分，精神性焦虑 6 分，抑郁 11 分，可能有焦虑抑郁症状。耻骨直肠肌、肛门内外括约肌超声＋弹性成像:Valsalva 动作耻骨直肠肌弹性显示反向增高，Valsalva 动作后直肠肛管角变小。

躯体 SSR ＋心率变异分析：SSR 正常，RRIV：R% 正常，D% 增高。提示：迷走神经兴奋性高。

结肠传输试验：结肠传输未见明显异常。

腹部平片：腹部少许气体，膀胱、输尿管、肾区未见阳性结石影。

（四）诊断

1. 出口梗阻型便秘、便秘型肠易激综合征；

2. 结肠黑变病；

3. 局灶性肌张力障碍；

4. 膀胱肿物切除术后；

5. 焦虑抑郁状态；

6. 睡眠障碍。

（五）诊疗经过

患者为门诊病例，首先就诊于我院(浙江大学医学院附属邵逸夫医院)泌尿外科、肛肠外科。针对尿频、尿急症状，泌尿外科诊断为膀胱肿物切除术后急迫性尿失禁。

建议对症治疗，予以度洛西汀胶囊 30 mg 1 次／日缓解抑郁情绪，同时减少尿道阻力，帮助排尿；坦索罗辛缓释胶囊 0.2 μg 每晚口服松弛尿道括约肌，降低尿道阻力，改善排尿困难；雌三醇软膏外用，改善下尿路萎缩。用药 3 周后尿频症状缓解不明显，后改用阿米替林片 25 mg 每晚口服，尿频、尿急症状基本好转，偶有排尿时酸胀不适感可以忍受。

用药经验：阿米替林是三环类抗抑郁药，镇静作用较强，适用于焦虑性或激动性抑郁症。同时阿米替林有排尿困难的不良反应，在抗抑郁的同时，可利用其不良反应减少排尿次数。三环类抗抑郁药还有可能引起便秘的不良反应，由于患者便秘已 30 余年，近期使用阿米替林片，症状无明显加重，暂继续使用。

针对便秘症状、结肠黑变病，行相关检查后，肛肠外科诊断为出口梗阻型便秘、结肠黑变病。患者一年前曾行扩肛手术，效果不佳，且有焦虑抑郁情绪，目前暂不考虑手术治疗，建议停用中药，养成良好的排便习惯，予以吲哚美辛栓、复方角菜酸酯栓塞肛，对症治疗，并转介到康复科就诊。

康复科根据排便造影、3D 肛门直肠测压、盆底肌电图均提示耻骨直肠肌、肛门外括约肌反常收缩，诊断为局灶性肌张力障碍、出口梗阻型便秘、便秘型肠易激综合征、焦虑抑郁状态。针对局灶性肌张力障碍，行超声引导下 A 型肉毒毒素注射（耻骨直肠肌 50 U，肛门外括约肌 50 U），1 周后，患者自诉排便时间较前缩短，约 30 分／次，腹胀、肛门坠胀缓解 50% 以上，腹胀后仍有强制排便行为，排便费力，大便 1～2 次／日。进而进行康复评定，包括盆底肌筋膜疼痛评估、盆底肌表面肌电评估、腹直肌分离评估、膈肌和呼吸模式评定、盆底肌手法评估、骨盆（脊柱）姿势评估、心理状态评定。根据评定结果，针对便秘型肠易激综合征，予以利那洛肽胶囊 290 μg、1 次／日缓解腹痛；结合康复训练，包括针灸（调整自主神经、促进肠蠕动）、呼吸模式调整（改善盆 - 腹 - 膈的协调运动）、内脏手法调整（促进直肠蠕动、强化肠道功能）。针对 A 型肉毒毒素注射后，需强化盆底肌肌力，协调收缩，予以低频电刺激联合生物反馈治疗及盆底肌主动训练，患者症状时轻时重。康复治疗期间，患者曾多次因大便无法排出于急诊科要求灌肠治疗，最频繁时每天灌肠。针对患者焦虑抑郁状态，除了阿米替林药物治疗外，康复治疗师反复宣教，包括正常的排便过程教育、排便习惯教育、合理饮食、适量有氧运动建议等，患者每天强制排便的心态逐渐好转。经过 7 周的训练，患者目前未服中药，大便 1～2 次／日，仍觉排便困难，偶尔需使用开塞露大便才能解出，腹胀、肛门坠胀较前好转。

二、诊疗经验

便秘是一种（组）常见的临床症状，严重影响患者的日常生活和生活质量，表现为排便困难和（或）排便次数减少、粪便干硬。排便困难包括排便费力、排出困难、排便不尽感、肛门直肠堵塞感、排便费时和需辅助排便。排便次数减少指每周排便少于 3 次。慢性便秘的病程至少为 6 个月。

慢性便秘包括功能性便秘、器质性便秘和药物性便秘。功能性疾病所致便秘主要由于结肠、直肠肛门的神经平滑肌功能失调所致，包括功能性便秘、功能性排便障碍和便秘型肠易激综合征等。继发性便秘与多种因素有关，主要是器质性疾病和药物相关因素。引起便秘的器质性疾病主要包括代谢性疾病、神经源性疾病、结肠原发疾病（如结肠癌）等。药物性便秘主要由抗胆碱能药、阿片类药、钙拮抗药、抗抑郁药、抗组胺药、解痉药、抗惊厥药等诱发。临床上需排除警报征象，有针对性地选择辅助检查，排除器质性疾病，尽早做出功能性便秘的诊断，以此避免不必要的检查和手术。警报征象包括年龄＞ 40 岁、便血、粪便隐血试验阳性、夜间排便、贫血、腹部包块、腹水、发热、非刻意体重减轻、腹部包块、血癌胚抗原升高、结直肠癌和炎症性肠病家族史。必要时请肛肠外科、消化内科多学科会诊之后，做出一致的功能性诊断。

肠易激综合征（irritable bowel syndrome，IBS）以腹痛、腹胀或腹部不适为主要症状，与排便相关或伴随排便习惯，如频率和（或）粪便性状改变。IBS 诊断标准：反复发作腹痛、腹胀、腹部不适，具备以下任意 2 项或 2 项以上：①与排便相关；②伴有排便频率改变；③伴有粪便性状或外观改变，诊断前症状出现至少6 个月，近 3 个月符合以上诊断标准。根据患者排便异常时的主要粪便性状，可将IBS 分为腹泻型、便秘型、混合型和不定型 4 种亚型。

出口梗阻型便秘（outlet obstructive constipation，OOC）是功能性便秘最常见的亚型，约占慢性便秘的 60%。OOC 的诊断为符合功能性便秘罗马Ⅳ诊断标准，病程至少 6 个月，近 3 个月满足以下诊断标准：①必须符合功能性便秘和（或）便秘型肠易激综合征的诊断标准；②在反复尝试排便过程中，至少包括以下 1 条：球囊逼出试验或影像学检查证实，存在排出功能减弱或盆底松弛相关解剖学改变；压力测定和影像学或肌电图检查证实，盆底肌肉不协调收缩或括约肌基础静息压松弛率＜ 20%；压力测定或影像学检查证实，排便时直肠推进力不足。

本例患者诊断为出口梗阻型便秘、便秘型肠易激综合征的诊断依据：①患者为老年女性，为便秘好发人群；②主诉：排便困难 30 余年，加重 1 年，主要症状为排便困难，而不是排便次数减少，时间也符合慢性便秘≥ 6 个月；③每次腹胀、肛门坠胀后有便意，符合肠易激综合征的诊断，且符合功能性便秘的诊断，考虑为便秘型肠易激综合征；④3D 肛门直肠测压、盆底肌电图、盆底超声、排便造影均提示耻骨直肠肌、肛门外括约肌反向收缩，故诊断OOC。患者无大便带血，肠镜排除肠道炎症、肿瘤；直肠传输试验排除慢传输型便秘；患者既往体健，未服用药物。综上考虑，诊断为出口梗阻型便秘合并便秘型肠易激综合征。

经验总结：①诊断功能性便秘，需仔细询问病史，排除红旗征；②警惕容易引起便秘的药物，应及时停用或减量；③功能性便秘是康复科能够干预的类型，需结合结肠传输、肛门直肠测压、排粪造影等辅助检查，明确分型，选择适合的治疗方案。

针对该患者出口梗阻的原因是耻骨直肠肌和肛门外括约肌失弛缓、反向收缩的问题，我们选择超声引导下对耻骨直肠肌、肛门外括约肌行肉毒毒素注射治疗。具体操作如下：药物配制：Botox注射用A型肉毒毒素100 U（美国Allergan艾尔建公司生产）溶于2 mL生理盐水，分别置于2支1 mL注射器中待用，选用5号半齿科注射针头。注射方法：截石位，常规消毒铺巾，在腔内超声（百胜MyLab60，专用阴道腔内探头，频率7～10MHz）引导下，通过阴道可见U形耻骨直肠肌，1 mL注射器在会阴2点位距肛缘约0.8 cm处进针，经皮肤、皮下组织、深部到达耻骨直肠肌（病例16图1），然后边退针边注入药液，左侧耻骨直肠肌注药25 U，调整针尖方向，到达肛门外括约肌（病例16图2），于左侧肛门外括约肌注药25 U。同样的操作方法，1 mL注射器于10点位进针，分别注射右侧耻骨直肠肌、肛门外括约肌各25 U。过程顺利，休息一个小时后，患者未诉不适。1周后排便困难程度较前缓解，排便时间由2小时减少至30分钟。肉毒毒素注射后，需进行6～8周盆底生物反馈电刺激＋盆底肌训练，能达到显著的近期疗效，改善肛管、直肠肌群排便时的协调性，使排便状态下耻骨直肠肌及肛门外括约肌松弛，从而恢复正常的排便功能，达到增强、巩固疗效的作用，有效率在60%～80%。

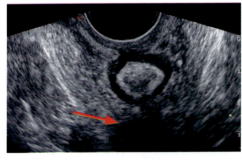 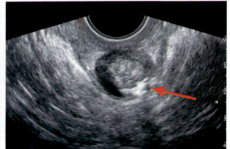

病例16图1　耻骨直肠肌注射　　　　　　病例16图2　肛门外括约肌注射

耻骨直肠肌和肛门外括约肌失弛缓是出口梗阻型便秘的最常见类型。其主要病理改变是排便过程中由于耻骨直肠肌、肛门外括约肌失弛缓，不能松弛，导致粪便不能顺利排出。局灶性肌张力障碍最好的对症治疗方法为局部注射 A 型肉毒毒素。肉毒毒素是一种作用强大的神经毒素，通过阻断神经肌肉接头突触前膜乙酰胆碱释放，产生化学性去神经作用，使肌肉产生长时间松弛的作用。近年来，有人尝试采用 A 型肉毒毒素注射治疗盆底肌痉挛，但由于采用盲注的方法，存在很大的安全隐患。而超声引导下注射具有定位精确的优点，因此在临床中得到越来越多的重视。

经验总结：①并非所有的便秘都适合进行肉毒毒素注射治疗，只有经过严格的临床检查诊断为出口梗阻型便秘患者（主要用于耻骨直肠肌、肛门括约肌失弛缓综合征）可以进行肉毒毒素注射治疗。因此，精准诊断是治疗的前提，否则不仅治疗无效，还可能引起肛门失禁；②超声引导下注射，目标肌肉定位更精准，疗效更显著；③注射后需行 6 ～ 8 周生物反馈电刺激＋盆底肌训练，改善盆底肌肉收缩的协调性，能达到显著的近期疗效；④由于肉毒毒素自身的药物特性，使得肉毒毒素治疗的远期效果较差，需通过增加剂量或重复注射药物来提高长期疗效。但增加剂量的同时有增大肛门失禁的风险，故必须权衡较大剂量注射治疗的利弊。

针对患者的焦虑抑郁状态的问题，首先建议精神卫生科就诊，予以心理评估后患者拒绝心理治疗。药物上泌尿外科首诊就使用三环类抗抑郁药阿米替林，患者尿频症状缓解，睡眠改善，暂不拒绝继续服药。康复治疗方案的设计旨在综合药物管理的基础上，对患者进行健康宣教和心理疏导。

对于便秘患者的健康宣教如下：

1. 营养均衡，增加水果、蔬菜等纤维营养素，补充水分和益生菌　慢性便秘与膳食纤维减少和液体摄入减少有关。全球多个慢性便秘指南和（或）共识均将增加膳食纤维和饮水量作为慢性便秘的基础治疗措施。每天摄入 2 L 水会增强膳食纤维的通便作用。因此多项便秘指南推荐水的摄入量为 1.5 ～ 2.0 L/d。应用微生态制剂调节肠道菌群可以部分缓解便秘症状，国外指南和共识意见将其推荐作为慢性便秘患者的治疗选择之一。

2. 建立良好的排便习惯

（1）晨起排便或餐后 2 小时排便：晨起的起立反射可促进结肠运动，有助于产生便意。调查显示大部分人群的排便行为在早晨，男性一般在上午 7 ～ 8 点，女性则较男性晚 1 小时左右。进餐后胃窦扩张、食物进入十二指肠诱发的胃结肠反射和十二指肠结肠反射均可促进结肠的集团蠕动，产生排便反射，有利于成功排便，因此建议便秘患者在晨起和餐后 2 小时内尝试排便。

（2）如厕排便时需集中注意力，感受直肠肛门的内括约肌的不自主收缩，养成良好的排便习惯。有意识地对以肛提肌为主的盆底肌肉进行自主性收缩，以加强盆底肌肌力,从而提高盆底肌肌力和对膀胱、直肠的控制能力,改善便秘。此外,盆底功能训练也对直肠起到"唤醒"作用,刺激大脑提醒排便。

(3)尽量选择蹲位排便,坐便时要膝高于髋。研究证实,相比于坐位排便,蹲位时腹压并无明显增加,且此时耻骨直肠肌放松,排便时的直肠肛角变大,直肠管腔变直、排便所需的直肠应变就小,有利于粪便的排出;蹲位排便可缩短排便时间,改善排便费力,提高患者排便满意度。故推荐便秘患者采取蹲位排便姿势。

(4)减少排便次数,优化大便性状,每次排便时间控制在10分钟之内。患者长期存在慢性便秘、慢性咳嗽及久蹲努挣等因素可出现持续性高腹压,使盆底支撑结构损伤及功能减退甚至缺失,进而出现直肠黏膜脱垂性便秘。

3. 积极进行中低强度有氧运动　规律的体育运动可缩短肠道传输时间、利于通便,有氧运动如步行、骑车等对改善便秘有效。一般推荐运动量为30～60分/日,至少2次/周。适当增加运动量可能对日常运动较少或老年便秘患者更有效。

4. 心理疏导　①"同理心"话术:我理解你的担忧,但是一天不排便,我们的人生不会毁掉,我愿意和你一起,做好长期管理,让排便回归到最接近自然的状态;②认知干预:对患者以"知信行"的模式进行健康教育。介绍治疗的方法、成功病例,和患者积极沟通,疏导安慰患者,告知患者这是功能性疾病,负面情绪只会增加胃肠功能紊乱的程度,让患者了解便秘和心情之间有密切关系;③放松训练:在做呼吸训练时,通过进行深深的吸气,然后长长的呼气,慢慢感受着全身每一组肌肉群呈现的放松状态,从而感受到愉快。

经验总结:①便秘患者通常缺乏关于肠功能的知识,许多患者均在使用低效或错误的如厕行为及排便方式,没有接受过良好的宣教和训练。因此,在每一个治疗方案都应该从告知和健康宣教开始,并就如厕行为和肠道功能有关的生活方式的改变提出更具体的建议和宣教;②便秘患者大多合并焦虑抑郁问题,对于以便秘症状为主、精神心理症状较轻的患者可采用一般心理治疗,以健康教育和心理疏导为主;③若有明显精神心理异常的便秘患者应接受精神心理专科治疗。

三、病例讨论

(一)局灶性肌张力障碍(耻骨直肠肌和肛门外括约肌的反常收缩)引起出口梗阻型便秘的机制

耻骨直肠肌起自耻骨联合下方,左右各一向后下延伸,于直肠后方联合形成一环绕直肠肛管结合部的"U"形结构,并将直肠肛管结合部向前上方悬吊,使肛管轴线与直肠轴线形成一个夹角,即肛直角。肛门外括约肌是环绕肛门内括约肌周

围的骨骼肌，有强有力的控制排便的功能。正常排便时，直肠完整感知粪便后发生
RAIR 反射，耻骨直肠肌和肛门内外括约肌松弛，肛直角变大，最终导致排便的过程。
这一环节中若耻骨直肠肌、肛门内外括约肌失弛缓，导致持续性的肌肉收缩，不能
完全放松，肛直角不变甚至反向缩小，则出现出口梗阻型便秘。肌张力障碍是一种
不自主、持续性的肌肉收缩引起的扭曲、重复运动或姿势异常的综合征，依据发生
的部位可分为局灶型、节段型、多灶型、偏身型和全身型，其中局灶型最为常见。
本案中耻骨直肠肌和肛门外括约肌持续痉挛，不能放松，可以考虑为局灶性肌张力
障碍。

　　导致耻骨直肠肌、肛门外括约肌痉挛的原因是什么呢？①炎症刺激：慢性的
肛窦或肛隐窝炎症可沿直肠肛管间隙扩散并累及耻骨直肠肌，使耻骨直肠肌发生增
生、肥厚等一系列病理生理改变，使耻骨直肠肌舒张与收缩功能发生改变。当患者
排便时，病变的耻骨直肠肌发生不协调的收缩，从而引起排便困难。反复损伤或激
惹可使耻骨直肠肌形成疼痛局灶小结节，即激痛点（MTrP）。有研究表明，MTrP 的
终板电位活动增强，更容易去极化，引起肌纤维持续性收缩，排便时腹腔或肠道压
力升高挤压耻骨直肠肌并激活 MTrP，导致持续性的耻骨直肠肌收缩；②滥用泻药：
长期不规范使用泻药或导泻剂使直肠黏膜感觉阈值升高，粪便进入直肠后刺激并
不能引起直肠黏膜产生动作电位，因而直肠肛门抑制反射（rectanal inhibitory
reflex，RAIR）不能形成，导致排便时耻骨直肠肌等肛管周围肌肉仍处于收缩状态；
③精神因素：长期焦虑抑郁的患者情感中枢分泌大量 5- 羟色胺，引起患者感觉阈
值升高，而直肠黏膜感觉阈值升高会使粪便在肠道内堆积，结直肠的过度容纳可引
起耻骨直肠肌等盆底横纹肌的反射性收缩，从而导致肛门直肠矛盾运动。

　　其临床表现为：①缓慢加重的排便困难，病程长；②需要泻药或导泻剂协助排
便，甚至手法协助排便；③排便需过度用力，且排便时程长，平均在 60 分钟以上；
④排便时伴有肛门及骶尾部疼痛；⑤便意频繁，大便细长，且有明显排便不尽感。

　　盆底痉挛型便秘手术治疗疗效不确切，故手术治疗须严格掌握手术指征。应首
选生物反馈、A 型肉毒毒素注射等非手术治疗的方法。

　　综上所述，肛门周围的慢性炎症刺激、滥用泻药、焦虑抑郁情绪都容易引起耻
骨直肠肌、肛门外括约肌痉挛。临床上，我们要注意识别导致盆底肌失弛缓的原因，
早期预防，治疗时应避免危险因素，同时了解盆底肌痉挛的机制还有助于缓解患者
焦虑抑郁情绪，增加患者的信任度和配合度。治疗上应首选超声引导下 A 型肉毒毒
素注射治疗可改善高张力耻骨直肠肌痉挛引起的盆底痉挛型出口梗阻型便秘症状，
与生物反馈配合使用可提高非手术治疗的疗效。

（二）神经电生理检查在便秘中的意义

直肠、肛门受躯体神经和自主神经共同支配。躯体为阴部神经，受大脑意识的控制，支配直肠齿状线以下肛门部分，主要支配肛周的感觉和肛门外括约肌的运动。自主神经系统不受大脑意识支配，包含交感和副交感神经系统，支配内脏运动、腺体分泌和心肌。直肠肛门部分的自主神经，支配齿状线以上部分，主要支配直肠腺体分泌和直肠平滑肌的运动。交感神经的中枢在胸腰段脊髓，在椎旁节和椎前节换元后形成节后纤维，通过交通支，使交感神经节之间、交感神经和脊神经、交感神经和脊髓之间互通信号，形成复杂的交感神经网络。副交感神经的中枢在 $S_{2\sim4}$ 节段的中间灰质柱，形成盆内脏神经，支配泌尿、生殖、降结肠、乙状结肠和直肠。交感神经兴奋，促进储便，副交感神经兴奋，促进排便。排便过程的神经通路：当直肠的压力感受器感受到大便后，通过盆丛神经传到脊髓 $S_{2\sim4}$ 初级排便中枢，再通过副交感神经传出，肛门内括约肌舒张，出现肛门直肠抑制反射，同时降结肠、乙状结肠、直肠平滑肌收缩，推动大便，这时出现便意。同时 $S_{2\sim4}$ 脊髓初级排便中枢同时把信号传递到大脑皮层，大脑做出判断时间、场地是否适合排便，如果不适合，则控制肛门外括约肌收缩，憋住大便。如果合适排便，则放松肛门外括约肌，进行排便。

肌电图是研究神经细胞和肌肉电活动的科学，电生理指标可以客观地反映神经、肌肉的电生理状态，对于神经系统的病变、损害的程度及预后的判断有重要的价值。

耻骨直肠肌、肛门括约肌肌电图是观察静息或力排状态时肛门外括约肌和耻骨直肠肌电活动的最佳手段。检查方法：所有患者均接受肛门括约肌肌电图（EAS-EMG）检测，由固定技术人员采用单盲法进行。参考王含等和 Podnar 等的方法，患者取右侧膝胸卧位，充分暴露臀部，选 EAS 皮下部进针，记录患者在静息、用力收缩和力排时的肛外括约肌、耻骨直肠肌肌电图。患者在排便状态下，可以记录到肛门外括约肌（耻骨直肠肌）的反常收缩引起的高张电位。

另外，文献表明，慢性便秘患者可能存在自主神经功能紊乱；交感神经活动增加或迷走神经活动下降与肠道运动减慢相关。神经电生理检查中，还可以依据 SSR 评估盆底自主神经病变。

SSR 是神经电生理中唯一评价自主神经功的检测手段，指人体受到一个内源性或外源性刺激，引起交感神经兴奋，导致出汗活动。SSR 主要检测交感神经节后 C 类纤维。SSR 检测因刺激和记录部位不同，分为肢体 SSR 和盆底 SSR。肢体 SSR 操作方法：采用表面电极，手腕部正中神经刺激，以 6 cm×12 cm 大小的电极置于手掌皮肤或者脚跖面皮肤记录，参考电极置于手背或脚背，记录交感神经反射的潜伏期和波幅。肢体 SSR 可以评价交感神经节后无髓鞘 C 类神经纤维的损伤。如果出现肌肉损伤、广泛的神经损伤（帕金森、2 型糖尿病等）、焦虑／抑郁、睡眠障碍等，均可能出现肢体 SSR 的异常。盆底 SSR 又分会阴 SSR 和肛门 SSR。操作方法：会阴 SSR 是指手腕部正中神经刺激，记录的表面电极置于龟头（男性）、阴蒂（女性），参考电极置于阴茎（男性）、大阴唇（女性）。肛门 SSR，刺激点也是手腕部正中神经，记录点和参考点在肛门两侧。盆底 SSR 可以评价下尿路自主神经通路的完整性。

SSR 能反映全身后根传入纤维到手心、脚心交感神经节后传出纤维通路的电生理情况，会阴 SSR 反映会阴段交感节后传出纤维的电生理情况，肛门 SSR 则反映肛门段的电生理情况。如果会阴 SSR 和肢体 SSR 存在不一致的情况，则提示会阴段交感神经节后传出纤维损伤。这样 SSR 就实现了分段检测的目的，可以定位神经损伤的节段。但是，目前关于便秘中的电生理表现研究较少，对于 SSR 检测还在临床实验阶段，尚未形成文献报道，还需要大样本的研究去证实。

综上所述，耻骨直肠肌、肛门括约肌肌电图是判断耻骨直肠肌、肛门外括约肌反常收缩的最佳手段，为出口梗阻型便秘的诊断和治疗提供重要证据。盆底 SSR 可反映盆底自主神经的损伤，也可反映无髓鞘 C 类神经纤维的损伤，并且分段检测，对于损伤节段实现精准定位。所以，神经电生理检查对诊断盆底神经、肌肉病变有重要意义，但盆底 SSR 检测的有效性，自主神经损伤在盆底功能障碍中的意义，还需要更多的医务人员进一步的研究。

（三）心理因素对便秘的影响

在临床中发现功能性便秘患者约有 65% 伴有心理障碍，同时伴有焦虑、抑郁的可达 20%。频繁到医院就诊的便秘患者本身便秘症状并不突出，大多是由于长时间腹痛及肠道外症状，且多有心理障碍，如伴有焦虑、抑郁、神经质、受虐史，以及缺乏社会支持，严重影响患者的工作、学习、生活和心理健康，降低患者的生活质量。有研究表明，患者生活质量与合并精神心理状态明显相关，且合并精神心理异常越明显，生活质量受影响的维度越广。

胃肠运动是在中枢神经系统、自主神经系统、肠神经系统共同参与下进行的，胃肠道与神经中枢双向沟通的神经内分泌网络被称为脑－肠轴。精神心理因素可与肠道症状相互作用，以功能性便秘为代表的功能性肠病患者因长期腹胀、腹痛、排便困难等消化功能症状可使患者更易出现恐惧、焦虑、抑郁等不良心理情绪。另外，功能性便秘患者伴有不良情绪或心理障碍时更易导致功能性便秘症状加剧而影响生活质量。其原因可能是：情绪异常可抑制副交感神经对结肠的支配，亦可影响下丘脑和自主神经系统，导致结肠传输时间延长，从而引起便秘。有研究显示，精神紧张可使肛管压力升高，内括约肌反射活动增强及失弛缓，也有研究表明，焦虑可增加盆底肌群的紧张度，导致排便时出现肛管直肠协同运动异常。从分子水平来看，脑－肠肽既是胃肠激素，也是神经递质，广泛存在胃肠道和神经系统中；既可在中枢神经系统中参与情绪调节，也能直接作用于肠神经系统或平滑肌细胞调节胃肠道的感觉和运动。脑肠之间的联系主要通过分泌脑－肠肽实现，脑－肠肽分泌异常会引起脑肠互动紊乱，并发胃肠道疾病和情绪障碍。脑－肠肽包括：5-羟色胺（5-HT）、胃动素（MTL）、胆囊分泌素（CCK）、血管活性肠肽（VIP）、P物质（SP）等。

功能性便秘与情绪障碍两者密切相关，便秘可并发情绪障碍，而焦虑、抑郁、失眠等不良情绪又会加重便秘的症状。临床上应加强功能性便秘患者心理干预，采取针对性措施调节患者的认知、情绪，缓解不良心理状态，这对便秘的治疗有积极的作用。

（四）长期依赖口服中药或灌肠导致结肠黑变病的机制和预警分析

结肠黑变病（melanosis coli，MC）是一种代谢性而非炎症性的肠道疾病，主要表现为脂褐素等色素沉积于结肠黏膜固有层。近年来结肠黑变病的检出率逐年升高，并且不论男性还是女性均呈逐渐上升的趋势。研究提示结肠黑变病是结肠息肉乃至结肠癌等疾病发生、发展的潜在危险因子。临床报道显示，大黄等蒽醌类泻下药是导致结肠黑变病的重要因素，包括番泻叶和大黄等。

在中药大黄的临床应用方面，应当辨证论治，依据疾病的发病特点选择合适的大黄饮片，并进行合适的配伍，提高大黄临床用药的安全性和有效性。在大黄致结肠黑变病风险的防范方面，大黄酸、大黄素、芦荟大黄素、大黄素甲醚、大黄酚为大黄致结肠黑变病的潜在物质基础，应当对中药饮片及其制剂中所含游离蒽醌类成分进行含量限定。同时，大黄临床应用过程中应当选择合适的用法，具体如下：限定临床使用剂量及缩短用药疗程均为防范结肠黑变病风险的重要举措；脾胃虚弱者、老年人为结肠黑变病的好发人群，该类人群应当慎用大黄；在大黄使用过程中加强对患者不良反应的监护，及时检17号染色体的基因（Tp53）蛋白的水平，为结肠黑变病的风险提供预警。定期进行结肠镜检以及时完成对结肠黑变病的诊断。同时监测、评估潜在致癌风险。加强对患者的用药教育。此外在结肠黑变病的救治方面，及时减量或停药，尽早干预，积极治疗，兼顾结肠黑变病息肉、腺瘤并发症的治疗。

四、病例点评

便秘在临床上是常见病，也是难治病，病程长，易复发，严重影响患者的生活和工作质量。大多数患者通过容积性泻药、渗透性泻药、刺激性泻药、润滑性泻药、促肠道动力药和促分泌药物等治疗可以获得显著改善，但少部分患者可能因诊断分型不明确，进而进展缓慢。因此，明确诊断分型是关键。长期便秘容易引发负面情绪及心理压力，医务人员对情绪心理方面的关注较为欠缺，所以仔细查体和问诊，关注患者心理状况，及时进行心理评估，了解影响便秘的危险因素及预后，进行健康宣教和心理治疗是很有必要的。

该病例属于出口梗阻型便秘合并焦虑抑郁，首先，经过鉴别诊断，排除了结肠肿瘤、息肉、炎症等红旗征，排除了慢传输型便秘、药物性便秘，明确了便秘的诊断和分型，是耻骨直肠肌、肛门外括约肌失弛缓引起的出口梗阻型便秘；其次，针对痉挛，予以超声引导下肉毒毒素注射，A 型肉毒毒素的使用针对痉挛控制是一个精确且有效的治疗方式，超声引导使治疗定位更精准、更有效；再次，焦虑抑郁状态的治疗结合了药物和非药物手段，健康宣教应涵盖饮食、生活方式、药物、运动等多方面的管理，可以明显缓解患者的焦虑情绪，体现了一种多模式的干预方法；神经电生理检查可以评估盆底神经、肌肉的病变，对损害的程度及预后的判断有重要的价值；最后，含蒽醌类成分的中药，如大黄、番泻叶，容易导致结肠黑变病，临床上要慎重选择，如果出现结肠黑变病，需及时减量或停药，尽早干预，积极治疗。

总体来说，这个病例展示了精准诊断、精准康复的重要性，同时盆底康复需要跨学科团队共同的合作。

（病例提供：印　婷　华润武钢总医院）

（病例点评：李建华　浙江大学医学院附属邵逸夫医院）

参考文献

[1] 中华医学会消化病学分会胃肠动力学组，中华医学会消化病学分会功能性胃肠病协作组. 中国慢性便秘专家共识意见（2019，广州）[J]. 中华消化杂志，2019，39（9）：577-598.

[2] 中华医学会消化病学分会胃肠功能性疾病协作组，中华医学会消化病学分会胃肠动力学组. 2020年中国肠易激综合征专家共识意见 [J]. 中华消化杂志，2020，40（12）：803-818.

[3] Picciariello A, O'Connell PR, Hahnloser D, et al. Obstructed defaecation syndrome: European consensus guidelines on the surgical management[J]. The British journal of surgery, 2021, 108 (10): 1149-1153.

[4] Ortega MV, Johnson AM, Janmey I, et al. Rectoceles: is there a correlation between presence of vaginal prolapse and radiographic findings in symptomatic women[J]? Diseases of the colon and rectum, 2022, 65 (4): 552-558.

[5] Hayat U. Chronic constipation: update on management[J]. Cleveland Clinic journal of medicine, 2017, 84 (5): 397-408.

[6] 中国医师协会肛肠医师分会，中国医师协会肛肠医师分会临床指南工作委员会，中国中西医结合学会大肠肛门病专业委员会，等．出口梗阻型便秘诊治中国专家共识（2022版）[J]．中华胃肠外科杂志，2022，25（12）：1045-1057．

[7] Kenney C, Jankovic J.Botulinum toxin in the treat-ment of blepharospasm and emifacial spasm[J].J Neural Transm, 2008, 115（4）：585-591.

[8] 王宏，刘培喜，杨国卿．A型肉毒毒素治疗耻骨直肠肌综合征的疗效及安全性观察[J]．山东医药，2014，54（5）：105-107．

[9] Markland AD.Association of low dietary intake of fiber and liquids with constipation：evidence from the national health and nutrition examination survey[J].The American Journal of Gastroenterology, 2013, 108（5）：796-803.

[10] Bharucha AE.American gastroenterological association technical review on constipation[J].Gastroenterology, 2013, 144（1）：218-238.

[11] Kyung-Sik P.Practical treatments for constipation in korea[J].The Korean journal of internal medicine, 2012, 27（3）：262-270.

[12] 李丽，武国亮，孙冰，等．直肠黏膜脱垂性便秘的诊疗进展[J]．中国肛肠病杂志，2022，42（12）：54-56．

[13] Heaton Kw, Radvan J, C ripps H, et al.Defecation frequency and timing, and stool form in the general population：a prospective study[J].Gut, 1992, 33（6）：818-824.

[14] Rao SS.Constipation：evaluation and treatment of colonic and anorectal motility disorders[J].Gastroenterol clin North Am, 2007, 36（3）：687-711.

[15] Fathallah N, Bouchard D, de Pamdes V.Diet and lifestyle rules in chronic constipation in aduits：from fantasy to reality[J].Presse Med, 2017, 46（1）：23-30.

[16] Drossman DA, Hasier WL.Rome Ⅳ-fLlnetional GI disorders：disorders of gut-brain interaction[J].Gastroenterology, 2016, 150（6）：1257-1261.

[17] Sikirov D.Comparison of straining during defecation in three positions：results and implications for human health[J].Dig Dissci, 2003, 48（7）：1201-1205.

[18] Takano S, Sands DR.Innuence of body posture on defecation：a prospective study of "The Thinker" position[J].Tech colopmctol, 2016, 20（2）：117-121.

[19] Ghoshal UC.Chronic constipation in Rome Ⅳ era：the Indian perspective[J].Indian J Gastmente mL, 2017, 36（3）：163-173.

[20] 朱大年，王庭槐．生理学[M]．（第九版）．北京：人民卫生出版社，2018：245-254，335-339．

[21] 中国医师协会肛肠医师分会．便秘外科诊治指南（2017）[J]．中华胃肠外科杂志，2017，20（3）：241-243．

[22] 冯国庆，姬艳景，王志民，等．耻骨直肠肌变化所致出口梗阻型便秘的诊治研究进展[J]．中国肛肠病杂志，2021，41（2）：79-80．

[23] Andromanakos N, Skandalakis P, Troupis T, et al.Consti-pation of anorectal outlet obstruction：pathophysiology, evaluation and management[J].J Gastroenterol Hepatol, 2006, 21（4）：638-646.

[24]王含,崔丽英,杜华.多系统萎缩20例患者肛门括约肌肌电图特点分析[J].中华神经科杂志,2003,36（4）：276-279.

[25]Podnar S, Gregory WT.Can be sphincter electromyography reference values shared between laboratories？[J].Neurou mL Urodyn, 2010, 29（8）：1387-1392.

[26]Nehra V, Bruce BK, Rath—Harvey DM, et al.Psychological disordersin patients with evacuation disorders and constipation in atertiary practice[J].Am J Gastroenterol, 2000, 95（7）：1755-1758.

[27]Xing ZX, Hou XH, Zhou K, et al.Impact of parental-rearing styles on irritable bowel syndrome in adolescents：a school-based study[J].J Gastroenterol Hepatol, 2014, 29（3）：463-468.

[28]黄钢丁,姜海行,唐少波,等.排便障碍的功能性便秘患者精神心理因素的研究[J].临床消化病杂志,2019,31（5）：308-311.

[29]周胗,钱海华,张丹,等.基于肠道菌群与脑肠轴的相互作用机理探讨中医脑肠学说[J].中华中医药学刊,2020,38（3）：119-122.

[30]谢燕,徐秀萍,王秀丽,等.衢州市社区老年人功能性便秘的患病率及心理健康状况研究[J].中国医药导报,2017,14（8）：64-67.

[31]Koloski NA.The brain-gut pathway in functional gastrointestinal disorders is bidirectional：a 12-year prospective population-based study[J].Gut：Journal of the British Society of Gastroenterology, 2012, 61（9）：1284-1290.

[32]刘立舟,杨向东,贺平.慢性功能性便秘患者精神心理因素的研究现状[J].中国肛肠病杂志,2012,32（6）：68-69.

[33]聂晶.胃肠道恶性肿瘤患者术后便秘的原因及治疗护理研究进展[J].中国医药指南,2020,18（3）：10,12.

[34]Gaman A, Kuo B.Neuromodulatory processes of the brain-gutaxis[J].Neuromodulation, 2008, 11（4）：249-259.

[35]丁凤敏,吴佳佳,邹小娟,等.逍遥散对抑郁模型大鼠下丘脑、结肠中P物质和血管活性肠肽的影响[J].中华中医药杂志,2020,35（7）：3350-3352.

[36]Mennecier D, Vergeau B.Melano sis coli？[J].N Engl J Med, 2004, 350（2）：197.

[37]Kimber RD, Roberts-Thoson IC.Gastrointestinal：melanosis coli[J].J Gastroenterol Hepatol, 1999, 14：1047.

[38]Lestina LS.An unusual case of melanosis coli[J].Gastrointest Endose, 2001, 54：119-121.

[39]高峰玉,钱家鸣.结肠黑变病致病因素的分析[J].中华消化杂志,2001,21（5）：46-47.

病例 17　根治性前列腺切除术后尿失禁的康复治疗

一、病历摘要

（一）病史简介

患者男性，66 岁。

主诉：前列腺癌术后漏尿 8 个月余。

现病史：患者于 8 个月余前因前列腺癌行"机器人辅助腹腔镜下根治性前列腺切除术"，术后 2 周拔除尿管后漏尿，从坐位起立即刻漏尿，行走时持续漏尿，咳嗽漏尿，夜卧也时有漏尿，夜尿 7 ~ 8 次，全天使用尿垫 20 余张，听到水声无尿感，无尿急，无尿道变细。外院予托特罗定口服半年，效果不显。术后勃起不能，大便正常。

既往史：高血压病史 10 年，血压最高 160/95 mmHg，现服用氨氯地平 5 mg、1 次 / 日，血压控制尚可；腰椎间盘突出病史 30 余年，30 余年前曾手术治疗，具体不详，现无腰痛，无双下肢麻木、疼痛、无力；否认其他病史。否认药物、食物过敏史。否认烟酒史。

家族史：有高血压家族史。

（二）体格检查

体温 36.8 ℃，脉搏 72 次 / 分，呼吸 21 次 / 分，血压 138/87 mmHg。神志清楚，营养中等，一般情况可。

（三）辅助检查

前列腺超声造影（术前）：前列腺左右径 4.33 cm，前后径 3.44 cm，上下径 2.41 cm。内腺左右径 4.44 cm，前后径 3.23 cm，上下径 2.03 cm。内腺厚 2.19 cm，外腺厚 0.60 cm。左侧外腺偏前可见一大小约 0.77 cm×0.78 cm 低回声结节，内略呈细小蜂窝状，内可见少许血流信号。超声造影提示：注射造影剂 3.5 mL 后，动脉期呈高增强，静脉期呈等增强。诊断：前列腺增生，左侧外腺偏前低回声结节。超声造影灌注异常，请结合穿刺活检。

前列腺穿刺病理诊断（术前）：（右侧移行区）前列腺腺泡腺癌，（左侧移行区）前列腺腺泡腺癌，（左侧周缘外侧偏前）前列腺组织，见小灶不典型腺泡增生，（左侧周缘外侧区中部）前列腺组织，见小灶不典型腺泡增生,（左侧尖端部）前列腺组织，部分腺泡不典型增生。

盆底肌电图：①尿道括约肌、肛门括约肌、耻骨直肠肌 MUP（运动单位电位）略宽大；②异常球海绵体肌反射，异常骶反射；③阴部 SSR 交感兴奋性低；④正常阴茎背神经 SEP，正常耻骨联合 SEP。

盆底功能彩超：静息状态：尿道中段长度 0.77 cm。盆底肌肉收缩状态：可见盆底脏器向头腹部方向移动，尿道内口闭合，尿道中段长度 0.80 cm。Valsalva 动作：可见盆底脏器向尾侧方向移动不明显，膀胱内口及尿道可见扩张，尿道内口处宽约 0.23 cm，尿道中下段处宽约 0.17 cm。结论：①尿道中段长度偏短；②盆底肌肉收缩状态下，盆腔脏器向头腹侧移动明显，提示盆底肌力良好；③ Valsalva 动作下膀胱内口及尿道轻度扩张；④膀胱尿道交界处膀胱前壁偏强回声。

（四）诊断

1. 压力性尿失禁；

2. 神经源性膀胱；

3. 根治性前列腺切除术后；

4. 前列腺恶性肿瘤术后；

5. 高血压 2 级。

（五）诊疗经过

结合病史、症状、辅助检查，考虑患者尿道内、外括约肌及其支撑结构、神经损伤，膜部尿道长度变短导致尿失禁。康复治疗予以盆腹核心肌群、盆底肌肌力训练，以增加尿道外括约肌肌力，配合盆底电子生物反馈训练改善盆底肌肌力、盆底神经肌肉兴奋性，腹压增加的活动前先收缩盆底肌增加尿道阻力训练，骶神经磁激光治疗改善神经肌肉兴奋性。康复治疗隔日 1 次，每周 3 次，居家盆底肌训练每日 1 次。治疗 4 周后，白天漏尿改善，活动后漏尿，从坐位起立不会立即漏尿，行走一段距离后开始漏尿；晨起小便控制最好；夜间无漏尿，夜尿由 7～8 次减至 2 次，夜间尿量增加，夜间每次尿量 200～400 mL，全天尿垫数量由 20 张减至 7～10 张。继续治疗 4 周，漏尿未见进一步明显改善。予以盆底肌表面肌电检查，提示前静息阶段得分 99.18；快速收缩阶段（Ⅱ类肌）：最大值 24.17 μV↓（参考值＞70 μV），上升时间 0.30 秒（参考值＜0.5 秒），恢复时间 0.83 秒↑（参考值＜0.5 秒），得分 35.53；持续收缩阶段（Ⅰ类肌）得分 53.9；耐久收缩阶段（Ⅰ类肌）得分 61.12；后静息阶段得分 98.83；总分 57.16。患者盆底肌功能仍差，继续予以上述康复治疗，并予以口服度洛西汀 30 mg、2 次／日，1 周后，尿垫数量减至 5 张。后泌尿外科予以膀胱内微射频治疗 2 次，漏尿未见改善。予以甲钴胺口服，3 周后漏尿仍未见明显改善。患者后续漏尿改善不明显原因，考虑盆底肌电图提示阴部神经损伤较重，盆底彩超提示尿道内括约肌功能差，膜部尿道短，尿道外括约肌体积小。治疗应继续药物营养神经；康复治疗改善神经肌肉兴奋性，加强残存尿道外括约肌肌力，以维持并改善尿道外括约肌肌容积、肌力；配合口服度洛西汀增加尿道阻力，但需密切观察其不良反应。故嘱继续定时排尿，口服甲钴胺、度洛西汀，继续盆底肌力训练、电子生物反馈训练、腹压增加的活动前先收缩盆底肌训练，阴部神经针刺治疗，配合骶神经磁激光治疗。每个月随访 1 次。

二、诊疗经验

前列腺癌已成为男性第二大恶性肿瘤。随着人民健康意识的增强及前列腺特异性抗原检测的广泛应用，更多的早期前列腺癌被检出。根治性前列腺切除术是早期前列腺癌的主要治疗手段，其标准术式是切除前列腺及其包裹的尿道、其周围的精囊、射精管、输精管的一部分。不管是开放的、腹腔镜下的、机器人辅助腹腔镜下的，根治性前列腺切除术都不可避免地导致尿失禁并发症的发生，严重影响患者生活质量。

影响根治性前列腺切除术术后患者尿控功能的因素很多，主要包括术前相关因素、术中尿控结构的保护及重建、术后功能训练等。其中尿道括约肌及其支撑结构与支配神经的损伤被认为是术后尿失禁发生的最主要因素；功能尿道的长度与尿控恢复密切相关，术中保留尿道长度不足者通常尿失禁的发生率更高；膀胱颈内括约肌过度损伤、尿道纤维化及尿道瘢痕与狭窄均可引起出口闭合不全；根治术后因逼尿肌功能异常也可导致尿失禁，术后逼尿肌过度活动、顺应性降低及收缩力减弱等均为术后尿失禁的相关病因。膀胱颈尿道内括约肌、尿道外括约肌缺损及尿道内、外括约肌支撑结构及其支配神经损伤、功能尿道长度不足均为该患者尿失禁的原因。患者未行尿动力学检查，但服用托特罗定半年无效，结合患者盆底肌表面肌电检查结果、膀胱内两次微射频治疗无效考虑患者无逼尿肌过度活动。夜间尿量可达400 mL，说明患者膀胱容量尚可。逼尿肌顺应性及收缩力情况需尿动力学检查明确。

男性尿失禁通常分为压力性尿失禁、急迫性尿失禁、充盈性尿失禁等。前列腺癌术后尿失禁诊断为前列腺术后尿失禁，类型主要为压力性尿失禁。该患者坐卧位无漏尿，站立、活动漏尿严重，无听到水声漏尿，无尿急，故属于压力性尿失禁。

根据 2022 年《男性压力性尿失禁诊断与治疗中国专家共识》《中国泌尿外科和男科疾病诊断治疗指南》，根治性前列腺切除术后尿失禁治疗原则首选保守治疗，特别是盆底肌训练，建议治疗 6 ～ 12 个月后，如效果不佳，再考虑外科手术治疗。保守治疗包括对生活方式的干预，如定时排尿、控制液体摄入、减少对膀胱有激惹作用的食物摄入（咖啡、酒精和辛辣食品）等。对于合并尿频的患者推荐进行膀胱功能训练和定时排尿。盆底肌训练结合生物反馈疗法可使患者更科学有效地进行锻炼。目前药物治疗男性压力性尿失禁的效果不佳，如度洛西汀有轻微效果，但不良反应明显，国内未经批准上市；盐酸米多君对轻症有一定效果，但有升高血压的不良反应。患者进行盆底肌训练联合盆底电子生物反馈训练、骶神经磁激光治疗后，疗效明显，服用度洛西汀后，小便控制有进一步改善，但未完全控制，未见不良反应，需要继续药物治疗配合康复训练，增加康复训练的精准度及强度，并监测药物的不良反应。

三、病例讨论

（一）前列腺癌术后尿失禁的影响因素

影响根治性前列腺切除术后患者尿控功能的因素很多，主要包括术前相关因素、术中尿控结构的保护及重建等。

1. 术前影响因素　高龄、肥胖、术前存在泌尿系感染及尿失禁、国际前列腺症状评分高、大体积前列腺及前列腺突入膀胱、前列腺尖部与膜部尿道解剖关系、膜部尿道长度（membranous urethral length, MUL）、高肿瘤分期、放疗及前列腺电切手术史等均可能与术后尿失禁的发生风险相关。此外，缺乏锻炼也可能是其影响因素。研究发现，年龄越小，患者术后尿控恢复率越高，恢复时间越短。前列腺体积越大的患者术后早期尿控恢复效果越不理想，但是对于后期尿控功能的影响尚存争议，仍需进一步研究证实。膜部尿道包含横纹肌和平滑肌纤维，两者联合协调实现尿控功能。Song 等研究发现术前 MUL ≤ 16 mm、术后 MUL ≤ 14 mm 与术后 6 个月尿失禁均有相关性。由于较长的膜部尿道可增加尿道闭合压力，从而促进早期尿控功能的恢复，故术前充分评估 MUL 及术中对 MUL 精准识别与控制，有利于更好地改善早期尿控功能。

2. 术中影响因素　尿道括约肌及其支撑结构与支配神经的损伤被认为是术后尿失禁发生的最主要因素。功能尿道的长度与尿控恢复密切相关；膀胱颈内括约肌过度损伤、尿道纤维化及尿道瘢痕与狭窄均可引起出口闭合不全；根治术后因逼尿肌功能异常也可导致尿失禁，术后逼尿肌过度活动、顺应性降低及收缩力减弱等均为术后尿失禁的相关病因。对于根治性前列腺切除术来说，在保证肿瘤完整切除的前提下将对尿控相关结构的损伤降至最小是保护患者术后尿控功能的重中之重，包括对膀胱颈、功能尿道、尿控相关支持结构、神经血管束的保留和重建。

膀胱颈由膀胱逼尿肌、尿道内括约肌及邻近的前列腺组织构成。膀胱逼尿肌由外纵、中环、内纵三层平滑肌纤维构成，中层的环形肌在尿道内口处增厚形成尿道内括约肌。尿道内括约肌为平滑肌，不受躯体神经支配，其表面分布有肾上腺素能受体，交感神经兴奋引起肌肉收缩，使其发挥协助尿控的作用。尿道内括约肌本身控尿功能较弱，但在尿道外括约肌损伤的情况下，尿道内括约肌仍可维持正常尿控功能。根治性前列腺切除术中尿道内括约肌结构的保护对于维持尿控功能尤为重要。膀胱颈保留技术、膀胱颈重建术均有助于改善前列腺癌术后尿失禁。根治性前列腺切除术中将膀胱颈保留至具有括约肌功能的环形纤维处，则无须重建膀胱颈便可直接行膀胱尿道吻合，能获得良好尿控。2023版欧洲泌尿外科指南建议对肿瘤远离基底部的前列腺癌患者常规行膀胱颈保留。不同手术入路机器人辅助腹腔镜根治性前列腺切除术（robot-assisted laparoscopic radical prostatectomy，RARP）对膀胱颈造成的损伤不同。常规前入路RARP受术者经验、前列腺大小、肿瘤分期影响，常导致膀胱颈不同程度的损伤；后入路RARP自膀胱颈后方分离前列腺膀胱颈间隙，可实现膀胱颈的完整保留。根治性前列腺切除术中保留膀胱颈并不适用于所有前列腺癌患者，怀疑肿瘤位于膀胱颈附近、前列腺体积过大、中叶增生明显或前列腺明显凸向膀胱的患者不宜保留膀胱颈，对于这些患者，可采取膀胱颈重建术。

尿动力学上，将尿道内压力高于膀胱内压力的一段尿道称为功能尿道，此段尿道可增加尿道静息压力，是控制排尿的重要结构。解剖学上功能尿道主要指被尿道外括约肌包绕的尿道，通常来说尿道外括约肌是环形包绕尿道的横纹肌，主要分布在膜部尿道，另有10%～40%分布于前列腺部尿道并被前列腺尖部所覆盖，2023版欧洲泌尿外科指南中提出，在根治性前列腺切除术中保留足够的尿道长度可能会最大限度地提高早期尿控率。前列腺内的功能尿道与前列腺实质之间存在明确的界限，这为准确、安全地分离前列腺组织及功能尿道并保留功能尿道提供了重要的解剖学基础。Hamada等提出了改良最大尿道长度保存技术，这一技术首先暴露前列腺尖端与横纹括约肌，继而顺着膜部尿道分离前列腺尖端组织直至暴露出足够长的远端尿道，最后在尽可能靠近近端的位置离断尿道，此技术能使90%以上的患者在术后3个月即可恢复尿控功能。

男性尿控相关支持结构主要包括盆内筋膜、耻骨前列腺韧带、狄氏筋膜等，这些结构对于盆腔脏器稳定具有重要意义，一旦受损可导致尿道及膀胱颈位置、形态改变从而影响患者尿控功能。

盆内筋膜由一层排列在骨盆壁和骨盆底的筋膜组成，覆盖闭孔内肌、梨状肌、肛提肌和尾骨肌，与横筋膜连续，并与髋骨骨膜融合。Kwon等发现保留盆内筋膜患者的术后长期尿控率显著增高。盆筋膜腱弓是盆内筋膜在耻骨平面与坐骨棘之间明显增厚形成的一条白线，一项临床研究表明根治性前列腺切除术中行盆筋膜腱弓重建有助于患者术后 3 个月尿控恢复。尿道吻合口周围筋膜重建包括前方重建及后方重建，前方重建指在膀胱尿道吻合口前方将膀胱尿道吻合处固定至耻骨联合或耻骨前列腺韧带上，可加固膀胱尿道吻合口并调整尿道角度；后方重建则是将膀胱前列腺肌和（或）狄氏筋膜与尿道后方组织固定，可在降低尿道吻合口张力的同时保留功能尿道长度、减小膀胱尿道后角，两种重建皆有助于术后尿控功能恢复。如果前方重建和后方重建同时实施则称为完全重建。一项荟萃分析对比发现，与单纯前方或后方重建相比，全解剖重建术后尿失禁恢复更快。李钊伦等提出"男性尿道床"的概念，认为男性尿道床是位于前列腺后方的组织复合体，包括狄氏筋膜、前列腺后筋膜、后正中嵴及会阴中心腱等结构，根治性前列腺切除术中保留尿道床患者在术后 3 个月的尿控率可达 88%，显著高于未保留尿道床组，原因是尿道床结构对膀胱尿道吻合口具有支撑作用。这一发现在其他中心的研究中也得到了证实。

耻骨前列腺韧带位于耻骨与前列腺之间，是前列腺表面的盆筋膜脏层与耻骨后方的盆筋膜壁层相延续并局部增厚形成的成对纤维带，两韧带之间的裂隙中有疏松结缔组织，其内有阴茎背血管复合体（dorsal vascular complex，DVC）通过。耻骨前列腺韧带是尿道"悬吊系统"的重要组成部分，起到支持尿道外括约肌、维持尿道活动度与尿道膀胱夹角的作用。研究发现根治性前列腺切除术中保留耻骨前列腺韧带的患者拔除尿管后 1 周、1 个月、2 个月及 3 个月的尿控恢复情况显著优于离断耻骨前列腺韧带的患者。

神经血管束（neuro-vascular bundle，NVB）是由前列腺神经丛和血管组成的管状结构。NVB 位于精囊尖端附近，自盆腔神经丛向下延伸至前列腺后外侧，并从这里向被筋膜平面包绕的前列腺尖和膜部尿道走行，其内包裹有膀胱下动脉的分支。NVB 是影响尿控功能的重要结构，根治性前列腺切除术中保留 NVB 有助于术后尿控功能恢复。一项荟萃分析表明保留 NVB 的根治性前列腺切除术可降低患者在术后 3 个月及 12 个月的尿失禁风险。然而有研究发现保留 NVB 手术有增加切缘阳性率及生化复发的风险，因此应严格把握保留 NVB 手术的适应证。传统的根治性前列腺切除术往往将精囊与前列腺一同切除，然而研究表明部分调控尿道外括约肌的神经分布在精囊后外侧，支配勃起功能的海绵状神经经过精囊尖端，故切除精囊可能会影响患者的尿控及勃起功能。ALBERS 等研究发现，保留精囊的患者术后 1 个月及 12 个月的尿控率分别为 61.7% 与 96.3%，显著高于传统的根治性前列腺切除术。而另一项随机对照研究表明保留 NVB 的根治性前列腺切除术及保留精囊的根治性前列腺切除术在尿控功能上无显著差异。据最新版欧洲泌尿外科指南建议，为保护患者术后勃起功能，可在低危患者中考虑保留精囊尖端，但保留精囊并不是保护尿控功能的必要操作，无须冒着肿瘤不能完全切除的风险保留精囊，可采取其他手术技巧保护尿控功能。前列腺周围神经网内除了 NVB 之外，还包括前列腺两侧神经网、前列腺背侧神经网交汇区、前列腺腹侧神经网络移行区，故不应局限在单纯保留 NVB 上，而是在保证肿瘤全部切除的情况下尽可能地保留富含神经网的前列腺周围筋膜样组织结构。

目前，多种保护尿控相关结构的手术技术已被认为可有效降低根治性前列腺切除术后尿失禁率，术中联合应用不同技术可进一步减轻术后尿失禁症状。然而各文献中对尿失禁及尿控功能恢复的评判标准不同，且手术效果受术者经验、手术环境、团队合作、患者自身情况等因素影响，此外，患者个体差异较大，手术技巧也有相应的适应证，目前仍缺乏系统性指南，在临床实践中手术医生应灵活变通，以患者为核心，结合自身丰富的手术经验及解剖学知识选择合适的手术技巧，为患者制订个体化手术方案。

（二）前列腺癌术后尿失禁的分型诊断及评估方法

发生于根治性前列腺切除术和各种经尿道前列腺手术后的尿失禁，统称为前列腺术后尿失禁。前列腺癌术后尿失禁类型主要为压力性尿失禁。尿失禁的评估需包括定性评估和程度评估两方面。定性评估主要通过问诊和查体明确尿失禁的类型，即区分压力性、急迫性、混合性或充溢性尿失禁等。当怀疑合并复杂性因素如夜间遗尿、尿瘘、神经源性病变等时，可借助膀胱镜和尿动力学检查以协助鉴别诊断。程度评估可借助问卷量表、尿垫试验、排尿日记等手段判断尿失禁的严重程度，为治疗方式的选择提供参考。前列腺术后尿失禁的诊断应当遵循"两个阶段"的原则。第一阶段的初始评估应包括常规的病史收集、体格检查、超声残余尿检查、尿常规、尿失禁问卷和尿垫试验等。在获得初步诊断之后，第一阶段的治疗就应当开始，若经过 8 ～ 12 周的治疗无效，则应当考虑行进一步的专科评估，此时应包括膀胱尿道镜及尿动力学检查。

神经源性尿失禁是由于神经控制机制紊乱而导致膀胱和（或）尿道功能障碍，尿液自尿道外口不自主的漏出而产生一系列症状及并发症的疾病总称，是神经系统疾病所导致膀胱尿道功能障碍中最常见的病症。属于尿失禁范畴，亦属于神经源性膀胱范畴。

神经源性膀胱的分类采用基于尿动力学检查结果的国际尿控协会下尿路功能障碍分类系统来区分。根据尿动力学表现，神经源性尿失禁通常有以下表型：①神经源性逼尿肌过度活动尿失禁；②神经源性尿道括约肌缺损尿失禁；③神经源性充溢性尿失禁；④混合性尿失禁。其中，神经源性尿道括约肌缺损尿失禁（neurogenic sphincter defciency incontinence，NSDI）尿道括约肌功能受损，伴或不伴有膀胱逼尿肌收缩能力减退。根据括约肌功能受损程度不同，可出现腹压增高时漏尿，甚至膀胱内完全不能存储尿液，临床通常表现为压力性尿失禁及完全性尿失禁。通常将最大尿道闭合压（maximum urethral closure pressure，MUCP）（＜20 cmH₂O）和腹压漏尿点压力（abdominal leak point pressures，ALPP）（＜60 cmH₂O）作为尿道括约肌功能障碍的诊断标准。

神经源性尿道括约肌缺损（neurogenic sphincter defciency，NSD）被认为是当神经系统出现病变或骶髓以下出现损伤时所导致的尿道括约肌的去神经支配。常见于骨髓发育不良、骶骨发育不全、骶髓及以下损伤、椎板切除术后并发症、椎间盘疾病、严重骨盆骨折和低位结直肠癌切除术后神经损伤的患者。尿道括约肌直接损伤可能来自长期留置导尿对膀胱颈造成侵蚀损伤及间歇性导尿操作不当的患者，亦可见于先天性尿道括约肌缺损、医源性损伤尿道外括约肌或其支配神经患者。

（三）前列腺癌术后尿失禁的治疗方案

前列腺术后尿失禁的治疗方案首选保守治疗，包括盆底肌训练、生活方式调整、盆底电子生物反馈、盆底电刺激、传统疗法、药物治疗等。

1. 盆底肌训练（推荐）　术前及术后早期的盆底肌功能锻炼对于恢复控尿功能有效。术前就开展盆底锻炼的患者较术后才开始进行锻炼的患者控尿恢复率高。且盆底锻炼对术后持续1年以上的持续性尿失禁患者依然有效。

2. 生活方式调整（推荐）　与尿失禁有关的生活方式包括肥胖、吸烟、体育活动水平和饮食，调整这些因素可能会改善尿失禁。生活方式的调整主要包括定时排尿、控制液体摄入、减少对膀胱有激惹作用的物质摄入（例如咖啡和辛辣食品）等。生活方式的调整被欧洲泌尿外科协会 EAU 及 ICS 所广泛推荐，研究证实其对于术后持续1年以上的持续性尿失禁患者也同样有效。

3. 盆底生物反馈（可选）　越来越多的证据支持生物反馈治疗可以改善尿失禁，但研究结果仍有争议。研究表明，盆底肌训练结合生物反馈辅助与单纯盆底锻炼相比，前者在术后恢复控尿3周后开始体现出优势，8周后优势达到显著水平。研究汇总表明，以不用尿垫为完全恢复控尿的标准来看，盆底肌训练结合生物反馈辅助在术后第3个月的恢复率为 65.4%～88%，而单纯盆底锻炼为 28.6%～56%；前者在术后第6个月的恢复率为 80.8%～95%，而后者为 34.3%～77%。然而也有部分研究结果表明是否进行生物反馈对长期的治疗结果并无影响，或仅对早期的治疗结果有影响。

4. 盆底电刺激（可选） 一些研究表明，电刺激对于前列腺切除术后尿失禁有一定的治疗效果。有研究表明，患者在接受盆底锻炼的同时开展生物反馈和电刺激，其恢复控尿的平均时间为 8 周，而单纯接受盆底锻炼者其恢复控尿的平均时间为 13.88 周。但是也有很多研究表明，电刺激治疗对最终的疗效并无明显的影响。

5. 传统疗法（可选） 尤其是针刺疗法对治疗根治性前列腺切除术后尿失禁有效，针刺的主要穴位一般分布在骶尾，使用频率最高的是八髎穴和尾骨旁经验穴，其机制是刺激骶神经根或阴部神经。陈姗选择尾骶部 4 个特定穴位"骶四穴"，上两针刺点位于骶尾关节旁 1 cm（双侧对称），下两针刺点位于尾骨尖旁 1 cm（双侧对称）。使用 4 寸长针（0.4 mm×100.0 mm）直刺，深度为 75～90 mm，使针感到达尿道或肛门；下两针刺点，使用 4 寸长针向外侧（坐骨直肠窝方向）斜刺，深度为 90～95 mm，使针感达到会阴部（阴茎根部）。针感达上述部位后，位于身体同侧的针柄与 G6805 电针仪的一对电极相连，电刺激采用连续波，频率 2.5 Hz（150 次／分），电刺激强度（45～55 mA）以患者不感到难受为度，每次持续 1 小时。电针期间需保持盆底肌以阴茎根部为中心有节律地向上（头部方向）强烈收缩的感觉。其作用机制是针尖抵达阴部神经附近（尾骨尖水平横断面 CT 扫描已证实），并加以电刺激，诱发盆底肌节律性收缩。该疗法通过直接兴奋阴部神经诱发盆底肌节律性收缩，从而增强盆底肌肌力以改善控尿功能，能有效治疗压力性尿失禁。给予强电刺激时，会产生盆底肌以阴茎根部为中心有节律地向上强烈收缩，从而改善尿失禁和勃起。

6. 药物治疗（可选） 目前，对于根治性前列腺切除术后的男性压力性尿失禁并没有非常合适的药物。度洛西汀有轻微效果，但不良反应明显，国内未经批准上市。

7. 手术治疗 包括尿道旁移植物注射治疗、吊带术、人工尿道括约肌置入术、人工压迫装置等。手术方法旨在增加膀胱出口阻力，但也可能导致过高的膀胱内压力。因此，当逼尿肌活动能够受到控制并且没有明显的膀胱输尿管反流时，推荐手术。

（1）尿道旁移植物注射治疗（可选）：在膀胱镜监测下经会阴将移植物注射入球部尿道黏膜下，使该处黏膜隆起并闭合尿道腔，达到增加尿道闭合压的作用。目前使用较多的移植物是胶原，除此之外还有硅树脂、聚四氟乙烯、石墨涂层颗粒、乙烯乙醇聚合物和自体脂肪等。该治疗方式适合前列腺切除术后轻度压力性尿失禁患者，或不适合行侵入性治疗的患者，其优点是操作简便、损伤较小。一项包括 25 篇文章的叙述性系统分析显示，该手术的成功率为 54.3%，症状改善率为 37.5%，完全缓解率接近 30%。然而，研究结果表明注射治疗的短期疗效尚可接受，但其长期疗效不甚理想。其原因可能是因为所注射的移植物快速地迁移至别处所致。因此，想要获得较好的疗效一般需要多次注射，平均 2～4 次，但即便如此，其长期疗效依然不甚理想。需要关注的是，某些移植物可能会引起过敏反应并具有向近端和远端淋巴结迁移的潜在风险，同时多次的注射可能会引起注射后的感染，而后者可能会引起尿道组织弹性的下降。

（2）吊带术（可选）：神经源性轻、中度尿道括约肌功能不全导致的尿失禁可选尿道吊带术。但对于严重尿失禁或有过放疗史的男性患者，其疗效有限。男性吊带置入术治疗前列腺术后尿失禁在国内处于起步阶段，仅有少数专家在探索该术式的有效性和安全性，临床应用价值尚需要中长期随访数据支持。

（3）人工尿道括约肌置入术（推荐）：人工尿道括约肌（artificial urinary sphincter，AUS）置入术目前仍被认为是治疗自体括约肌缺陷引起的重度尿失禁的金标准。稳定的膀胱功能及上尿路情况无病变是 AUS 置入的必要条件。难治性膀胱过度活动症状、严重膀胱纤维化、膀胱顺应性降低为手术的相对禁忌证。通过改善膀胱储尿期症状后评估是否适合 AUS 置入。与任何其他的治疗方式相比，AUS 的治疗成功率一直是最高的，可以达到 90%，即便是长期疗效也比较理想。市场上存在多种 AUS 产品，但 AMS 800TM 是目前国内唯一可获取的 AUS 装置。绝大多数已经发表的研究发现，AUS 置入术在治愈率高的同时也存在围术期和术后长期并发症的风险。AUS 作为一种机械装置，平均使用寿命为 7 年左右，在长期使用过程中具有一定的再手术率，常见的再手术原因有机械故障、尿道萎缩、感染和尿道侵蚀等，而感染和尿道侵蚀是需要移除整个 AUS 装置的。装置移除后建议等待 3～6 个月后再置入新的 AUS。尿道萎缩的发生与袖套长时间持续压迫尿道血管有关，建议可以通过再次手术放入双袖带的技术来减少这一并发症的出现，但这种术式会增加尿道侵蚀的发生率。国内已有学者关注于此种现象，拟通过实现术中尿道压力描记指导套袖规格选用，从而降低并发症发生率，但仍需进一步探索。

（4）人工压迫装置（可选）：包括可调整的控尿装置 ACT 或 ProACTTM 目前初步研究中具有疗效，但数据有限，并且这种治疗方法目前还不成熟，对于神经源性尿失禁，可能是一个治疗选择。

（四）前列腺癌术后尿失禁的预防措施

前列腺癌术后尿失禁的预防，包括术前盆底肌储备、术中尿控结构的保护及重建、术后盆底功能训练等。其中术中尿控结构（主要包括膀胱颈、功能尿道、相关支持结构及神经与血管）的保护及重建最为重要。提高手术技术是减少术后尿失禁的关键，提高患者术后近远期尿控能力，首先要力图通过精准的解剖技术保留重要结构，其次是应用良好的重建技术恢复尿道、膀胱和必要层面的连续性。目前，我国的根治性前列腺切除术仍以标准术式为主，应该对相应的改良手术技术和防治措施进行改进、应用和推广，在保证肿瘤完整切除的前提下，将对尿控相关结构的损伤降至最小，以期达成根治性前列腺切除术后"五连胜"（控瘤、尿控、勃起、手术切缘阴性、无围术期并发症）。

除了提高手术技术来预防，术前盆底肌训练以增加盆底肌力储备、术后早期（拔除尿管后立即）进行盆底肌训练并长期坚持均是前列腺癌术后尿失禁的防治方法，研究建议术前 3～4 周开始锻炼，并于创面愈合后长期坚持锻炼，以保持盆底肌力。

根治性前列腺切除术后压力性尿失禁还要进行长期管理与随访。主要包括监测疗效、生活质量评估及术后并发症管理。保守治疗至少 4～8 周后进行疗效评估，随后在第 6、12 个月各随访 1 次，此后每 12 个月随访 1 次。外科治疗推荐术后 4～6 周内至少进行 1 次随访，主要了解手术疗效和术后近期并发症，术后第 3、6、12 个月各随访 1 次。此后每 12 个月随访 1 次。根据患者个体情况确定随访内容。随访时应关注不良反应及生活质量是否改善，如控尿状态、是否排尿困难、装置是否正常使用，以及有无泌尿系感染、尿道萎缩 / 侵蚀、阴囊疼痛或麻木、伤口感染等。

四、病例点评

治疗前列腺癌的根治性前列腺切除术，不管是开放的、经腹腔镜、经腹腔镜机器人手术，术后尿失禁、勃起障碍发生率均非常高，除了部分患者术后半年内可逐渐恢复控尿，大多数患者无法达到控制排尿的目标。大多数患者通过康复训练可以获得显著改善，但少部分患者可能因阴部神经、盆神经丛、尿道内外括约肌、膜部尿道损伤较重、康复计划不够针对性或缺乏适时调整而康复进展缓慢。因此，术前详细评估患者情况，制订精准的手术方案，术前康复训练储备盆底肌肌力，提高手术技术，术后伤口愈合后即进行盆底肌训练，定期进行全面评估，针对患者的具体情况制订精准的康复治疗方案，并及时调整康复方案，跨学科团队的密切合作，对于促进患者康复非常重要。

该病例属于前列腺癌术后尿失禁，症状较重，盆底肌电图提示神经损伤较重，主要是阴部神经受损，盆底彩超提示膜部尿道短，尿道内口开放。术后 8 个月余才开始进行康复训练，治疗 1 个月后，疗效显著，但未达到完全控尿。需进行持续的行为疗法如定时排尿；盆底肌肌力训练配合盆底电子生物反馈治疗改善盆底肌肌力，腹压增高活动前收缩盆底肌训练，配合盆底磁刺激改善神经肌肉兴奋性；传统疗法长针直接刺激阴部神经以改善神经肌肉兴奋性等。配合药物治疗，如甲钴胺营养神经、度洛西汀改善尿道阻力，同时严密监测度洛西汀的不良反应。同时，定期评估，以确保正确的训练方法，及时根据患者情况调整康复治疗方案。

　　目前，国内根治性前列腺切除术早期康复介入流程尚未形成，既然已经明确术前盆底肌训练有利于储备盆底肌肌力，术后伤口愈合后即可进行盆底肌训练，两者均能明显提高根治性前列腺切除术后小便控制，除了提高手术技术，在保证肿瘤完整切除的前提下，将对尿控相关结构的损伤降至最小。还需要早日建立根治性前列腺切除术后规范的早期康复介入流程，并在全国推广。形成术前、术中、术后，泌尿外科和康复科密切配合，将我国的前列腺癌术后尿失禁逐步由"难控""难治"，转变为"可控""可治"，从而最大限度地减少根治性前列腺切除术后尿失禁，以达到提高患者术后生活质量的目的。

（病例提供：原　筝　河南省中医院）

（病例点评：文　伟　上海交通大学医学院附属第一人民医院）

参考文献

[1] Sarychev S, Witt JH, Wagner C, et al. Impact of obesity on perioperative, functional and oncological outcomes after robot assisted radical prostatectomy in a high-volume center[J]. World J Urol, 2022, 40 (6)：1419-1425.

[2] Pompe RS, Leyh-Bannurah SR, Preisser F, et al. Radical prostatectomy after previous TUR-P：oncological, surgical, and functional outcomes[J]. Urol Oncol, 2018, 36 (12)：527, 21-28.

[3] Tienza A, Hevia M, Merino I, et al. Can low urinary tract sympotoms influence postprostatectomy incontinence？[J]. Minerva Urol Nefrol, 2016, 68 (4)：324-329.

[4] An D, Wang JX, Zhang F, et al. Effect of different postures of pilates combined with kegel training on pelvic floor musle strength in post-prostatectomy incontinence[J]. Int Urol Nephrol, 2023, 55 (3)：519-527.

[5] Ko YH, Coelho RF, Chauhan S, et al. Factors affecting return of continence 3 months after robot-assisted radical prostatectomy：analysis from a large, prospective data by a single surgeon[J]. J Urol, 2012, 187：190-194.

[6] 王建业，廖利民，张耀光. 提高我国前列腺癌术后尿失禁的防治水平[J]. 中华泌尿外科杂志，2022, 43 (9)：648-650.

[7] 中华医学会泌尿外科学分会尿控学组. 男性压力性尿失禁诊断与治疗中国专家共识[J]. 中华泌尿外科杂志，2022, 43 (9)：641-645.

[8] 黄健，张勋. 中国泌尿外科和男科疾病诊断治疗指南2022版[M]. 北京：科学出版社，2022：591-602.

[9] 兰芳，范祎，孙吉. 根治性前列腺切除术后早期尿控影响因素研究进展 [J]. 浙江医学，2023，45（21）：2349-2352.

[10] Nakanishi Y, Matsumoto S, Okubo N, et al. Significance of postoperative membranous urethral length and position of vesicourethral anastomosis for short-term continence recovery following robot-assisted laparoscopic radical prostatectomy[J]. BMC Urol, 2022, 22（1）：145.

[11] Lee YJ, Jung JW, Lee S, et al. Contemporary trends in radical prostatectomy and predictors of recovery of urinary continence in men aged over 70 years: comparisons between cohorts aged over 70 and less than 70 years[J]. Asian J Androl, 2020, 22（3）：280-286.

[12] Sadri I, Arezki A, Zakaria AS, et al. Age-stratified continence outcomes of robotic-assisted radical prostatectomy[J]. Can J Urol, 2022, 29（5）：11292-11299.

[13] 张帆，肖春雷，张树栋，等. 前列腺体积及前列腺突入膀胱长度与腹腔镜前列腺癌根治术后控尿功能恢复的相关性 [J]. 北京大学学报（医学版），2018，50（4）：621-625.

[14] Galfano A, Panarello D, Secco S, et al. Does prostate volume have an impact on the functional and oncological results of Retzius-sparing robot-assisted radical prostatectomy？[J]. Mierva Urol Nefrol, 2018, 70（4）：408-413.

[15] Song W, Kim CK, Park BK, et al. Impact of preoperative and postoperative membranous urethral length measured by 3 tesla magnetic resonance imaging on urinary continence recovery after robotic-assisted radical prostatectomy[J]. Can Urol Assoc J, 2017, 11（3-4）：93-99.

[16] 何民心，田庚，种铁，等. 根治性前列腺切除术中尿控相关结构解剖及术中保护技巧 [J]. 现代泌尿外科杂志，2023，28（12）：1086-1091.

[17] Nyarangi-Dix JN, Tichy D, Hatiboglu G, et al. Completed bladder neck preservation promotes long-term post-prostatectomy continencec without compromising midterm oncological outcome: analysis of a randomised controlled corhort[J]. World J Urol, 2018, 36（3）：349-355.

[18] 南宁，陈琦，雒启东. 腹腔镜前列腺癌根治术中膀胱颈完整保留对术后尿控及性功能的影响 [J]. 微创泌尿外科杂志，2021，10（6）：407-410.

[19] 张保，史玉强，高强，等. 腹腔镜根治性前列腺切除术中行膀胱颈延长抬高重建及黏膜外翻减张吻合的尿控分析 [J]. 中华泌尿外科杂志，2019，40（8）：587-591.

[20] Hamada A, Razdan S, Etafy MH, et al. Early return of continence in patients undergoing robotic-assisted laparoscopic prostatectomy using modified maximal urethral length preservation technique[J]. Endourol, 2014, 28（8）：930-938.

[21] Kwon SY, Lee JN, Kim HT, et al. Endopelvic fascia preservation during robotic-assisted laparoscopic prostatectomy: Does it affect urinary incontinence[J]. Scand J Urol, 2014, 48（6）：506-512.

[22] 彭耀，荆玉海，臧运江，等. 盆筋膜腱弓重建对腹腔镜前列腺癌根治术后尿控的影响 [J]. 腹腔镜外科杂志，2016，21（5）：386-389.

[23] 拜合提亚·阿扎提，玉苏甫·艾比布力，王文光，等．前列腺癌根治术中尿道后筋膜重建技术对尿控能力影响的荟萃分析 [J]. 中华腔镜泌尿外科杂志（电子版），2020，14（1）：16-20.

[24] Checcucci E, Pecoraro A, DE Cillis S, et al.The importance of anatomical reconstruction for continence recovery after robot assisted radical prostatectomy：a systematic review and pooled analysis from referral centers[J]. Minerva Urol Nephrol, 2021, 73（2）：165-177.

[25] 李钊伦，种铁，李和程，等．腹腔镜保留尿道床根治性前列腺切除术后早期尿控初步探讨 [J]. 现代泌尿外科杂志，2018，23（8）：595-599.

[26] 王晨青，刘建舟，索杰，等．腹腔镜保留尿道床根治性前列腺切除术后早期尿控的临床分析 [J]. 中国药物与临床，2021，21（14）：2545-2547.

[27] Assem A, Abou Youssif T, Hamdy SM, et al.Role of sparing of puboprostatic ligaments on continence recovery after radical prostatectomy：a randomized controlled trial[J].Scand J Urol, 2021, 55（1）：22-26.

[28] Ratanapornsompong W, Pacharatakul S, Sangkum P, et al.Effect of puboprostatic ligament preservation during robotic-assisted laparoscopic radical prostatectomy on early continence：randomized controlled trial[J].Asian J Urol, 2021, 8（3）：260-268.

[29] Nguyen LN, Head L, Witiuk K, et al.The risks and benefits of cavernous neurovascular bundle sparing during radical prostatectomy：a systematic review and Meta-analysis[J].J Urol, 2017, 198（4）：760-769.

[30] Albers P, Schafers S, Lohmer H, et al.Seminal vesicle-sparing perineal radical prostatectomy improves early functional results in patients with low-risk prostate cancer[J].BJU Int, 2007, 100（5）：1050-1054.

[31] 朱再生，施红旗，周鹏飞，等．内镜技术下对前列腺周围神经网络的研究 [J]. 中华男科学杂志，2020，26（2）：180-185.

[32] Wiatr T, Choragwicki D, Gronostaj K, et al.Long-term functional outcomes of vesicourethral anastomosis with bladder neck preservation and distal urethral length preservation after videolaparoscopic radical prostatectomy[J].Wideochir Inne Tech Maloinwazyjne, 2022, 17（3）：540-547.

[33] Hoeh B, Hohenhorst JL, Wenzel M, et al.Full functional length urethral sphincter and neurovascular bundle preservation improves long-term continence rates after robotic-assisted radical prostatectomy[J].J Robot Surg, 2023, 17（1）：177-184.

[34] Sandhu JS, Breyer B, Comiter C, et al.Incontinence after prostate treatment：AUA/SUFU Guideline[J].J Urol, 2019, 202（2）：369-378.

[35] Mungovan SF, Carlsson SV, Gass GC, et al.Preoperative exercise interventions to optimize continence outcomes following radical prostatectomy[J].Nat Rey Urol, 2021, 18（5）：259-281.

[36]Hodges PW, Stafford RE, Hall L, et al.Reconsideration of pelvic floor muscle training to prevent and treat incontinence after radical prostatectomy[J].Urol Oncol, 2020, 38 (5): 354-371.

[37] 廖利民.前列腺术后尿失禁及其防治[J].临床泌尿外科杂志, 2008, 23 (2): 81-84.

[38]Sciarra A, Viscuso P, Arditi A, et al.A biofeedback-guided programme or pelvic floor muscle electric stimulation can improve early recovery of urinary continence after radical prostatectomy: a meta-analysis and systematic review[J].Int J Clin Pract, 2021, 75 (10): e14208.

[39]Pane-Alemeny R, Ramirez-Garcia I, Kauffmann S, et al.Efficacy of transcutaneous perineal electrostimulation versus intracavitary anal electrostimulation in the treatment of urinary incontinence after a radical prostatectomy: Randomized controlled trial[J].Neurourol Urodyn, 2021, 40 (7): 1761-1769.

[40] 陈姗, 汪司右, 刘姗, 等.电针阴部神经刺激疗法治疗前列腺术后尿失禁 20 例[J].浙江中医杂志, 2022, 57 (8): 610.

[41]Dupuis HGA, Bentellis, EL-Akri M, et al.Early effcacy and safety outcomes of articia urinary sphincter for stress urinary incontinence following radical prostatectomy or benign prostatic obstruction surgery: Results of a large ulticentric study[J].Eur Urol Focus, 2021.

[42]Sacco E, Gandi C, Marino F, et al.Artifcial urinary sphincter significantly better than fixed sling for moderate post-prostatectomy stress urinary incontinence: a propensity score-matched study[J].BJU Int, 2021, 127 (2): 229-237.

[43]Boswell TC, Elliott DS, Rangel LI, et al.Long-term device survival and quality of life outcomes following artificial urinary sphincter placement[J].Transl Androl Urol, 2020, 9 (1): 56-61.

[44]Sandhu JS, Breyer B, Comiter C, et al.Incontinence after prostate trearment: AUA/SUFU guideline[J].J Urol, 2019, 202: 369-378.

病例 18　腺性膀胱炎合并盆底功能障碍性 疾病的康复治疗

一、病历摘要

（一）病史简介

患者女性，38 岁，已婚。

主诉：反复尿频、尿急、尿痛 10 余年，加重 1 周。

现病史：患者于 10 余年前无明显诱因反复出现尿频、尿急、尿痛，每日排尿约 20 次，夜尿 4～5 次，每次尿量不超过 100 mL，尿不尽，点滴而出，尿线变细，排尿终末痛，尿道灼热感，伴下腹部不适、会阴区疼痛，无发热。1 周前上述症状再发加重，至诊所输液治疗 5 日（具体药物不清），症状缓解不明显。今为进一步诊治，至我院泌尿外科门诊就诊，门诊以"泌尿系感染"收住院。病程中患者精神、饮食、睡眠一般，小便同前所述，大便正常，体重无明显变化。

既往史：否认高血压、糖尿病、冠心病等慢性疾病史；否认肝炎、伤寒、结核等急、慢性传染病史。2005 年、2015 年行剖宫产术；2023 年 12 月行"尿道膀胱病损电切术"；否认外伤、输血史。无吸烟、饮酒史。无冶游史。

家族史：否认家族遗传病史及类似疾病史。

（二）体格检查

一般查体：体温 36.1 ℃，脉搏 81 次 / 分，呼吸 20 次 / 分，血压 127/80 mmHg。神志清楚，营养中等，步入病房，双肺呼吸音清，未闻及干、湿性啰音，心脏检查未见明显异常。

专科查体：腹部平坦，未见胃肠型及蠕动波，腹软，膀胱区压痛明显，腹压差，膀胱Ⅱ度膨出，无反跳痛及肌紧张，麦氏点无压痛，墨菲征（-），肝脾未触及，肾区无叩痛，移动性浊音（-），肠鸣音 4 次 / 分，未闻及血管杂音。盆底肌肌力Ⅲ级，膀胱膨出。泌尿生殖疼痛图谱：VAS 评分：耻骨、会阴体、坐骨海绵体肌、梨状肌、尾骨肌、闭孔内肌、肛提肌及膀胱疼痛扳机点压痛 4 分。梨状肌紧张试验（+），"4"字试验（-），直腿抬高试验（-），双侧布氏征（-），双侧克氏征（-）。日常生活活动能力改良 Barthel 指数评分 90 分，生活独立。

（三）辅助检查

彩超（盆底三维超声检查）：膀胱后角开放，膀胱膨出声像。

病理（液基制片与诊断）：NILI（无上皮内病变或恶性病变）。

人乳头瘤病毒（HPV）检测：未见异常。

血常规：白细胞 $10.7×10^9$/L。

阴道分泌物分析＋镜检：白细胞（+++），清洁度：Ⅳ，杆菌（+），乳酸杆菌（+），唾液酸酶（+），白细胞酯酶（+），酸碱度 5.0。

尿液干化学分析、尿沉渣定量检测：鳞状上皮细胞 79 个/μL，红细胞 338.1 个/μL，白细胞 531.4 个/μL，抗坏血酸（+-），白细胞酯酶（+++），尿蛋白（+），隐血（+++）。

肝肾功能：未见明显异常。

复查尿液干化学分析、尿沉渣定量检测：淡红色,清晰透明(-),白细胞酯酶(-),尿胆原正常（-），尿蛋白（+-），隐血（+++），红细胞 611.4 个/μL，白细胞 90 个/μL，鳞状上皮细胞 32 个/μL，尿渗透压 265mOsm/L。十二导联心电图：窦性心律失常。

尿培养＋药敏：（-）。

（四）诊断

1. 腺性膀胱炎；

2. 急迫性尿失禁；

3. 膀胱膨出；

4. 泌尿系感染；

5. 细菌性阴道炎；

6. 盆腔痛。

（五）诊疗经过

患者入院完善相关检查（具体见辅助检查）后予头孢呋辛钠抗感染,间苯三酚、罂粟碱解痉，碳酸氢钠碱化尿液，补液等对症治疗，患者尿急、尿频、尿痛症状缓解不明显。请康复科会诊，康复科予盆底生物反馈，超短波、低频脉冲电，盆底筋膜手法，盆底肌训练，SET 悬吊训练，内脏松弛术，肌肉能量技术，意大利筋膜手法，针灸等治疗，患者上述症状明显好转后出院。

二、诊疗经验

腺性膀胱炎（cystitis glandularis，CG）属于膀胱黏膜化生性病变，无特异性症状，其临床表现常与伴发疾病相关，表现为一类综合征，包括尿频、尿急、尿痛、血尿、排尿困难等，部分患者会有耻骨上区或会阴区疼痛，甚至性交痛，症状可反复发作；严重者可出现并发症，如急性尿潴留、膀胱挛缩或双侧上尿路积水。除常见的泌尿系统疾病外，盆腔脂肪增多症患者常合并 CG，究其原因可能为该病往往导致膀胱颈抬高、输尿管移位，从而引起泌尿系梗阻及感染，CG 是其继发病变。临床表现上，CG 易与非细菌性膀胱炎相混淆，应予以鉴别。

CG 的治疗应积极寻找病因，以处理原发疾病为主。目前国际上 CG 的分型多基于病理改变且标准不一，对临床治疗指导意义不大。我国学者曾于 2005 年根据 CG 的膀胱镜下表现进行了临床分型，分为高危型 CG 和低危型 CG，研究了该分型的合理性及对 CG 治疗的指导意义。高危型 CG 治疗方式可等同膀胱乳头状瘤，建议给予经尿道膀胱病损电切术，同时力求解除慢性刺激因素，术后不推荐化疗药物灌注；可对患者进行不定期随访，一旦发生癌变即应按膀胱腺癌的治疗原则进行处理。低危型 CG 治疗重点在于积极寻找和消除病因，不推荐盲目进行电灼术，因为有可能加重症状。如存在膀胱憩室、膀胱颈肥厚、膀胱结石、尿路狭窄、前列腺增生、膀胱尿道功能障碍、盆腔脂肪增多症等可能引起下尿路梗阻和感染的因素，可给予相应的手术以解除致病因素，合并感染者适量使用敏感抗生素、中成药及对症治疗。

本例患者 10 年内反复出现尿频、尿急、尿痛，每日排尿约 20 次，夜尿 4～5 次，每次尿量不超过 100 mL，尿不尽，点滴而出，尿线变细，排尿终末痛，尿道灼热感，伴下腹部不适、会阴区疼痛。针对患者的症状（因尿频、尿急、尿痛问题，每天几乎不喝水）我们进行了康复宣教，每日进水量在 1500 mL 左右，让患者进行膀胱功能训练，延长小便间隔时长，增加每次小便排出量，记录排尿日记。

急迫性尿失禁（urgency urinary incontinence，UUI）属于盆底功能障碍性疾病尿失禁的一种分型，目前发生机制尚未完全明确，可能与逼尿肌的异常收缩有关。临床表现为尿急、尿频和夜尿增多，典型症状为先有强烈尿意，后有尿失禁，或在出现强烈尿意时发生尿失禁。目前临床上分为两种类型：①运动急迫性尿失禁。尿动力学可见逼尿肌非自主性收缩。其原因有膀胱出口部梗阻、神经系统疾病、原因不明的特发性逼尿肌不稳定；②感觉急迫性尿失禁。仅有急迫性尿失禁，而尿动力学检查无逼尿肌非自主性收缩，没有不稳定膀胱。感觉急迫性尿失禁多是膀胱原发疾病的临床表现之一，是由各种原发疾病引起的膀胱炎症刺激、感觉过敏所致。

区分急迫性尿失禁和压力性尿失禁很重要，因为它们的治疗方法不同，急迫性尿失禁的治疗应采取循序渐进原则，感觉急迫性尿失禁首先采取病因治疗，运动急迫性尿失禁首先应解除梗阻，然后才可以使用抗胆碱能药物治疗；而压力性尿失禁除了轻中度可以通过盆底康复得以改善外，通常需要外科手术治疗。

本例患者情绪非常焦虑，大部分急迫性尿失禁的患者都有情绪紧张、盆底肌高张的问题，触诊盆底检查，确实有盆底肌高张、扳机点疼痛的问题，其中耻骨直肠肌、耻骨尾骨肌、髂尾肌、梨状肌和闭孔内肌等肌肉压痛明显，还伴有下尿路的症状及外阴烧灼感，当患者尿频、尿急时，憋不住尿，有出现尿液漏出的现象。我们进行了盆底筋膜手法松解、膀胱松弛术、针灸和物理因子治疗后，患者外阴烧灼感和尿痛感消失，小便次数减少到每日 8 次左右。

POP 是指由于盆底支持组织缺陷或松弛而引起的盆腔器官下降或移位引发器官的位置及功能异常，主要包括子宫脱垂和阴道前后壁膨出等，同时可伴有膀胱、直肠和小肠膨出。最常见的症状是阴道口脱出块状物，伴或不伴腰部疼痛、下腹坠胀等多种不适症状，平卧时可减轻，许多患者同时伴有下尿路症状及尿失禁。临床医生应特别询问一些与下尿路和胃肠道系统相关的症状，还应明确是否存在膀胱出口或直肠梗阻性症状。但往往不能区分哪些是由脱垂所引起的特异性症状。许多轻度脱垂的妇女并没有症状，因此当把症状归结于轻度脱垂时应当谨慎。即使在一些患有严重脱垂的女性中，有时也很难区分一些特殊症状的病因。POP 的治疗方法可分为随访观察、非手术治疗和手术治疗，需要综合考虑患者意愿、脱垂部位、年龄、是否有生育要求等因素。

该例患者盆底三维 B 超显示膀胱后角开放，膀胱膨出，指检患者盆底肌力Ⅲ级，我们使用盆底筋膜手法，激活盆底肌的本体感觉，做了内脏松弛术，教会患者正确的凯格尔（Kegel）锻炼，制订具体的盆底肌训练方案和整体训练，持续 3 个月有效的锻炼和盆底生物反馈治疗，患者膀胱膨出明显改善。

三、病例讨论

（一）盆腔器官脱垂的发病机制、临床诊断及鉴别诊断

1. 发病机制　①年龄与绝经：随着年龄增长，人体各脏器功能也逐渐衰弱。盆腔器官脱垂被认为是一种与年龄相关的疾病。Seo 等根据 POP-Q 的研究显示，20 ~ 29 岁女性盆腔器官脱垂的发病率为 1.0%，而 50 岁以上的发病率为 28.1%。Swift 的研究则提示了绝经后女性 POP-Q 分期的程度高于绝经前女性；②分娩损伤：分娩过程中软产道及其周围的盆底组织极度扩张，肌纤维拉长或撕裂，特别是第二产程延长和助产手术分娩所导致的损伤。若产后过早参加体力劳动，特别是重体力劳动，将影响盆底组织张力的恢复，导致未复旧的子宫有不同程度下移，常伴发阴道前后壁膨出；③种族：不同种族 POP 的发病率不同，易发生脱垂的部位也不同；④腹内压增高：腹内压的不断增加将导致或加重 POP，因此肥胖的女性要注意适当控制体重；⑤盆底支持结构中结缔组织薄弱：结缔组织薄弱是 POP 发生的病理基础。

弹性蛋白和胶原蛋白是维持结缔组织结构和功能完整性的重要组成成分。研究表明，弹性蛋白的代谢及相关成分的改变会引起组织弹性降低，促使盆底支持结构薄弱，从而导致 POP 的发生。有文献报道，盆腔器官脱垂患者的胶原蛋白结构变得疏松、无序和不连续，并且变得比对照组更硬。胶原蛋白的变化，包括含量、形态、生物力学的变化和分解代谢的异常，可以破坏盆底的支持功能，并且与盆腔器官脱垂的发展密切相关，而强机械应力和基质金属蛋白酶及其抑制药的失衡可导致胶原合成代谢的异常，从而引起胶原含量和结构的改变，使得结缔组织变得薄弱。但是与盆腔脱垂相关的此机制仍存在一定的争议。

2. 临床诊断　POP 导致的盆底功能障碍是一组疾病综合征，但是其严重程度与解剖学改变不完全呈正相关，也有些症状与 POP 无关，建议应用经验证实过的中文版国际 A 类标准化问卷调查，如盆底不适调查简表（pelvic floor distress inventory-short form 20，PFDI-20）、盆底功能影响问卷简表（pelvic floor impact questionnaire-short form 7，PFIQ-7）和盆腔器官脱垂及尿失禁性功能问卷（pelvic organ prolapse-urinary incontinence sexual questionnaire，PISQ-12）了解症状的严重程度及对患者生活质量的影响。对于某些非特异性症状，要告知患者不一定能通过治疗 POP 而缓解。最常见的盆腔器官脱垂包括阴道前壁膨出、阴道后壁膨出、阴道穹窿膨出、子宫脱垂。目前国际上对盆腔器官脱垂的分度多采用 POP-Q，这是目前国内外最推荐使用的客观评价方法。该方法利用阴道前壁、阴道顶端、阴道后壁上的两个解剖指示点与处女膜的关系来界定盆腔器官脱垂程度。

3. 鉴别诊断　①尿道肿瘤：女性尿道肿瘤常合并有泌尿系症状，如尿频、尿急、血尿等，多存在尿线改变，查体可见肿物位于尿道内或尿道口周围，阴道前壁可由于肿瘤生长略向后凸，阴道后壁及子宫颈位置正常，尿道镜及膀胱镜可明确肿物来源；②阴道壁肿瘤：阴道不同位置，表现为局部凸起，除肿瘤所在部位外，其他部位阴道壁及宫颈位置正常；③子宫内翻：子宫底部向宫腔内陷入，甚至自宫颈翻出的病变，这是一种分娩期少见而严重的并发症，多数发生在第三产程；④子宫黏膜下肌瘤：主要是脱出于宫颈口外甚至阴道口的黏膜下肌瘤容易和子宫脱垂混淆。子宫黏膜下肌瘤的患者多有月经过多病史，肿物为实性、红色、质地韧，有蒂部与宫腔内相连，蒂部四周可触及宫颈。

（二）盆腔器官脱垂的非手术治疗方式

非手术治疗对于所有 POP 患者是应首先推荐的一线治疗方法。通常非手术治疗用于 POP-Q（Ⅰ～Ⅱ度）有症状的患者，也适用于希望保留生育功能、不能耐受手术治疗或不愿意手术治疗的重度脱垂患者。非手术治疗的目标为缓解症状，增加盆底肌肉的强度、耐力和支持力，预防脱垂加重，避免或延缓手术干预。

有尿失禁症状者可通过行为调节（定时排尿等）、盆底肌训练和药物治疗等方式改善。①行为指导：改善生活方式、规避发病高危因素是 POP 治疗的首要步骤，也是该病防治的基本措施。针对 POP 的生活方式干预主要包括：控制体重、改善便秘、治疗慢性咳嗽、避免提举重物和高强度运动、戒烟和不摄入咖啡类刺激饮品等。尤其是降低体重、治疗慢性便秘和咳嗽、避免提举重物和高强度运动可以显著改善 POP 症状、减少术后复发，被推荐为 POP 患者主要生活干预措施；②子宫托治疗：子宫托是唯一特异的非手术治疗方法，经济有效，患者使用子宫托后总体症状和生活质量有显著改善，尤其适用于年龄大、有严重内科并发症不能耐受手术，或对手术治疗有顾虑而不愿接受手术治疗的患者。对于脱垂导致患者有不适症状、要求治疗的中重度盆腔缺陷患者可以使用子宫托。目前国外将其作为盆腔器官脱垂的一线治疗方案，也可作为术前的辅助治疗手段。医生会根据患者的具体情况选择子宫托的形状和大小，并指导患者或家人学会安放，使用子宫托时一定要定期随访，规律摘戴，为了预防并发症的发生，对于绝经后阴道黏膜萎缩患者，建议配合长期局部雌激素治疗；③盆底肌肉锻炼：又称凯格尔（Kegel）运动，是迄今为止最简单、易行、安全有效的盆底康复方法。它可以加强薄弱的盆底肌肉的力量，增强盆底支持力，改善并预防轻、中度脱垂及其相关症状的进一步发展，但是当脱垂超出处女膜水平以外，其有效率降低；④生物反馈治疗：生物反馈通过在阴道内放置电极，根据肌电信号反馈患者盆底肌状态、肌力、控制力和协调性，指导患者正确而有意识地以收缩肛提肌为主的盆底肌肉锻炼，常与电刺激联合应用，以提升疗效；⑤电刺激治疗：刺激受损盆底肌，提高神经肌肉的兴奋性，唤醒部分因受压而功能受损的神经，促进神经功能的恢复，同时增强盆底肌力量，提高盆底支持结构的支撑功能，改善盆底功能，从而恢复盆腔器官的解剖位置；⑥磁刺激治疗：磁刺激技术为临床治疗提供更多的选择，是通过反复活化终端的运动神经纤维和运动终板，刺激盆底肌肉收缩，促进盆底血液循环，增加肌纤维的募集数量。电刺激通过刺激盆底肌的快肌纤维，促使盆底肌增粗，收缩力增强。临床实践证明磁刺激、电刺激、生物反馈联合使用，同时结合家庭盆底肌训练，能帮助患者更有效改善盆腔器官脱垂及相关症状。在一项盆底磁刺激治疗产后盆腔器官脱垂的疗效观察中发现，盆底磁刺激联合盆底肌训练对肌力改善有效率达 80%。另有研究表明，磁电联合对绝经后女性盆腔器官脱垂患者疗效显著，能明显改善患者的盆底肌力和脱垂程度。

（三）尿失禁的分类

从 20 世纪 90 年代中期起，尿失禁已被列为世界五大慢性病之一，在女性中的发病率远远高于男性，严重影响女性患者的身心健康和生活质量。临床中较常见的有六种尿失禁类型，分别为压力性尿失禁、急迫性尿失禁、混合型尿失禁、功能性尿失禁、充溢性尿失禁和反射性尿失禁，其中以压力性尿失禁最为常见，其次是混合型尿失禁，第三是急迫性尿失禁。三种类型尿失禁所占的百分比分别为 61%（压力性）、8%（急迫性）、31%（混合型）。从人口学角度和个人角度来看，SUI 和 UUI 是女性所有泌尿系统中最麻烦的症状，会引起严重的身心疾病，产生巨大的社会成本。虽然过去 20 年由于治疗手段的进步一定程度上降低了发病率，但压力性尿失禁和急迫性尿失禁的一级预防仍然是非常重要的。

1. 压力性尿失禁　临床表现为腹压（咳嗽、大笑、打喷嚏）增高时尿液出现不自主的自尿道外口流出，是最常见的尿失禁类型，80% 的压力性尿失禁患者同时伴有盆腔器官脱垂。发生机制复杂，与盆底支持结构缺陷或解剖结构改变密切相关。

2. 急迫性尿失禁　伴有强烈尿意或尿急感后，尿液不能由意志控制而经尿道漏出。临床表现为尿急、尿频和夜尿增多。

3. 混合型尿失禁　同时存在以上两种尿失禁，常见于老年人、糖尿病患者等。

4. 功能性尿失禁　又称冲动型尿失禁，指突发排尿欲望但不能及时如厕引起的不自主性尿液流出。临床特点为尿失禁突如其来，常在精神紧张、情绪激动等情况下发生。

5. 充溢性尿失禁　又称溢出性尿失禁或假性尿失禁，指由于尿道梗阻（尿道狭窄）和膀胱收缩无力等原因所导致的慢性尿潴留后，膀胱在极度充盈的情况下，膀胱内压力超过正常尿道括约肌的阻力，少量尿液从充盈的膀胱中不自主的流出，长期升高的膀胱内压可造成上尿路梗阻而损害肾功能。常表现为尿频、尿淋漓不净、尿残留等膀胱不稳定症状，可分为急性充溢性尿失禁和慢性充溢性尿失禁。

6. 反射性尿失禁　由完全的上运动神经元病变引起，患者不自主地间歇排尿（间歇性尿失禁），排尿没有感觉。这类患者均有不同程度的逼尿肌反射亢进和低顺应性膀胱。

（四）盆底肌肉锻炼——Kegel 运动

Kegel 是由美国妇产科医生阿诺德·亨利·凯格尔于 20 世纪 50 年代首次提出的。训练的目的是通过有意识地反复收缩耻骨尾骨肌，加强盆腔底部肌肉力量，恢复盆底肌张力，促进尿道和肛门括约肌的功能。盆底肌肉的强化对于维护尿液控制、性功能和骨盆器官的支撑都至关重要。可参照如下方法实施：持续收缩盆底肌（即缩肛运动）3～5 秒，放松 5～10 秒，如此反复收缩与放松，收缩保持时间逐渐延长至 5～10 秒，每次做 10～20 分钟，每日 2～3 次，每周 3～5 天，至少坚持

3 个月。坚持 Kegel 运动可以加强薄弱的盆底肌肉组织力量，增强盆底支持力，改善并预防早期脱垂的进一步发展。《盆腔器官脱垂的中国诊治指南（2020 年版）》指出，盆底肌肉锻炼还可以辅以磁刺激、电刺激或生物反馈治疗，能更有效地增强盆底肌功能。

（五）盆底筋膜手法的操作流程

盆底肌筋膜手法是由治疗师找到疼痛、挛缩、紧张、条索样改变的扳机点，拉伸和按压盆底肌及肌筋膜触痛点，增强盆底肌肉的本体感觉，恢复其正常的肌肉张力和耐力，适用于盆腔痛、腹痛和伴有严重的痛经、尿频、尿急、排尿困难、膀胱痛、阴道和外阴不适，性交痛，腹胀，便秘，直肠、阴道和膀胱痉挛等情况。盆底肌筋膜手法让盆底康复治疗不再只是单纯依靠冰冷的设备仪器，而是让患者有更多与医生、治疗师互动的机会，从而感受到运动和恢复的乐趣。具体操作流程：① V6 点按压 1～2 分钟；延展至提肌板处，感受指下的变化；②左右侧会阴浅深横肌牵拉，每组 1～2 分钟；③肛提肌 PC L～R 点各按压 1～2 分钟；④转到髂尾肌处双侧按压 2～4 分钟，严重侧适当延长时间；⑤松解左右侧坐尾肌，3 分钟左右，按压力度在 300～400 g，不要太重；⑥擦、按揉肛提肌腱弓 / 盆筋膜腱弓处，双侧 2 分钟；⑦转向 2～10 点钟方向闭口内肌按揉 2 分钟，中指深入 6～7 cm 处梨状肌按揉双侧 2 分钟；⑧轻柔阴道前壁旁边 1/11 点钟方向，避开尿道，左右侧时间 2～3 分钟。

四、病例点评

腺性膀胱炎合并盆底功能障碍的康复在临床上较常见，常容易忽视个性化治疗的重要性。大多数患者通过结合药物治疗、物理疗法、定制的康复计划和盆底康复治疗可以获得显著改善，但临床腺性膀胱炎患者可能因康复计划不够针对性或缺乏盆底康复治疗的介入而出现反复复发、症状缓解困难等问题。因此，定期进行全面盆底评估，针对患者的具体需求调整康复方案，以及跨学科团队的密切合作，对于促进患者康复很重要。

该例患者合并多种问题，10 年来于各个医院反复予药物治疗，但其治疗效果不佳，多次复发，分析原因可能与患者单纯药物治疗、没有进行具体的盆底康复治疗和生活干预有关。患者经过我科盆底康复治疗后，疗效明显，复发频率降低。

首先，给予患者盆底生物反馈治疗、低频脉冲治疗、针灸疗法、盆底筋膜手法、意大利筋膜手法和肌肉能量技术；其次，宣教到位，患者因尿频、尿急的症状，每天进水量极少，每天进水量不超 500 mL，我们纠正了患者的进水量及膀胱功能训练，延长小便间隔时间，增加每次的小便排量等宣教处理；进行生活方式干预，尽量避免提重物，避免便秘、慢性咳嗽、肥胖等增加腹压的情况，适当减重等行为指导改善生活方式、规避发病高危因素。

　　本病例展示了泌尿系统疾病与盆底康复相结合，治疗效果显著，可以降低复发率，提高患者生活质量；另一方面，也显示了全面个性化康复计划和跨学科团队合作的重要性。

（病例提供：王　荣　昆明理工大学附属安宁市第一人民医院）

（病例点评：吕坚伟　上海市浦东新区公利医院）

参考文献

[1] 中华医学会泌尿外科学分会，腺性膀胱炎诊治专家共识编写组．腺性膀胱炎临床诊断和治疗中国专家共识 [J]．中华泌尿外科杂志，2020，41（8）：566-568．

[2] Seo JT, Kim JM. Pelvic organ support and prevalence by pelvic organ prolapse-quantification（POP-Q）in Korean women[J]. J Urol, 2006, 175（5）：1769-1772.

[3] Swift SE. The distribution of pelvic organ support in a population of female subjects seenfor routine gynecologic health care[J]. Am J Obstet Gynecol, 2000, 183（2）：277-285.

[4] Hendrix SL, Clark A, Nygaard I, et al. Pelvicorgan prolapse in the women's health initiative：gravity and gravidity[J]. Am J Obstet Gynecol, 2002, 186（6）：1160-1166.

[5] Lee UJ, Gustilo-Ashby AM, Daneshgari F, et al. Lower urogenital tract anatomical andfunctional phenotype in lysyl oxidase like-1 knockout mice resembles female pelvic floordysfunction in humans[J]. Am J Physiol Renal Physiol, 2008, 295（2）：545-555.

[6] Rahn DD, Acevedo JF, Roshanravan S, et al. Failure of pelvic organ support in micedeficient in fibulin-3[J]. Am J Pathol, 2009, 174（1）：206-215.

[7] Gong R, Xia Z. Collagen changes in pelvic support tissues in women with pelvic organprolapse[J]. Eur J Obstet Gynecol Reprod Biol, 2019, 234：185-189.

[8] 中华医学会妇产科学分会妇科盆底学组．盆腔器官脱垂的中国诊治指南（草案）[J]．中华妇产科杂志，2014，49（9）：647-651．

[9] Hagen S, Stark D. Conservative prevention and management of pelvic organ prolapse inwomen[J]. Cochrane Database Syst Rev, 2011,（12）：CD003882.

[10] Galloway NTM, El-galley RES, Sand PK, et al. Update on extracorporeal magnetic innervation（EXMI）therapy for stress urinary incontinence[J]. Urology, 2000, 56（61）：82-86.

[11]Wyndaele JJ.Study on the influence of the type of current and the frequency of impulsesused for electrical stimulation on the contraction of pelvic muscles with different fibrecontent[J].Scand J Urol, 2016, 50（3）：228-233.

[12]吕小娟,唐佳松,张琳,等.盆底磁刺激治疗产后盆腔器官脱垂的疗效观察[J].中国妇幼保健，2019，34（23）：214-216.

[13]吕小娟，张琳，唐佳松.磁电联合治疗绝经后女性盆腔器官脱垂的临床疗效观察[J].中国老年学杂志，2020，40（11）：147-151.

[14]朱兰，郎景和，刘春燕，等.我国成年女性尿失禁患病状况的流行病学研究[J].中华妇产科杂志，2009，44（10）：776-779.

[15]中华医学会妇产科学分会妇科盆底学组.盆腔器官脱垂的中国诊治指南（2020年版）[J].中华妇产科杂志，2020，55（5）：300-305.

病例 19　产后盆底肌痉挛综合征的康复治疗

一、病历摘要

（一）病史简介

患者女性，28 岁。

主诉：顺产后阴道内疼痛不适 6 周。

现病史：患者于 6 周前经阴道分娩一男婴，产程顺利，总产程用时 10 小时 38 分，分娩时行会阴侧切术，新生儿出生体重 4250 g。后患者逐渐出现阴道内刺痛伴持续紧绷感，伴有排尿困难、性交痛等症状。产后 42 天复查时，来我院妇科门诊寻求帮助。患者自患病以来，无腹痛，无阴道流血流液，精神尚可，情绪低落，饮食正常，睡眠欠佳，大便秘结，小便正常，体重无明显下降。

既往史：既往体健，无慢性病史。无吸烟、饮酒史。

家族史：否认家族遗传病史及类似疾病史。

（二）体格检查

一般查体：体温 36.5 ℃，脉搏 86 次/分，呼吸 19 次/分，血压 112/70 mmHg。神志清楚，营养中等，双肺呼吸音清，未闻及干、湿性啰音，心脏及腹部检查未见明显异常。

专科查体：患者站立位时骨盆轻度前倾。骨盆带肌肉检查：双侧梨状肌压痛阳性，余未见异常。外阴发育正常，阴毛分布均匀，左侧会阴皮肤见侧切瘢痕，表面无红肿、渗液，愈合良好；阴道畅，无阴道内分泌物，宫颈光滑；子宫及双侧附件区未触及异常；阴道可容纳 2.5 指；POP-Q 评估：Aa：-2 cm，Ba：-2 cm，C：-4 cm，gh：3.5 cm，pb：3 cm，tvl：9 cm，Ap：-3 cm，Bp：-3 cm，D：-6 cm。盆底肌肌力Ⅲ级（改良牛津肌力分级）；阴道球海绵体肌触痛阳性（VAS 评分 8 分），右侧闭孔内肌触痛阳性（VAS 评分 7 分），右侧髂尾肌触痛阳性（VAS 评分 9 分），右侧耻尾肌触痛阳性（VAS 评分 8 分），右侧肛提肌触痛阳性（VAS 评分 8 分），右尾骨肌触痛阳性（VAS 评分 8 分），左侧闭孔内肌触痛阳性（VAS 评分 8 分），左侧髂尾肌触痛阳性（VAS 评分 8 分），左侧耻尾肌触痛阳性（VAS 评分 9 分），左侧肛提肌触痛阳性（VAS 评分 8 分），左尾骨肌触痛阳性（VAS 评分 8 分）；耻骨直肠肌反向收缩。爱丁堡产后抑郁量表（Edinburgh postnatal depression scale，EPDS）评分 12 分，患者处于轻度抑郁状态。

（三）辅助检查

1. 盆底肌表面肌电图见病例 19 表 1。

病例 19 表 1　盆底肌表面肌电图报告

阶段名称	参数名称	测试值（盆底 / 腹肌）	参考值	分项得分
前静息阶段	平均值	11.6 ↑ /1.3	< 4 μV	6
	变异性	0.41 ↑	< 0.2	
快肌（Ⅱ类纤维）阶段	最大值	62.5/2.4	> 40 μV	88
	上升时间	0.53 ↑	< 0.5 秒	
	恢复时间	0.75 ↑	< 0.5 秒	
慢肌（Ⅰ类纤维）阶段	平均值	50.7/2.4	> 35 μV	80
	变异性	0.24 ↑	< 0.2	
	上升时间	0.50	< 1 秒	
	恢复时间	0.76	< 1 秒	
后静息阶段	平均值	10.5 ↑ /1.7	< 4 μV	19
	变异性	0.10	< 0.2	

2. 盆底功能彩超　提示：轻度膀胱膨出、肛提肌裂孔面积轻度增大。双侧腹直肌最宽间距 33 mm。

（四）诊断

1. 产后 6 周随诊；

2. 盆底肌痉挛综合征；

3. 盆底肌筋膜疼痛；

4. 性交痛；

5. 阴道松弛症；

6. 阴道前壁Ⅰ度膨出。

（五）诊疗经过

通过对患者病史了解及全面查体，考虑本次就诊目的是缓解阴道内疼痛症状。制订诊疗方案如下：

1. 盆底肌肉放松训练　指导患者进行盆底肌肉放松，行生物反馈疗法和电刺激疗法，以缓解肌肉紧张状态。电刺激参数：①经皮神经电刺激，80 Hz/120 μs，强度为不引起肌肉收缩的最大强度（15 分钟）；②内啡肽镇痛解痉，1 Hz/250 μs（15 分钟）。

2. 药物治疗　因患者处于哺乳期，未给予药物治疗。

3. 物理治疗　如盆底肌筋膜手法松解寻找盆底肌筋膜肌触发点，适当力度按压 5～10 秒，以患者能够接受为宜。热敷及辅助腹式呼吸和桥式等主动运动训练，以促进盆底血液循环，缓解肌肉紧张。每周 3 次，隔日一次。

4. 生活方式调整　建议患者避免长时间站立、久坐或进行重体力劳动，适当进行轻度有氧运动，如散步、瑜伽等，以增强盆底肌肉的力量和弹性。

经过以上盆底康复治疗 6 周后，患者阴道疼痛症状较前明显减轻，便秘及排便困难较前缓解，阴道球海绵体肌触痛阳性（VAS 评分 4 分），右侧闭孔内肌触痛阳性（VAS 评分 3 分），右侧髂尾肌触痛阳性（VAS 评分 4 分），右侧耻尾肌触痛阳性（VAS 评分 3 分），右侧尾骨肌触痛阳性（VAS 评分 4 分），左侧闭孔内肌触痛阳性（VAS 评分 2 分），左侧髂尾肌触痛阳性（VAS 评分 3 分），左侧耻尾肌触痛阳性（VAS 评分 4 分），左侧尾骨肌触痛阳性（VAS 评分 3 分）。

二、诊疗经验

产后 MPPS 是一种常见的产后疼痛综合征，发病率较高，对产妇的生活质量产生严重影响。由于该病的发病机制复杂，临床表现多变，常常导致误诊和延误治疗。MPPS 的发病机制复杂，涉及多种因素。此患者分娩巨大儿为 MPPS 的主要发病因素。MPPS 的临床表现多样，包括疼痛、压痛和自主神经现象等。但大多以阴道内疼痛最为典型，也可能发生骶尾部、大腿根部、外阴等部位的牵涉痛，且伴有排便障碍等。因 MPPS 患者长期处于疼痛不适的状态，加之产后体内激素改变、睡眠不足等影响，常伴有精神心理异常（如产后抑郁症），可通过相应的评估量表检查得出结论。

MPPS 的诊断主要依赖于详细的病史采集和全面查体。病史采集应包括患者的职业、生活习惯、性生活质量、人际关系等，疼痛的性质、强度、部位和加重或缓解的因素，孕产史，分娩方式，产程有无异常等。查体应包括站立位、坐位、卧位及膀胱截石位等不同体位、多系统的全面检查，特别是骨盆外周肌肉筋膜检查及阴道内触诊和盆底肌表面肌电评估。此外，三维体态评估和盆底超声等辅助检查均有助于 MPPS 的诊断。

MPPS 的治疗包括非手术治疗和手术治疗两种。非手术治疗是首选的治疗方法，包括盆底肌训练、物理疗法、药物治疗等。盆底肌训练可以增强盆底肌肉的力量和弹性，促进盆底肌肉筋膜的修复。物理疗法包括电刺激、磁刺激、按摩等，可以缓解疼痛、促进血液循环、促进肌肉恢复。药物治疗主要包括镇痛药、抗炎药等治疗，可以缓解疼痛、减轻炎症反应。

对于极少数非手术治疗无效的患者，可以考虑手术治疗。大多手术指征为产后并发盆腔器官脱垂。手术治疗的主要目的是修复损伤的盆底肌肉筋膜，恢复其正常结构和功能。

产后盆底肌痉挛综合征是一种常见的产后疼痛综合征，发病机制复杂，临床表现多变。提高对该病的认识和诊断水平，采取合理的治疗措施，对保障产妇的身心健康具有重要意义。未来的研究应进一步深入探索 MPPS 的发病机制和治疗方法，为临床提供更好的诊断和治疗方案。

三、病例讨论

MPPS 是引起女性慢性盆腔痛的常见原因之一。当慢性盆腔痛患者疼痛发作与运动或肌肉收缩（腰椎屈曲、伸展或侧向旋转）相关，体格检查发现盆底肌肉高张或无法自主放松盆底肌，特别是局部可及触发点（myofascial trigger points, MTrPs）时，就应高度可疑存在盆底肌筋膜痛。盆底肌痉挛的主要症状包括排便困难、疼痛、尿频、尿急等。这些症状可单独出现，也可同时出现。患者可能会感到盆底区域的不适或疼痛，尤其是在排便或进行其他需要盆底肌肉放松的活动时。产后 MPPS 病因复杂，研究证实其可能与多次妊娠、密集生产、多胎妊娠、分娩困难、产道损伤、激素水平异常等原因导致盆底肌肉筋膜松弛、结构缺损等有关。妊娠后随着子宫不断增大，妊娠附属物逐渐增重，身体重心后移，脊柱过度前凸，骨盆前倾加剧，腰背伸肌群处于持续性紧张收缩状态。盆腔肌筋膜受到长达数月的体位性负荷，肌纤维持久性紧张收缩导致出现痉挛，压迫从中穿行的肌肉、神经及血管，导致局部触发点的形成，再加上产时往往发生盆底肌肉、筋膜、韧带及神经等组织的机械性损伤，如果产后自我修复不佳最终就会发展为产后 MPPS。目前一些妇科医生仍对盆底的解剖结构缺乏认识，评估技术方法不一，缺乏规范化流程，最新研究表明盆底评估应与腔内盆底肌及其相关外周肌肉骨骼的评估同时进行。体格检查时检查者不仅要检查患者体态，还要触诊骨盆外周带肌肉，同时进行经阴道单指触诊盆底肌检查。即使盆底肌内检查未发现异常，也可能是其他部位异常所致。有研究发现，基于筋膜连续性和力学传导特性，对于患者行骨盆周围的肌筋膜松解治疗即能有效缓解疼痛，例如腹内外斜肌和内收肌群、背阔肌、胸腰筋膜、臀大肌、臀中肌等。盆底肌痉挛的辅助检查主要包括盆底超声检查、MRI 和肌电图等。这些检查可以帮助医生更准确地评估盆底肌肉的状态和功能。盆底肌痉挛的诊断主要基于患者的症状、体格检查和辅助检查结果。医生需要综合考虑这些因素，以排除其他可能导致类似症状的疾病，如盆腔器官脱垂、炎症性肠病等。本例患者就诊之初即通过病史和体格检查诊断为盆底肌筋膜痛，辅助检查除外了生殖系炎症、肿瘤等器质性疾病，疼痛原因可能与分娩巨大儿，分娩时会阴侧切、撕裂等创伤相关。另外患者的大小便症状和产后抑郁导致睡眠障碍等也可得到一元论的解释。

盆底肌痉挛的治疗策略主要包括药物治疗、物理治疗和手术治疗等。药物治疗主要是通过缓解肌肉紧张来缓解症状，但并不能解决根本问题。物理治疗，如盆底肌肉松弛训练和生物反馈疗法等，是目前最常用的治疗方法。手术治疗通常在保守治疗无效或症状严重的情况下考虑。

盆底肌痉挛的诊断和治疗仍然面临一些挑战。首先，由于盆底肌肉的特殊位置和功能，对其进行准确的评估和治疗较为困难；其次，不同患者对治疗的反应差异较大，需要个体化的治疗方案；最后，盆底肌痉挛的复发率较高，需要长期的随访和管理。

四、病例点评

本例特点为年轻患者，病因明确，考虑分娩损伤所致盆底肌痉挛症状伴盆底肌筋膜疼痛，症状典型，患者疼痛症状明显同时伴排便困难，通过正规盆底体格检查及相关辅助检查制订了合理的诊疗方案且治疗效果显著，提示我们在临床工作中应加强对盆底肌痉挛综合征的认识，提高诊断与治疗水平。以往的病例有些仅进行了盆底肌筋膜治疗而忽视了骨盆外肌肉及筋膜的检查及治疗，导致疗效有限或疼痛缓解时间短，对于 MPPS，指南指出物理治疗是一线治疗。肌筋膜物理治疗（myofascial physical therapy，MPT）有解剖学、神经生理学和心理学等多重干预途径，疼痛缓解作用持久。本例患者在完成院内集中强化治疗后，为了保持疗效，我们会指导患者长期自我康复，拉伸放松高张的肌群，减少了复发概率。此外超声引导下注射治疗（如神经阻滞及触发点注射）是我们日后要突破的技术，对于难治性的盆底肌筋膜痛的疗效会更为显著。

通过对本例的诊疗过程，我们深刻认识到盆底肌痉挛综合征的诊疗要点，包括详细的病史询问，全面的体格检查、辅助检查，合理的治疗方案制订等。在今后的工作中，我们应更加注重患者的个体化治疗，提高治疗效果。随着医学技术的不断发展，我们应积极探索新的诊疗方法，以提高盆底肌痉挛综合征的诊断准确率与治疗效果。同时，加强盆底肌肉康复训练的研究与推广，加强盆底功能障碍性疾病诊疗的规范化培训，为患者提供更好的康复服务。通过不断总结经验与改进，我们相信未来的盆底肌痉挛综合征诊疗将更加精准、高效。

（病例提供：王轶凡　石嘴山市第一人民医院）

（病例点评：郝　彦　浙江大学医学院附属邵逸夫医院）

参考文献

[1] 李莉，张阳，李学春，等.深部肌肉刺激结合生物反馈治疗产后盆底肌筋膜疼痛综合征疗效观察 [J].海南医学，2019，30（8）：1017-1019.

[2] 邹春芳，闵敏，余立群.生物反馈联合肌筋膜手法治疗对产后盆腔肌筋膜疼痛的疗效分析 [J].中国妇幼保健，2020，35（19）：3540-3543.

[3] 王宁，景蓉.产后盆底功能康复现状及进展 [J].临床医学进展，2020，10（4）：595-598.

[4] 赵素霞.盆底肌肉训练对女性盆底功能障碍性疾病的康复效果 [J].临床研究，2019，27（02）：29-30.

[5] 阴敏.盆底功能障碍采用盆底肌训练配以生物反馈电刺激疗法的临床探析 [J].吉林医学，2020，41（02）：381-382.

[6] 朱兰，郎景和.女性盆底学 [M].第2版.北京：人民卫生出版社，2014：49-52.

病例 20　脊髓损伤后神经源性膀胱的康复治疗

一、病历摘要

（一）病史简介

患者女性，15 岁。

主诉：双下肢感觉运动及排尿障碍 2 个月。

现病史：患者于 2 个月前腰后伸时出现双下肢麻木、不能行走，并出现腹胀、无法排尿。当地医院就诊，行胸腰椎 MRI 检查提示 $T_5 \sim T_{10}$ 节段脊髓信号异常，诊断为"脊髓损伤"，给予脱水、营养神经等治疗，不能排尿给予留置尿管。1 周后病情稳定，开始肢体康复训练，双下肢麻木减轻，肌力改善，可扶持下站立、步行，1 个月后下肢肌张力增加，给予口服巴氯芬。留置尿管 20 天改间歇导尿，每日 5 ～ 6 次，每次尿量约 300 mL，有尿意，无尿失禁，口服溴吡斯的明和特拉唑嗪治疗，10 天后增加腹压可排尿，每次尿量 100 ～ 150 mL，残余尿量 10 ～ 50 mL，停间歇导尿。腹压排尿 1 个月后患者诉腰部胀痛，超声检查提示膀胱壁厚、毛糙、双肾积水，影像尿动力学检查提示逼尿肌过度活动、双侧膀胱输尿管反流，门诊以"神经源性膀胱"收入院。患者自发病以来，精神尚可，饮食、睡眠正常，泌尿系感染 3 次，大便规律，每日一次，体重无明显变化。日常生活可独立完成进食、修饰动作，如厕、移乘需少量辅助。

既往史：既往体健；否认高血压、糖尿病等病史；无吸烟、饮酒史；无食物、药物过敏史。

家族史：否认家族遗传病史及类似疾病史。

（二）体格检查

体温 36 ℃，脉搏 86 次 / 分，呼吸 20 次 / 分，血压 120/75 mmHg。神清语利，对答切题，发育正常，营养中等，轮椅入院，查体合作，头颅、五官正常，双肺呼吸音清，未闻及干、湿性啰音，心脏及腹部检查未见明显异常。脊柱、四肢发育正常，最低正常感觉平面为 T_9 水平，T_9 以下感觉减退，双下肢关键肌肌力Ⅲ～Ⅳ级，肌张力Ⅱ级，双下肢膝腱反射、跟腱反射（+++），巴宾斯基征（+）。双肾区未触及包块，无压痛及叩击痛，双侧输尿管走行区无压痛，耻骨上区被触及充盈膀胱，无压痛，肛门外生殖器发育正常，鞍区感觉减退，直肠深感觉减退，肛门反射（+），海绵体反射（+），肛门括约肌张力可，肛门自主收缩力弱。

（三）辅助检查

胸腰椎 MRI：$T_5 \sim T_{10}$ 脊髓节段多发长 T_2 信号。

泌尿系超声：膀胱壁厚，膀胱壁毛糙，双肾积水。

影像尿动力学检查：逼尿肌过度活动，膀胱顺应性低，逼尿肌外括约肌协同失调，双侧膀胱输尿管反流。

（四）诊断

1. T_9 不完全性脊髓损伤；

2. 神经源性膀胱；

3. 膀胱输尿管反流（Ⅱ级），肾积水；

4. 双下肢感觉运动障碍；

5. 日常生活部分依赖；

6. 社会参与能力下降。

（五）诊疗经过

入院后完善常规检查，了解患者全身情况，召开康复评价会，评价各项功能障碍，如运动功能、排尿功能、日常生活活动能力、心理状态和社会参与能力。根据评价结果设立康复目标，近期目标：降低膀胱压力，改善膀胱顺应性，减轻膀胱输尿管反流，预防泌尿系感染；改善痉挛，增强下肢肌力，提高平衡能力、步行能力和日常生活活动能力。远期目标：消除膀胱输尿管反流，保护上尿路功能，建立安全稳定的下尿路功能；实现独立步行，日常生活活动基本自理，回归家庭与社会。

针对排尿障碍给予口服 M 受体阻滞药抑制逼尿肌过度活动，留置尿管通畅引流，定期更换。针对肢体功能障碍口服巴氯芬降低肌张力，进行下肢力量、平衡、步态训练。加强沟通和心理指导，树立长期康复的信心，积极配合治疗和训练。1 个月后复查影像尿动力学评估提示逼尿肌稳定，膀胱压力降低，无反流。超声检查无肾积水，无输尿管扩张。继续治疗 10 个月后复查提示右侧肾盂分离，再次出现逼尿肌过度活动、双侧膀胱输尿管反流（Ⅰ级）。给予增加 M 受体阻滞药用量，继续留置尿管开放引流，2 个月后复查肾积水消失，逼尿肌稳定，无反流。出院后继续治疗，定期复诊，随访监测。

病程 20 个月后复查影像尿动力学评估提示逼尿肌稳定，安全膀胱容量 300 mL，无反流，超声检查未见异常。给予拔除尿管，改间歇导尿（4 次 / 日，导尿量 250 ～ 300 mL/ 次）。2 个月后患者过渡为自我间歇导尿。半年后复查发现逼尿肌过度活动增强，无反流，超声提示右侧肾盂分离。给予更换 M 受体阻滞药种类，进行盆底肌训练，训练前排空膀胱，仰卧位屈髋屈膝，配合呼吸收缩盆底肌 5 秒，再放松 5 秒，放松吸气，收缩呼气，每次 15～20 组，2 次／日。2 周后复查超声正常，继续安全膀胱容量内间歇导尿。

间歇导尿半年后患者可自主排尿，影像尿动力学评估提示储尿期逼尿肌稳定，排尿期出现逼尿肌收缩，无反流，自由尿流率为（最大尿流率／尿量／残余尿量）7 mL/s、90 mL、5 mL，给予口服 α 受体阻滞药降低膀胱出口阻力，3 周后自由尿流率 28 mL/s、192 mL、20 mL，自主排尿轻松，无明显排尿困难，3 个月后停用 α 受体阻滞药，逐渐减少胆碱能药物剂量，定期随访监测，保持安全有效的自主排尿。

整个康复治疗和随访监测期间，定期评估排尿功能，通过超声、影像尿动力、尿常规、肾功能等随访监测，肾积水和膀胱输尿管反流逐渐减轻，最终消失，血常规、肝肾功能、电解质等指标保持正常，泌尿系感染平均每年 2 次。

针对肢体功能障碍给予巴氯芬治疗改善痉挛、降低肌张力，进行下肢肌力训练，平衡能力训练，步态训练、理疗、针灸等康复治疗，双下肢感觉运动功能明显改善。1 年后实现独立步行，日常生活活动基本自理。肢体及排尿功能显著改善，实现康复目标。

二、诊疗经验

该例患者因脊髓损伤出现肢体及排尿功能障碍，2 个月后出现膀胱输尿管反流、肾积水、泌尿系感染。根据病史、症状、体征及入院前后的检查，诊断为神经源性膀胱的依据是：①患者腰后伸出现双下肢麻木、不能活动、尿潴留，胸腰椎 MRI 检查发现 T_5～T_{10} 脊髓节段信号异常，符合原发病"脊髓损伤"的诊断；②既往体健，无排尿功能障碍，脊髓损伤后出现排尿障碍症状，排尿障碍与脊髓损伤有时间相关性；③脊髓损伤后出现排尿困难、尿潴留、残余尿等症状，及随之出现的泌尿系感染、肾积水、膀胱输尿管反流等并发症，症状表现符合神经源性膀胱的表现特征；④体格检查发现双下肢及鞍区感觉减退、肌力减弱、反射异常等神经系统受损体征；⑤脊髓影像学、泌尿系超声、影像尿动力学等检查支持神经源性膀胱诊断。综上，排尿障碍的诊断可明确为脊髓损伤导致的神经源性膀胱尿道功能障碍，即 NB。

根据《神经源性膀胱诊断与治疗指南》，NB 治疗的首要目标是保护上尿路。本例患者出现了膀胱输尿管反流和肾积水，提示上尿路已受累。因此，治疗思路以消除影响上尿路的危险因素、保护上尿路功能为前提，通过治疗实现安全储尿和排尿。结合具体病情分析，膀胱压力过高是患者出现膀胱输尿管反流和肾积水的主要原因，而膀胱高压主要源于脊髓损伤导致的逼尿肌过度活动、逼尿肌括约肌协调失调及腹压排尿。当膀胱内压力＞40 cmH₂O 时将明显增加上尿路损伤的风险，药物是目前临床治疗神经源性逼尿肌过度活动的一线治疗方法，M受体拮抗药是首选用药。鉴于此，针对逼尿肌过度活动，本例选择M受体拮抗药抑制过度活动，降低膀胱压力，达到减轻／消除反流与肾积水、保护上尿路的目的。同时，给予留置尿管通畅引流，既避免腹压排尿带来的高压风险和残余尿问题，又能使膀胱保持空虚状态，防止因膀胱充盈诱发收缩和反流。1个月后复查肾积水消失、膀胱容量扩大、反流消失，证实了膀胱压力与反流和积水的相关性，说明充分抑制逼尿肌过度活动，降低膀胱压力，可有效抑制反流和积水。治疗1个月泌尿系康复评价提示短期疗效显著。

鉴于本例患者出现膀胱输尿管反流时间短、程度轻（Ⅱ级），药物治疗效果明显，且患者是不完全性脊髓损伤，康复效果乐观。综合分析制订后续治疗方案：①继续M受体阻滞药抑制逼尿肌过度活动，维持膀胱低压，增加膀胱顺应性，减少／避免膀胱频繁收缩可能产生的膀胱毛糙变形、憩室挛缩等并发症；②继续留置尿管通畅引流，避免膀胱充盈可能带来的膀胱收缩，维持膀胱低压状态，为生理性抗反流机制的恢复提供条件；③密切监测：通过尿常规、超声、影像尿动力学、肝肾功能等监测肾积水、反流、感染、肝肾功能等情况；④根据病情变化和进展，及时分析并调整治疗计划。治疗过程中定期复查，膀胱压力、容量、形态维持良好，反流和肾积水得到控制，证实了治疗策略的有效性。

治疗10个月复查膀胱输尿管反流和肾积水复发，分析原因为随着患者年龄增长，体重增加，药物剂量不足以维持效果，且控制神经源性逼尿肌过度活动的药物剂量要比控制特发性逼尿肌过度活动的剂量大，进行治疗方案调整，增加M受体阻滞药用量。经复查反流和积水减轻并消失，说明方案调整获得理想效果。

对于NB患者，若口服药物不能有效抑制逼尿肌过度活动，可考虑进一步行膀胱壁A型肉毒毒素注射治疗，因患者经药物和物理治疗效果显著，故未予A型肉毒毒素注射治疗。

密切随访2年后综合评价：有效抑制逼尿肌过度活动，具备足够的安全膀胱容量（300 mL），无反流和肾积水，具备间歇导尿的条件和适应证，无禁忌证。间歇导尿（intermittent catheterization, IC）不将导尿管留置于膀胱内，仅在需要时插入膀胱，排空后即拔出。IC被国际尿控协会推荐为NB的首选方法，规范的IC有利于保护上尿路、促进膀胱功能恢复、减少留置尿管的并发症，若病情稳定、符合条件者，应尽早进行IC膀胱功能训练。因此，治疗方案调整为继续药物治疗，改留置尿管为间歇导尿，并根据尿动力学检查评估的安全膀胱容量制订间歇导尿方案（4～6次／日，每次导尿量250～300 mL）。

实施IC前应全面评估、充分宣教，重视患者心理接受度和适应性，取得患者和家属的认可和配合,保证规范 IC,最大限度发挥 IC 的作用。本例患者手功能正常,通过培训,逐渐由护理人员 IC,过渡到患者自我 IC,提高了 IC 的持久性和依从性。

IC 定期随访中一度出现逼尿肌过度活动增强、输尿管扩张,结合治疗和病程分析不同种类的 M 受体拮抗药疗效和药物耐受曲线不同,服用一种药物效果不理想或不耐受时,可考虑增大剂量、更换药物或联合使用,考虑药物长期使用可产生耐药性降低疗效,给予更换 M 受体阻滞药。该患者是不完全性脊髓损伤,盆底肌收缩功能部分保留,给予配合进行盆底肌训练,通过盆底肌收缩训练牵引肛门和尿道外括约肌,增加尿道压力,反射性抑制逼尿肌收缩。治疗后复查有效降低膀胱压,输尿管扩张消失,维持安全 IC 条件,继续 IC。

IC 训练半年后患者自主排尿逐渐恢复,尿动力复查储尿期压力稳定,出现排尿期收缩无反流,提示患者排尿反射逐渐恢复。给予口服 α 受体阻滞药,辅助抑制尿道平滑肌收缩,降低膀胱出口阻力,以减轻排尿压力。评价安全性后,患者开始尝试自主排尿,随着恢复药物逐渐减量,密切监测确保排尿安全性,排尿量逐渐增加,残余尿量减少,自主排尿功能逐渐完善。

整个治疗随访期间,通过血尿常规、超声、尿动力、肝肾功能、膀胱日记等检查和记录,密切随访,同时做好疗效和不良反应监测评估,平衡疗效与不良反应风险,达到安全、有效的治疗目的。

肢体功能障碍经过双下肢感觉、运动功能康复评价后,给予巴氯芬减低肌张力,并根据肌张力情况调整巴氯芬用量,达到改善痉挛的最佳效果;利用物理手法训练、理疗、针灸等康复治疗和训练,针对性进行双下肢肌力、平衡、协调性等训练,增强下肢肌力,提高平衡能力,功能逐渐改善,1 年后恢复独立步行,ADL 基本自理。

肢体功能和排尿功能的改善相互促进,实现保护上尿路、恢复安全排尿、回归社会的康复目标,达到良好的康复效果。

三、病例讨论

(一)脊髓损伤对排尿功能的影响和危害

SCI 是世界各国的高发病之一,外伤性、医源性、血管源性、炎性、先天性等原因均可导致脊髓损伤,具有高发生率、高致残率、多器官功能障碍、高耗费、各年龄发病的特点。

脊髓与下尿路神经支配密切相关,主要包括源于 $T_{10} \sim L_2$ 的交感神经系统、源于 $S_{2 \sim 4}$ 的副交感神经系统、源于骶髓 Onuf 核的运动神经元及经 $S_{2 \sim 4}$ 后根传入的感觉神经纤维等,这些位于脊髓不同部位的神经纤维和核团,将膀胱尿道与脊髓低级中枢、大脑高级中枢链接形成一个完整的神经网络，正常尿液的储存和排放依赖于位于大脑、脊髓和周围神经节的完整神经回路。脊髓受损直接干扰或中断神经对膀胱和尿道的支配，这种由于神经系统病变而导致的下尿路功能障碍被称为神经源性膀胱。

脊髓不同节段、不同程度的损伤可因累及的神经纤维和神经核团不同，产生不同的下尿路障碍，可表现为排尿困难、尿潴留、尿失禁、残余尿、膀胱感觉减弱、消失或过敏等症状。临床根据膀胱和尿道功能对 NB 进行分类，常用的有国际尿控协会的分类、Madersbacher 分类和廖氏全尿路分类，明确膀胱功能障碍类型，对准确判断膀胱功能、分析临床症状及制订治疗方案有指导意义。除了不同节段 SCI 下尿路障碍类型不同之外，SCI 不同时期下尿路功能亦有区别。SCI 急性期（脊髓休克期），膀胱多表现为松弛型，可以储尿，不能排空，临床表现排尿困难、尿潴留，可伴充溢性尿失禁、膀胱感觉减退或消失等；脊髓休克期过后，随着膀胱反射恢复，多表现为痉挛型，膀胱过度活动，逼尿肌括约肌协调失调，临床表现为尿失禁、排尿困难、可伴急迫性尿失禁及膀胱感觉异常等。临床上应根据症状、体征，结合检查，判断膀胱类型的变化，及时调整治疗，保证康复治疗的有效性。

继发于 SCI 的 NB 若处理不当，很容易伴发反复泌尿系感染、膀胱挛缩变形、膀胱输尿管反流、输尿管扩张、肾积水，甚至肾衰竭等严重并发症。据报道，膀胱高压、过度充盈、残余尿等是出现泌尿系感染等并发症的主要诱因，严重并发症可损害肾功能，影响生活质量，缩短预期寿命。本例是典型的 SCI 后短期伴发反复泌尿系感染、膀胱输尿管反流和双肾积水，出现了影响上尿路功能的并发症。因此，应重视 SCI 引起的排尿障碍，及时进行规范、有效的膀胱管理和治疗，减轻或避免上尿路损伤等并发症出现。

（二）神经源性膀胱的康复目标和治疗思路

鉴于 NB 患者容易导致多种并发症，甚至可影响肾功能而危及生命，肾衰竭是 SCI 患者的主要致死原因之一，保护上尿路功能至关重要。《神经源性膀胱诊断与治疗指南》明确指出 NB 治疗的首要目标是保护肾功能，维持患者正常的生存期限。在此前提下，恢复或部分恢复下尿路功能，提高生活质量。NB 的治疗原则是积极治疗和控制原发病，遵循无创、微创到有创的原则选择治疗方法。临床治疗思路应围绕 NB 治疗目标和原则，通过全面评估下尿路功能障碍的类型，寻找上尿路的风险因素，通过药物治疗、物理治疗、微创治疗及手术治疗等治疗方法，实现膀胱安全储尿和排尿。

治疗方案的制订应遵循个体化原则，综合考虑患者的性别、年龄、身体状况、经济条件、生活环境、文化习俗、潜在的治疗风险与收益比，在患者及其家属充分讨论后，结合患者个体情况确定治疗方案，并根据病情的变化及时调整治疗方案。

本例患者就诊时已出现肾积水和膀胱输尿管反流，检查明确并发症源于膀胱高压，治疗以降低膀胱压力为主。目前临床治疗膀胱高压的方法包括行为治疗、药物治疗、物理治疗、电刺激神经调控及手术治疗等。本例遵循治疗原则，先通过药物治疗，降低膀胱压力，改善膀胱顺应性；当获得足够的安全膀胱容量并符合 IC 条件后，开始 IC 膀胱功能训练和盆底肌训练，促进其功能恢复；当排尿功能逐步恢复，调整药物治疗、评价排尿安全性，逐渐减少 IC 频次、恢复正常排尿模式。最终通过循序进行的康复治疗实现保护上尿路，安全排尿，回归社会。

明确 NB 康复治疗目标，遵循治疗原则，实时制订个性化康复治疗计划，有利于顺利实现治疗目标。

（三）膀胱输尿管反流的发生机制及处理策略

膀胱输尿管反流是继发于 NB 的常见的并发症之一，正常生理状态下，膀胱保持低压储尿和安全压力排尿，膀胱输尿管连接部有生理性抗反流机制，正常的储尿和排尿时不会出现膀胱输尿管反流。SCI 破坏了正常下尿路功能，常常出现逼尿肌过度、膀胱顺应性减低、逼尿肌括约肌协调失调等病理改变，导致膀胱压力增加，反复持续的膀胱高压是造成 NB 继发膀胱输尿管反流的主要因素。临床上根据反流水平、输尿管扩张和迂曲程度、肾盂肾盏扩张程度等指标制订的国际反流分级标准，将膀胱输尿管反流由轻到重分为 I～V 级。

结合本例分析膀胱输尿管反流的原因：①逼尿肌过度活动导致膀胱高压；②膀胱顺应性减低，导致随着膀胱容量增加，膀胱压力增加；③逼尿肌括约肌协调失调加剧膀胱高压；④腹压排尿是出现加重反流的原因之一。结合影像尿动力学检查，判断其膀胱反流程度为 II 级反流。

膀胱输尿管反流提示上尿路功能受损，如不及时干预治疗，很容易引起肾和输尿管积水、扩张、反复泌尿系感染等严重并发症，最终导致肾衰竭。在 NB 治疗中，需尽量避免或积极治疗膀胱输尿管反流，降低上尿路损伤。在治疗继发性膀胱输尿管反流之前，应尽可能寻找导致反流的原因，评估是否存在膀胱高压等诱因，判断反流程度分级。强烈推荐通过影像尿动力学检查作为诊断方法，既能明确有无反流和判断反流程度，又能了解反流压力和膀胱功能类型，对反流的诊断和治疗方案制订有重要价值。

膀胱高压引发的反流，可通过减低压力有效缓解或消除。轻度反流可通过药物治疗、行为治疗、物理治疗，配合留置尿管、间歇导尿等方法得到改善。保守治疗无效、重度反流、低顺应性膀胱、合并膀胱挛缩、出现肾功能损害者，应根据情况选择 A 型肉毒毒素膀胱壁注射、肠道膀胱扩大术、输尿管抗反流手术、输尿管口填充剂注射术等外科治疗，有报道 NB 合并反流行肠道膀胱扩大术，长期随访反流得到有效缓解，轻度的反流消失。本例是典型的高压轻度反流，通过药物治疗和物理治疗，取得良好效果，充分有效地降低膀胱压力，使反流逐渐减轻、最终消失。说明保守治疗在 NB 治疗中的重要作用，及时有效的保守治疗可以获得满意的疗效，避免手术等有创治疗带来的风险和痛苦。

临床中，出现膀胱输尿管反流应及时实行全面的膀胱管理，根据反流的原因、程度，结合病情和患者情况，选择最适合的治疗方法。

（四）神经源性膀胱随访监测的重要性

SCI 后 NB 是一种不稳定状态，具有临床进展性，甚至可在短时期发生较大变化。完全性 SCI 不同时期膀胱功能状态不同；不完全性 SCI，随着脊髓功能恢复，膀胱功能可发生多种变化可能；青春期患者在生长发育过程中随访脱落的风险更高，应该标准化长期随访。本例为不完全性脊髓损伤的年轻患者，膀胱功能经历了逼尿肌无反射、过度活动、反流出现、减轻、消失、逐渐建立排尿反射等演变。SCI 后膀胱功能的不稳定性，说明 NB 长期随访的必要性，对需要长期康复治疗的患者尤为重要。

SCI 患者的泌尿系长期随访的目的是通过监测，发现并评估膀胱功能，识别危险因素，及时调整治疗方案，尽最大可能保持上下尿路功能的长期安全和稳定，避免并发症。随访方案需根据患者的年龄、病情、风险等级、家庭、依从性等具体情况制订，定期进行症状、体征、血尿常规、肾功能、超声及影像尿动力学等检查，随访中任何新发临床症状、并发症和功能改变均需要进一步检查以明确具体原因，进行重点评估，并以此为依据调整治疗方案、修订随访策略。影像尿动力学检查作为客观评价尿路功能的主要方法，在 NB 诊断分类、治疗方案选择及随访监测中具有重要价值，是证实 NB 功能障碍及其病理生理改变的"金标准"。对于存在膀胱高压、膀胱输尿管反流、肾积水及 IC 者，超声检查、影像尿动力学检查的频次应该增加。本例患者存在以上风险，故在康复治疗及随访过程中，增加了超声和影像尿动力学检查的频次，并通过检查及时发现了病情变化。本例很好诠释了 NB 随访监测的重要性和价值，通过监测随访能及时识别新发问题和危险因素，有针对性地调整康复治疗策略，最终获得良好的康复效果。

综上，对 NB 长期恰当的管理是维持最佳康复治疗效果、保护肾功能、延长患者寿命、回归社会的关键因素。

四、病例点评

脊髓损伤常伴发肢体及二便功能障碍，临床上常忽视脊髓损伤后排尿障碍管理的重要性。脊髓损伤由于其损伤部位的特殊性，排尿障碍管理不善，很容易出现感染、膀胱输尿管反流、肾积水，甚至肾衰竭等并发症，不仅影响患者生活质量，还可危及患者生命。及时全面的尿路功能评估，规范系统的膀胱管理和康复治疗，可有效避免并发症，促进膀胱功能恢复。因此，应重视并规范脊髓损伤后排尿障碍的康复管理。

该例是典型的脊髓损伤后合并肾积水、输尿管扩张、膀胱输尿管反流并发症。就诊后通过全面检查评估，明确下尿路功能障碍的病理改变和影响上尿路的危险因素，遵循神经源性膀胱治疗目标和原则，结合患者损伤程度、节段、病程、上尿路累及程度及病情发展等具体情况，制订符合患者的个性化综合康复规划，经历从药物治疗配合留置尿管引流，经间歇导尿膀胱功能训练，到自主排尿功能恢复的长期康复治疗过程。治疗期间密切随访，及时发现并评估积水、反流再发的原因，针对性调整治疗方案，通过药物调整、行为治疗、物理治疗、膀胱功能训练、心理支持等综合治疗，最终获得良好的康复效果。患者及家属良好的认知和依从性在患者康复中起到了至关重要的作用。

总体来说，该病例展示了个性化综合康复计划和规范管理的重要性。

（病例提供：吴　娟　北京博爱医院）

（病例点评：吕坚伟　上海市浦东新区公利医院）

参考文献

[1]Liao LM, Madersbacher H.Theory and practice neurourology[M].Berlin：Springer Netherlands, 2019.

[2]Sekido N, Igawa Y, Kakizaki H, et al.Clinical guidelines for the diagnosis and treatment of lower urinary tract dysfunction in patients with spinal cord injury[J].Int J Urol, 2020, 27（4）：276-288.

[3]M受体拮抗药临床应用专家共识编写组. M受体拮抗药临床应用专家共识 [J]. 中华泌尿外科杂志，2014，35（2）：81-86.

[4] 廖利民，丛惠伶，徐智慧，等 . 国产A型肉毒毒素治疗膀胱过度活动症的有效性和安全性：多中心、随机、双盲、安慰剂平行对照研究 [J]. 中华泌尿外科杂志，2021，42（6）：414-422.

[5]Beauchemin L, Newan DK, Le Danseur M, et al.Best practices for clean intermittent catheterization[J].Nursing, 2018, 48 (9): 49-54.

[6]Angeini K.Pelvic floor muscle training to manage overactive bladder and urinary incontinence[J].Nurs Womens Health, 2017, 21 (1): 51-57.

[7]Vasquez N, Knight SL, Susser J, et al.Pelvic floor muscle training in spinal cord injury and its impact on neurogenic detrusor over-activity and incontinence[J]. Spinal Cord, 2015, 53 (12): 887-889.

[8]黄健，张旭.中国泌尿外科和男科疾病诊断治疗指南[M].北京：科学出版社，2022：493，511.

[9]Gajewski JB, Schurch B, Hamid R, et al.An international continence society (ICS) report on the terminology for adult neurogenic lower urinary tract dysfunction (ANLUTD) [J]. Neurourology and urodynamics, 2018, 37 (3): 1152-1161.

[10]廖利民，吴娟，鞠彦合，等.脊髓损伤患者泌尿系管理与临床康复指南[J].中国康复理论与实践，2013，19 (4): 301-307.

[11]Panicker JN.Urogenital symptoms in neurologic patients[J].Continuum (Minneap Minn), 2017, 23 (18): 533-552.

[12]Gao Y, Liao L.Regional activity and functional connectivity in brain networks associated with urinary bladder filling in patients with tethered cord syndrome[J].Int Urol Nephrol, 2021, 53 (9): 1805-1812.

[13]Süha Y, Murat E.Urodynamic findings, bladder emptying methods and therapeutic approaches in patients with upper lumbar and lower lumbar-sacral spinal cord injury[J].Neurological sciences, 2015, 36 (11): 2061-2065.

[14]Balaban M, Özkaptan OH.Efficiency and safety of the sting operation on kidney transplanted patients with symptomatic vesicoureteral reflux and neurogenic bladder dysfunction[J].Transplantation proceedings, 2019, 26 (17): 991-1008.

[15]Pannek J.Prevention of Recurrent urinary tract infections in neurourology[J].Eur Urol Focus, 2020, 6 (5): 817-819.

[16]Kato T, Mizuno K, Nishio H, et al.Urodynamic effectiveness of a beta-3 adrenoreceptor agonist (vibegron) for a pediatric patientwith anticholinergic-resistant neurogenic detrusor overactivity: a case report [J].J Med Case Rep, 2021, 15 (1): 86.

[17]Kaga K, Yamanishi T, Kaga M, et al.Urodynamic efficacy of fesoterodine for the treatment of neurogenic detrusor overactivity and/or low compliance bladder[J]. Int J Urol, 2020, 27 (10): 899-904.

[18]Van Ophoven A, Engelberg S, Lilley H, et al.Systematic literature review and meta-analysis of sacral neuromodulation (SNM) in patients with neurogenic lower urinary tract dysfunction (nLUTD): over 20 years' experience and future directions[J].Adv Ther, 2021, 38 (4): 1987-2006.

[19]Helmy TE，Hafez AT.Vesicouretral reflux with neuropathic bladder：studying the resolution rate after ileocystoplasty[J].Urology，2013，82（2）：425-428.

[20] 廖利民. 神经源性膀胱患者上／下尿路功能障碍的全面分类标准 [J]. 中华泌尿外科杂志，2015，36（2）：84-86.

[21]Liao L，Zhang F，Chen G.Midterm outcomes of protection for upper urinary tract function by augmentation enterocystoplasty in patients with neurogenic bladder[J]. Int Urol Nephrol，2014，46（11）：2117-2125.

[22]Lewis J，Frimberger D，Haddad E，et al.A framework for transitioning patients from pediatric to adult health settings for patients with neurogenic bladder[J]. Neurourology and urodynamics，2017，36（4）：973-978.

[23]Panicker JN，Fowler CJ，Kessler TM.Lower urinary tract dysfunction in the neurological patient：clinical assessment and management[J].Lancet Neurol，2015，14（7）：720-732.

[24]Marks BK，Goldman HB.Videourodynamics：indications and technique[J].Urol Clin North Am，2014，41（3）：383-391.

病例 21　男性直肠脱垂的康复治疗

一、病历摘要

（一）病史简介

患者男性，34 岁。

主诉：间断便后肛门肿物脱出 2 周，加重伴还纳困难 1 天。

现病史：患者于入院前 2 周因间断腹泻及如厕蹲坐时间过长出现便后肛门肿物脱出，初始脱出物长 4～5 cm，便后可自行还纳，无便血、黑便、腹胀、腹痛等其他伴随症状，患者未重视，未系统诊疗。1 天前再次出现便后肛门肿物脱出，脱出物长约 15 cm，且无法自行还纳，伴肛门部疼痛不适，且疼痛逐渐加重，就诊于当地医院，考虑"直肠脱垂"，手助还纳困难，给予腰麻下还纳复位，还纳时出现黏膜出血，色鲜红，量较多，给予压迫止血后缓解。今患者为行进一步诊治，来我院门诊就诊，门诊以"直肠脱垂"收入院。患者自发病以来，精神、食欲、睡眠可，体力正常，体重无明显减轻。

既往史：既往体健；否认高血压、糖尿病、冠心病、脑血管疾病等慢性病史；否认肝炎、结核等传染病史；否认重大手术、外伤史；否认输血史；否认药物、食物过敏史；否认吸烟、饮酒史。否认冶游史，否认性病史。否认家族遗传病史及类似疾病史。

（二）体格检查

一般查体：体温 36.3 ℃，脉搏 75 次 / 分，呼吸 18 次 / 分，血压 125/75 mmHg。神志清楚，营养中等，步入病房，双肺呼吸音清，未闻及干、湿性啰音，心脏及腹部检查未见明显异常。

专科查体：视诊：肛门外观大致正常，形态正常、无畸形，未见肛门部皮肤皮疹、糜烂及色素沉着等，未见肛周红肿，肛缘处可见少许外痔皮赘。嘱患者做力排动作，可见肛门呈洞状打开，直肠全层自肛管脱出，黏膜可见同心环皱襞。触诊：肛周皮肤及肛缘无明确压痛及肿物、异物感，指肛检查循腔进指，感觉肛管括约肌略松弛，进指约 7 cm，所及直肠下段肠黏膜较松弛，未触及肛管及直肠下段异常占位，嘱患者用力收缩肛门，仅感觉有收缩感。VAS 评分：肛门部 3 分，轻度疼痛。日常生活活动能力改良 Barthel 指数评分 96 分，生活基本自理。

（三）诊断

直肠脱垂。

（四）诊疗经过

入院后完善病史询问、专科查体,同时进一步完善检验检查:①乙肝、丙肝、梅毒、HIV 初筛未见异常;②血常规:白细胞计数 8.37×10⁹/L,红细胞计数 5.13×10¹²/L,血红蛋白 152 g/L,平均红细胞体积 87.2 fL,平均红细胞血红蛋白量 29.7 pg,红细胞分布宽度变异系数 15.1%,血小板计数 210×10⁹/L,平均血小板体积 10.5 fL;③肝肾功能、电解质、血糖、血脂、心肌酶:总蛋白 66.3 g/L,尿素 3.85 mmol/L,钙 2.25 mmol/L,肌酸激酶 401.2 U/L;④腹盆腔平扫 CT 提示:直肠弥漫性肿胀,建议行腹部增强 CT 检查;脂肪肝;双肾结石。

同时结合患者院外检查,经过科室多学科诊疗模式（multi-disciplinary treatment,MDT）讨论,考虑患者目前诊断明确,有手术适应证,无绝对手术禁忌证,同时考虑患者年龄较轻,有性生活及生育需求,确定了直肠脱垂 Altemeier 手术治疗方案。完善术前准备,于全麻下行直肠脱垂 Altemeier 手术,术程顺利,术后安返。术后给予患者禁食水、肠外营养支持治疗,同时给予预防感染等治疗,按照加速康复外科（enhanced recovery after surgery,ERAS）理念,术后及时恢复肠内营养、促进患者早期恢复活动,患者恢复顺利,于术后第 7 天恢复正常进食,同时患者自主排气排便可,专科查体无明显阳性体征,顺利出院。

二、诊疗经验

直肠脱垂是指直肠壁部分或全层肠壁向下移位,并常伴有盆底功能障碍的一种疾病。狭义上的直肠脱垂是指直肠全层、环周一圈的肠段脱出至肛门外。直肠脱垂虽然是良性疾病,但是常合并异物感、肛门黏液渗出、出血、便秘及大便失禁等情况,影响患者的日常生活。

目前直肠脱垂的明确病因和发病机制仍不完全清楚。典型的直肠脱垂病理改变包括:Douglas 陷凹加深、直肠与骶骨岬分离呈垂直状态、乙状结肠冗长、肛提肌功能障碍（下垂）和肛门括约肌功能障碍（松弛）。主要学说包括滑动疝学说、肠套叠学说、盆腔组织和肛管松弛无力学说等。目前比较认可的是滑动疝学说、肠套叠学说。滑动疝学说最早由 Moschcowitz 提出,该文章提出腹腔内压力升高造成 Douglas 陷凹下降脱垂,而直肠前壁受到牵拉向肛门方向滑动,突入肠腔,从肛门脱出形成滑动疝;肠套叠学说是直肠或乙状结肠环形套叠并逐渐下垂脱出肛门外。

直肠脱垂的临床表现:患者多有长期病史,早期可以表现为排便后肿物脱出,可自行还纳,随着时间的延长,盆底松弛和肛门括约肌、肛提肌的松弛加重,排便后肛门脱出物无法自行回缩,需要手助还纳,可以同时合并肛门失禁、肛门外出现黏液或血性液体。如果病情继续发展，患者在咳嗽、打喷嚏、行走等腹压增加的情况下可出现直肠脱垂并长期脱出于肛门外。脱出的肠管长期裸露在外面会出现黏膜水肿、出血、溃疡等情况。由于肠管的脱垂、套叠、水肿，往往造成肠管蠕动功能降低，加之盆底功能的障碍，患者多会出现便秘和肛门失禁的症状。此外部分患者还会出现会阴、直肠肛门痛，年轻的患者可以出现孤立性直肠溃疡综合征。直肠脱出肛门外，无法还纳，严重的可出现绞窄缺血，如果出现绞窄需要尽早手术治疗避免肠管的坏死。

直肠脱垂的诊断：包括病史询问、体格检查、电生理和影像学检查。详细询问病史，查体时可以让患者采用蹲位，做排便动作，一般可以发现比较明显的阳性体征。直肠完全脱垂为同心圆表现，直肠部分脱垂多为放射状表现。对于内脱垂可以使用肛门镜检查，多可以看到脱垂的直肠黏膜。电生理检查包括直肠肛门直肠测压、盆底肌电图、尿动力学检查等。对于盆底功能障碍患者建议术前、术后行生物反馈治疗。影像学检查包括结肠镜、排粪造影、钡剂灌肠、结肠传输实验、磁共振动态排粪造影、盆腔核磁共振等。检查目的是除外结肠的肿瘤，明确肠道蠕动情况、直肠肛管的推动力、盆底的解剖异常、直肠脱垂的程度，进而制订精确的手术方案。排粪造影是直肠内脱垂诊断的金标准，同时还可以发现会阴下降、膀胱膨出、直肠前突、盆底痉挛等并发症。目前磁共振动态排粪造影和盆腔核磁共振可以更好地了解盆底周围肌肉和盆腔内器官状况，尤其是是否合并盆腔脏器的脱垂。对于合并其他脏器脱垂的患者需要联合妇产科、泌尿科等多学科对直肠脱垂进行全面的评估。

此例诊断为直肠脱垂的诊断依据：①患者为中年男性，发病前有间断腹泻及如厕蹲坐时间过长的发病危险因素；②便后肛门肿物脱出，脱出物长约15 cm，且无法自行还纳，符合直肠脱垂的症状特点；③查体：嘱患者做力排动作，可见肛门呈洞状打开，直肠全层自肛管脱出，黏膜可见同心环皱襞，符合直肠全层脱垂的体征特点。综合上述及影像学结果考虑患者罹患直肠脱垂。

经验总结：①临床上关于直肠脱垂的治疗方法众多，主要包括非手术治疗、硬化剂注射治疗、手术治疗及多种方式综合治疗等，但是尚缺乏对直肠脱垂统一的治疗标准。对于直肠脱垂患者最恰当的治疗应该采取个体化治疗方式，即根据疾病的病因、发病机制、患者全身情况及脱垂的程度等各种因素综合考虑后选择一种合适的治疗方式；②非手术治疗主要用于婴幼儿的直肠脱垂及部分脱垂的患者，婴幼儿直肠脱垂常是一种自限性疾病，绝大多数患儿通过非手术治疗可以达到痊愈，但也有少部分患儿经非手术治疗后效果不理想，仍需手术治疗来解决直肠脱垂。非手术治疗时应除去发病诱因、增强营养、加强提肛运动等；③直肠脱垂的手术治疗主要适用于伴有肛门失禁、破溃出血、直肠黏膜充血水肿、狭窄坏死等有严重症状的完全性直肠脱垂。手术的目的是同时纠正直肠脱垂的解剖结构异常与消除相应症状，改善患者的生活质量。手术治疗直肠脱垂的原理包括：①缩窄肛门；②消除直肠前陷凹；③修复盆底肌肉；④经腹、骶或会阴切除冗长的肠管；⑤将直肠固定或悬吊在骶骨或耻骨上；⑥以上两种或多种方法相结合；⑦能够进行经腹手术的尽量选择经腹手术，尤其是腹腔镜手术或机器人手术，经腹手术的复发率要低于经会阴手术。对于大多数没有便秘的直肠脱垂患者建议行直肠固定术，不常规进行乙状结肠直肠切除。采用缝合还是补片应结合医师的偏好和经验。对于合并便秘的直肠脱垂患者可以选择直肠固定术联合乙状结肠切除术。对于无法耐受经腹手术的患者可以选择经会阴手术，一般直肠外脱垂小于 5 cm 可以选择 Delorme 术，而脱出大于 5 cm 的选择 Altemeier 手术。

三、病例讨论

（一）直肠脱垂的流行病学

直肠脱垂常见于婴幼儿、多产妇或身体极度虚弱的老年患者，婴幼儿直肠脱垂多呈现为一种自限性，成人病情的严重程度主要与病程相关。直肠脱垂的发病率在总人口中大约占 0.03%，在女性和老年人中发病率较高，特别是在 65 岁以上的老年人中患病率超过 1%，且年龄 ≥ 50 岁的女性直肠脱垂的概率是男性的 6 倍，女性患者发病的高峰约 70 岁，虽然此病男性患者较少，但这些男性的发病年龄一般不超过 40 岁。

（二）直肠脱垂的发病机制

目前直肠脱垂的明确病因和发病机制仍不完全清楚。典型的直肠脱垂病理改变包括：Douglas 陷凹加深、直肠与骶骨岬分离呈垂直状态、乙状结肠冗长、肛提肌功能障碍（下垂）和肛门括约肌功能障碍（松弛）。主要的学说包括滑动疝学说、肠套叠学说、盆腔组织和肛管松弛无力学说等。

（三）直肠脱垂的分度

国内学者多将直肠脱垂分为三度。Ⅰ度直肠脱垂为排便时直肠脱垂长度小于 3 cm，便后能自行回缩；Ⅱ度脱垂为排便时直肠全层脱出，长度 4～8 cm，必须用手助复位；Ⅲ度脱垂为排便时肛管、直肠和部分乙状结肠脱出，长度 8 cm 以上，较难复位。

（四）直肠脱垂手术治疗的入路

目前临床上直肠脱垂治疗尚未达成共识。治疗多采用手术治疗，但是手术方式多种多样，评价不一，尚无一种手术可以解决所有的临床问题，而且受很多因素的影响，比如年龄、体重、病史、脱垂程度等。目前认可的手术理论基础包括：①缩窄肛门；②消除腹膜 Douglas 陷凹；③修复重建盆底肌肉；④固定直肠；⑤切除冗长或引起便秘的肠管。手术治疗根据手术入路不同可以分为经腹、经会阴，或者联合入路。临床常见的是经会阴、经腹入路。最好的手术方式是根据患者的具体病情、年龄、脱垂类型、并发症和医师擅长的手术等多种因素来决定的。

四、病例点评

直肠脱垂需确保充足的液体和纤维摄入，用于调节大便性状，结肠排空困难的重度便秘患者可能需使用灌肠剂和栓剂。另外盆底肌肉锻炼（如凯格尔运动）也有助于改善盆腔器官脱垂的症状，伴有大便失禁或出口梗阻型便秘患者可尝试生物反馈治疗。对于直肠外脱垂患者，最常采用外科治疗，可选择经腹或经会阴路径。常用手术方式有经腹（前）直肠固定联合乙状结肠切除术、经腹（前）直肠固定不联合乙状结肠切除术、腹侧直肠补片固定术、经会阴直肠乙状结肠切除术（Altemeier术）、经会阴直肠黏膜剥除肌层折叠术（Delorme 术）。直肠内脱垂可选用痔上黏膜环切钉合术（PPH 术）、经肛吻合器直肠切除术（STARR 术）、改良 Delorme 术、胶圈套扎术和直肠黏膜侧切术。

肛肠外科构建盆底中心的模式主要着重于肛门直肠脱垂、直肠肿瘤等患者进行术前术后的康复治疗。肛肠外科对于病因查找和检查完善方面均存在较高的临床科室特异性，但是对于康复治疗处理上手段较为单一。康复医学科具备多样化立体化的评估手段和个性化的康复治疗方法，是盆底功能障碍性疾病诊治的主力军。众多的评估手段和治疗方法决定了盆底功能障碍性疾病的诊治是一个多学科团队合作的系统工程，借助多学科团队合作的模式，盆底功能障碍性疾病的诊治与康复可以达到筛查、评估、诊断、康复治疗和随访一体化的诊治模式。

（病例提供：李玉玮　天津市人民医院）

（病例点评：李建华　浙江大学医学院附属邵逸夫医院）

参考文献

[1] 美国结直肠外科医师协会标准化工作委员会. 直肠脱垂诊治指南 [J]. 中华胃肠外科杂志，2012，15（007）：755-757.

[2]Karulf RE，Madoff RD，Goldberg SM.Rectal prolapse[J].Curr Probl Surg,2001,38 (10)：771-832.

[3]Wu JS，Fazio VW.Surgical intervention for adult patients with rectal prolapse[J]. Curr Gastroenterol Rep, 2003, 5 (5)：425-430.

[4]Melton GB，Kwaan MR.Rectal Prolapse[J].Surgical Clinics of North America, 2013, 93：187-198.

[5]吴庭伦，袁喜红.直肠脱垂的诊疗进展 [J].江西医药,2021,56 (6)：5.

[6]Cares K, El-Baba M.Rectal prolapse in children：significance and management[J]. Curr Gastroenterol Rep, 2016, 18 (5)：22.

[7]Segal J，McKeown DG，Tavarez MM.Pediatric rectal prolapse[M].Treasure Island (FL)：StatPearls Publishing, 2023.

[8]周维模，李强辉.小儿直肠脱垂诊治进展 [J].临床医药文献电子杂志,2019,6 (63)：2.

[9]田振国，陈平，韩宝.中国成人常见肛肠疾病流行病学调查主要结论与建议 [C]// 中华中医药学会肛肠分会学术年会暨全国流调行业发布会.中华中医药学会,2015.

[10]Stein EA，Stein DE.Rectal procidentia：diagnosis and management[J].Gastrointest Endosc Clin N Am, 2006, 16 (1)：189-201.

[11]卢鹏，刘连杰，傅传刚.直肠脱垂的诊断和治疗 [J].中国实用外科杂志,2005,25 (002)：126-128.

[12]Kelley JK，Hagen ER，Gurland B, et al.The international variability of surgery for rectal prolapse[J].BMJ Surg Interv Health Technol, 2023, 5 (1)：e000198.

[13]张昭，焦晨蒙，李明森，等.直肠脱垂外科治疗新进展 [J].中国肛肠病杂志,2022,42 (6)：4.

病例 22　马尾神经损伤后勃起功能障碍的康复治疗

一、病历摘要

(一) 病史简介

患者男性，29 岁。

主诉：摔伤后勃起射精功能障碍 13 个月。

现病史：患者于 13 个月前高处坠落致右侧身体疼痛，双下肢活动不能，120 急送当地人民医院诊断"腰椎骨折，马尾神经损伤"，入院完善相关术前检查后行"L$_3$ 椎体骨折后路切开复位内固定术＋腰椎椎板切除减压术＋硬脊膜修补术"，术后予以对症支持治疗。外院康复治疗 3 个月余，现患者小便可自解，但存在排尿等待，便秘，需用开塞露辅助排便。伤后 7 个月内房事勃起时间及硬度不够，当地医院予口服他达拉非片，目前平均勃起时间 3 ～ 5 分钟，并且伤后至今无射精，今求康复治疗来我院，门诊拟"马尾神经损伤（勃起功能障碍、神经源性膀胱、神经源性直肠），L$_3$ 椎体骨折内固定术后"收住入院。

既往史：既往体健；有吸烟史，每天一包，无饮酒史。

家族史：否认家族遗传病史及类似疾病史。

(二) 体格检查

一般查体：体温 36.8 ℃，脉搏 78 次 / 分，呼吸 18 次 / 分，血压 122/65 mmHg。神志清，精神可，营养中等。双肺呼吸音清，未闻及干、湿性啰音，心脏及腹部检查未见明显异常，双肾区无叩痛。

专科查体：轮椅推入病房。脊柱生理弯曲存在，颈部及上胸段棘上棘两侧无明显压痛、叩击痛，活动尚可，腰部活动受限，腰部一长 8 cm 手术瘢痕。感觉检查（针刺觉及轻触觉）：右侧 L$_3$ 平面正常，右 T$_{14}$ 减退，左侧针刺觉及轻触觉正常。肛周感觉减弱明显。右侧本体感觉、位置觉稳准，左侧本体感觉、位置觉稳准。关键肌肌力检查：双上肢关键肌肌力 V 级；右侧下肢肌力：屈髋肌 V$^-$ 级、伸膝肌 V 级、踝背屈肌 V 级、踇长伸肌 V$^-$ 级、踝跖屈肌 V$^-$ 级；左侧下肢肌力：屈髋肌 V 级、伸膝肌 V 级、踝背屈肌 V$^-$ 级、踇长伸肌 V$^-$ 级、踝跖屈肌 V$^-$ 级。肛门运动减弱明显。四肢关节被动活动度无殊。球 - 肛门反射存在。双侧膝腱反射及跟腱反射减弱。双侧巴宾斯基征（－）。Berg 平衡 52 分，6 分钟步行试验达 533 米。IIEF-5 评分 13 分，日常生活活动能力改良 Barthel 指数评分 95 分，汉密尔顿焦虑和抑郁量表评定患者处于中度抑郁状态。

（三）辅助检查

1．夜间阴茎勃起记录测定记录盒（入院时）：勃起 3 次，平均时间明显减少。

2．国际勃起功能 IIEF-5 评分（入院时）：13 分。

（四）诊断

1．疾病诊断　①马尾神经损伤（勃起功能障碍、神经源性膀胱、神经源性直肠）；②L_3 椎体骨折内固定术后。

2．功能诊断　①性功能障碍；②神经源性膀胱；③神经源性直肠；④抑郁状态。

（五）诊疗经过

在入院全面检查的基础上，经过详细康复评估，发现该患者本次就诊，康复方面的主要问题包括性功能障碍和抑郁。整体康复目标分为短期和长期，短期改善射精障碍、抑郁状态，长期则着重于恢复患者的性功能。在常规康复治疗基础上，采用真空负压吸引及体外冲击波治疗，每周治疗 1 次及传统针灸治疗 S_4。治疗 3 个月后 IIEF-5 评分 20 分，但是较治疗前增加 7 分。治疗 3 个月后夜间阴茎勃起记录测定提示勃起 4 次，其中 2 次勃起平均时间减少，较治疗前明显好转；房事平均勃起时间 5～8 分钟，射精 1 次。

二、诊疗经验

针对此类马尾神经损伤导致的勃起功能障碍患者，以往选择口服他达拉非片及电针刺激等治疗，但该患者年轻，有生育需求，曾口服他达拉非片，可短时勃起及行房事，但无射精，我们根据患者情况，选择真空负压吸引治疗联合体外冲击波治疗。真空负压采用合适大小的负压瓶，瓶口与皮肤涂上耦合剂，密闭以防止漏气。根据适应程度选择合适的负压强度，每次治疗时间由 3 分钟开始，每天递增 1 分钟，每天治疗 2 次，疗程 12 周。体外冲击波治疗具体操作流程：选择阴茎体近、中、远端 3 个冲击区及双侧阴茎海绵体脚 2 个冲击区，能量 1 bar、频率 2 Hz，八髎穴 8 个冲击区，能量 3 bar、频率 6 Hz，每个冲击区冲击 300 次，共计 13 个冲击点，总冲击次数 3900 次，每周治疗 1 次，疗程 12 周。过程顺利，患者未诉不适。治疗 3 个月后，房事平均勃起时间 5～8 分钟，射精 1 次。

三、病例讨论

该患者马尾神经损伤后导致性功能障碍，出现射精障碍、勃起功能障碍，伤后

13个月恢复效果欠佳。分析原因可能有以下几点：①对脊髓损伤后患者性功能障碍的认识不足；②康复方案不当：有效的康复方案需要基于对患者功能障碍的综合评估，如果方案过于通用，没有针对性地解决患者的具体问题，康复效果可能会受限，包括个性化的运动治疗计划，以及其他根据患者的合并问题调整的干预措施；③心理因素：心理状态对脊髓损伤后性功能的康复有一定影响；④社会和家庭支持：是康复过程中不可或缺的一环。家庭成员的鼓励和帮助，社会服务的辅助，都可以提高患者的康复效率和生活质量。康复不仅仅是医疗行为，还包括社会参与和家庭互动。这些支持有助于患者重建自信，加强社会联系，从而促进整体恢复。我们利用真空负压通过提高阴茎海绵体血流，使阴茎充血涨大，以达到最大长度和硬度，再用弹力收缩环置于阴茎根部，阻断阴茎静脉回流来延长勃起维持时间及硬度，并结合体外冲击波疗法（extracorporeal shock wave therapy，ESWT）冲击阴茎体及八髎穴，促进缺血组织新生毛细血管的生成和侧支循环的建立，在此例患者取得了效果，治疗3个月后，勃起时间及硬度较前好转，令人欣喜的是出现了射精。

根据以上病例资料，我们总结了关于脊髓损伤性功能障碍康复的代表性问题进行讨论，具体如下。

（一）男性脊髓损伤患者的性功能障碍分类

男性脊髓损伤后的性功能障碍有造精功能障碍、勃起功能障碍、射精障碍、性交障碍等，其中与神经功能有关的主要是勃起功能障碍及射精障碍。脊髓损伤后勃起功能障碍的表现与损伤时间、脊髓损伤平面及严重程度有关。脊髓损伤患者的射精障碍较勃起功能障碍更易出现。主要症状包括早泄、射精延迟、不射精症、逆行射精。

（二）勃起功能障碍的主要治疗手段

脊髓损伤后勃起功能障碍的治疗主要包括非手术治疗和手术治疗。非手术治疗主要包括口服药物治疗、真空负压吸引装置、尿道内给药和阴茎海绵体药物注射。手术治疗包括阴茎假体置入术。此外心理因素还需要心理治疗。

1. 口服药物治疗　是勃起功能障碍的第一线治疗方法。

2. 真空负压吸引装置　利用真空负压通过提高阴茎海绵体血流，使阴茎充血涨大，以达到最大长度和硬度，再用弹力收缩环置于阴茎根部，阻断阴茎静脉回流来延长勃起维持时间及硬度。

3. 尿道内给药　将一种血管活性药物放入尿道内，通过尿道黏膜直接吸收药物诱发阴茎勃起的方法。

4. 阴茎海绵体药物注射　即向阴茎海绵体内折射血管活性药物，通过阴茎海绵体平滑肌松弛作用而诱发引起阴茎勃起。临床上常使用罂粟碱、酚妥拉明、前列腺素 E_1、三联疗法或单独使用前列腺素 E_1。

5. 阴茎假体置入　此手术是在阴茎内置入一个富有弹性的柱状物或一个充气导管。这些移植物可以勃起但是不能恢复在生殖器区域内的感觉。主要使用于其他方法无效的患者，由于该手术破坏海绵体，难以恢复，故要对患者进行充分告知。

（三）真空负压吸引装置的主要功能和优缺点

利用真空负压通过提高阴茎海绵体血流，使阴茎充血涨大，以达到最大长度和硬度，再用弹力收缩环置于阴茎根部，阻断阴茎静脉回流来延长勃起维持时间及硬度。目前常用的负压吸引装置类型有 Osbon 助勃装置、真空阴茎套、康乐助阳器。负压吸引装置具有无创性、并发症少、使用不受限制和可接受等优点，多数意见认为万艾可可用于尿道内给药及负压吸引装置治疗。真空负压装置的主要缺点是可引起阴茎表面温度降低，并可导致阴茎缺氧。如收缩环使用时间过长就会引起缺氧损伤，少数患者有阴茎疼痛、射精困难、射精痛、皮肤瘀斑、阴茎发绀及个别人有阴茎皮肤擦伤等。

（四）脊髓损伤康复中常用的心理评估方法

心理评估是采用心理学理论和方法对人的心理品质及水平做出评定。心理评估常用观察、访谈和心理测验等方法。

1. 心理测验　脊髓损伤患者常用的主要有神经心理测验和心理评定量表，神经心理测验是对感觉、运动、语言、注意力、记忆力、思维等脑功能进行评估的神经心理学重要研究方法之一，常用于预测和了解脑功能性或器质性障碍的性质和程度，帮助临床诊断及对治疗后康复程度、预后、能力的评价。神经心理测验有单项测验和成套测验两种测验形式。单项测验主要采用单一形式的项目，测量某一种神经心理功能，如 Bender 格式塔测验仅测验个体的空间能力，成套测验项目形式多样，能够较全面地测量神经心理功能，如 H-R 成套神经心理测验。

2. 评定量表　是临床心理评估和研究的常用方法，用于对观察结果的印象进行量化的测量。可分为自评量表和他评量表。主要包括 90 项症状清单，抑郁自评量表，焦虑自评量表。

四、病例点评

脊髓损伤的康复在临床上较常见，但容易忽视患者性功能康复的重要性。早在1972 年 Chigier 在国际康复会议上提出残疾人士有 6 种性权利，主要包括被认识的权利、教育的权利、表现性的权利、结婚的权利、当父母的权利、收到社会照顾的权利。脊髓损伤后可以获得良好的性欲和性生活，对生活的各个方面产生积极影响，包括心理健康、自尊、人际关系和生育。

该例患者属于脊髓损伤后性功能障碍，合并神经源性直肠、神经源性膀胱等，既往于当地医院康复治疗，但性功能康复疗效不佳。通过真空负压令密闭负压瓶内的阴茎被动充血胀大可使约 50% 的脊髓损伤后男性勃起功能障碍患者顺利完成满意的性生活。ESWT 可促进缺血组织新生毛细血管的生成和侧支循环的建立，近年将 LI-ESWT 的特质运用到脊髓损伤后男性勃起功能障碍的治疗，取得一定效果。该例真空负压装置联合体外冲击波治疗后 IIEF-5 评分 20 分，但是较治疗前增加 7 分。治疗 3 个月后，房事平均勃起时间 5～8 分钟，射精 1 次。此外，抑郁状态的治疗结合了药物和非药物手段，体现了一种多模式的干预方法。家庭和社会支持在患者康复中起到了至关重要的作用。总体来说，该病例展示了全面个性化康复计划和跨学科团队合作的重要性。

（病例提供：刘晓广　宁波市康复医院）

（病例点评：吕坚伟　上海市浦东新区公利医院）

参考文献

[1]Liu J, Zhou F, Li GY, et al.Evaluation of the effect of different doses of low energy shock wave therapy on the erectile function of streptozotocin（STZ）-induced diabetic rats[J].Int J Mol Sci, 2013, 14（5）: 10661-10673.

[2] 金明昱，张滨，陈俊，等 . 负压吸引对糖尿病性 ED 大鼠阴茎海绵体组织一氧化氮合酶表达的影响 [J]. 中国男科学杂志，2009，23（10）：26-30.

[3]Qiu X, Lin G, Xin Z, et al.Effects of low-energy shockwave therapy on the erectile function and tissue of a diabetic rat model[J].J Sex Med, 2013, 10（3）: 738-746.

[4]Montorsi F, Aversa A, Moncada I, et al.A randomized, double-blind, placebo-controlled, parallel study to assess the efficacy and safety of once-a-day tadalafil in men with erectile dysfunction who are naive to PDE5 inhibitors[J].J Sex Med, 2011, 8（9）: 2617-2624.

[5]Chitale S, Morsey M, Swift L, et al.Limited shock wave therapy vs sham treatment in men with Peyronie's disease: results of a prospective randomized controlled double-blind trial[J].BJU Int, 2010, 106（9）: 1352-1358.

[6]Vardi Y，Appel B，Jacob G，et al.Can low-intensity extracorporeal shockwave therapy improve erectile function？A 6-month follow-uppilot study in patients with organic erectile dysfunction[J].Eur Urol，2010，58（2）：243-248.

[7]Vardi Y，Appel B，Kilchevsky A，et al.Does low intensity extracorporeal shock wave therapy have a physio-logical effect on erectile function？Short-term results of a randomized，double-blind，sham controlled study[J].J Urol，2012，187（5）：1769-1775.

[8]励建安，许光旭.实用脊髓损伤康复学[M].北京：人民卫生出版社，2005，303-312.

病例23 慢性盆腔疼痛综合征的康复治疗

一、病历摘要

（一）病史简介

患者女性，56岁。

主诉：会阴部不适10年，加重伴肛门胀痛5年。

现病史：患者于10年前无明显诱因出现久坐久站后会阴部不适，平卧时缓解，未予特殊处理，自诉每次出现不适感后自行卧床休息。5年前无明显诱因出现久坐后不适感加重，伴肛门胀痛，平卧后可缓解，未予重视及正规治疗。近两年肛门胀痛加重并出现臀部及外阴痛，不能同房，并偶有腰痛伴双下肢疼痛，遂在外院行相关检查，腰椎及骨盆MRI检查提示腰椎退变，L_5/S_1椎间盘稍突出，行腰椎间盘突出相关治疗后（具体不详）症状无明显缓解。1年前至省妇幼保健院就诊，考虑慢性盆腔痛，予口服止痛药物，行盆底电刺激和生物反馈、针灸、手法、运动等治疗，患者不适感无明显缓解，今为求进一步诊治就诊于我科。患者近期精神、饮食可，睡眠欠佳，大便每日3～4次，性状软，小便正常，体重无明显变化。

既往史：17年前有骑摩托车摔伤史，未予检查。否认高血压、糖尿病等其他慢性病史，无肝炎等传染病史，无输血史，无药物、食物过敏史。

个人史：无吸烟、饮酒史；无冶游史；无性病史。

婚育及月经史：已婚，G3P1，顺产，胎重不详，配偶及子女体健。绝经5年，既往月经正常。

家族史：否认家族遗传病史及类似疾病史。

（二）体格检查

一般查体：体温36.5℃，脉搏84次/分，呼吸16次/分，血压120/80 mmHg。神志清楚，发育正常，营养中等，正常步态，双肺呼吸音清，未闻及干、湿性啰音，心脏及腹部检查未见明显异常。

专科查体：圆肩、驼背、骨盆后倾，右侧骨盆较左侧高9 mm。腰椎生理曲度过直，腰椎无叩痛，各棘突、棘间隙、椎旁、横突无压痛，右侧腘绳肌内侧头紧张、左侧腘绳肌外侧头紧张，双侧臀上皮神经投影，坐骨结节、梨状肌下孔处、骶髂关节、坐骨神经体表投影无压痛，双下肢浅感觉正常，双下肢肌力Ⅴ级，肌张力正常，双侧梨状肌紧张试验（-），双侧股神经牵拉试验（-），直腿抬高试验及加强试验（-），"4"字征（-），双侧膝腱反射及踝反射正常引出，病理征未引出。

消毒外阴妇查：外阴阴道老年性改变，尿道口微张，未见明显红肿，阴道外口轻度张开，会阴区感觉正常，阴道前壁中度膨出，阴道松弛，可容纳 3.5 指，未扪及阴道条索和结节，可扪及膀胱旁筋膜、闭孔内肌触发点（病例 23 图 1），肛周皮肤感觉正常，肛门括约肌肌力 V 级，肛门反射正常。POP-Q 评估见病例 23 表 1，PERFECT 评估见病例 23 表 2。

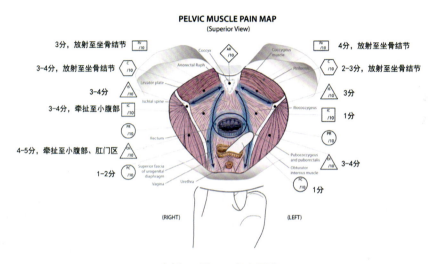

病例 23 图 1　疼痛图谱

病例 23 表 1　POP-Q 评估（单位 cm）

Aa：0	Ba：0	C：-4.5
gh：4	pb：3	tvl：8
Ap：-1.5	Bp：-1.5	D：-5.5

病例 23 表 2　PERFECT 评估

评估内容	结果
P（Power）	3 级
E（Endurance）	7 秒
R（Repetition）	5 次
F（Fast）	10 次
E（Elevation）	Yes
C（Co-contraction）	Yes
T（Timing）	No

（三）辅助检查

磁共振平扫（外院）：①L_3/L_4、L_4/L_5，L_5/S_1变性；②腰椎退行性变；③骨盆MRI平扫未见明显异常。

入院检查：①尿常规（-）；②肌电图提示：阴部SEP未见异常；双侧BCR异常，不排除$S_2 \sim S_4$节段反射弧功能异常；双侧肛门括约肌自主收缩存在，双侧肛门括约肌肌电检查未见明显异常；③尿动力学检查提示：膀胱充盈期未见异常；排尿期逼尿肌收缩力稍减弱，最大尿流率降低，无残余尿。

（四）诊断

1. 慢性盆腔疼痛综合征；

2. 阴道前壁脱垂；

3. 腰椎退行性变。

（五）诊疗经过

门诊就诊后完善相关检查后治疗上予以心理疏导，嘱患者规律作息，避免熬夜、吸烟、饮酒，健康饮食。予以针灸治疗通经活络，化瘀止痛；筋膜手法缓解疼痛；射频治疗改善阴道环境，促进局部组织修复；盆底磁刺激及经颅重复磁刺激缓解疼痛：盆底肌、会阴部疼痛最明显处磁刺激1 Hz低频抑制疼痛，双M1区10 Hz高频提高疼痛感觉阈值；神经脱敏治疗等康复治疗后，患者日常生活中未再出现会阴及肛门胀痛，可进行正常性生活。

二、诊疗经验

CPP是指源自于盆腔器官/结构的、持续时间超过6个月的非周期性疼痛。疼痛症状通常与泌尿生殖系统、消化道、盆底肌组织、性功能障碍相关，也与更年期、绝经期雌激素水平低下、抵抗力下降、消极的认知行为、性行为和负面情感有关。

CPP可分为有明确病理学因素（如炎症、感染、恶性肿瘤等）和无明确病理学因素两类。有明确病理学因素的即明确疾病所影响的称为"疾病相关盆腔疼痛"，常见疾病如子宫内膜异位症、子宫腺肌病、妇科感染、肠易激综合征、间质性膀胱炎等；对于无明确感染或无其他明显的局部病变、非特定疾病引起的慢性盆腔疼痛，称为慢性盆腔疼痛综合征（chronic pelvic pain syndrome, CPPS）。CPPS中的疼痛感如集中在单个脏器，则以该器官疼痛综合征命名，如前列腺疼痛综合征、膀胱疼痛综合征、尿道疼痛综合征和（女性）外阴疼痛综合征等；如果不能定位于某个器官或出现在多个脏器时则仍以CPPS命名，它是一种有盆腔疼痛症状而无明确病理改变的妇科疑难疾病。

CPPS 的典型临床表现为会阴、下腹部、外生殖器等部位疼痛或不适，亦有部分患者表现为阴道刺痛、腰骶部或臀部酸痛、深部性交痛及性交后疼痛或下尿路症状，疼痛可以是整个下腹部，也可以是双侧或单侧髂窝处，或是无明显定位，常伴有阴道不适，为持续性或间断性钝痛或隐痛；患者说不清疼痛加重和缓解与何种因素有关，常出现站立、劳累后及经期加重。疼痛程度会直接影响患者的功能活动，疼痛程度越高的患者躯体活动受限越严重，通常因为害怕疼痛加剧而避免活动、减少活动量、降低活动频率。因为持续的疼痛，患者容易出现焦虑和抑郁等情绪障碍，甚至会影响患者的免疫功能，发生合并症和并发症，从而影响其健康状况，降低患者的治疗依从性。此外，患者的焦虑和抑郁情绪越严重，患者管理疾病、疼痛的能力也越差，自我管理行为水平越低。

（一）慢性盆腔疼痛的流行病学

不同研究所报道的慢性盆腔疼痛患病率差异较大。2006 年，世界卫生组织对 1966—2004 年 CPP 的患病率进行系统评估，发现全球范围内非周期性盆腔疼痛的患病率为 4%～43.4%。近期研究报道，全球女性 CPP 的发病率为 5%～26%。另一项研究对厄瓜多尔的 2397 名 14～49 岁女性进行横断面调查显示 CPP 患病率为 9.8%。国内对于慢性盆腔痛的流行病学数据较少，王春珺等对乌海市妇科门诊就诊的 1659 名患者进行调查发现，CPP 的患病率为 61.5%。

此例患者诊断为慢性盆腔疼痛综合征的依据：①患者为 56 岁女性，围绝经期发病，主要症状为会阴部不适、肛门坠胀、臀部疼痛，影响性交，病程 10 年；②体格检查：患者存在体态不良，圆肩、驼背、骨盆后倾，右侧骨盆较左侧高 9 mm，腰椎生理曲度过直，右侧腘绳肌内侧头紧张、左侧腘绳肌外侧头紧张；消毒外阴妇查：外阴阴道老年性改变，尿道口微张，未见明显红肿，阴道外口轻度张开，阴道前壁中度膨出，阴道松弛，可扪及膀胱旁筋膜、闭孔内肌触发点；③辅助检查：磁共振平扫：L_3/L_4、L_4/L_5，L_5/S_1 变性；腰椎退行性变；骨盆 MRI 平扫未见明显异常。肌电图提示：阴部体感诱发电位未见异常；双侧 BCR 异常，不排除 S_2～S_4 节段反射弧功能异常；双侧肛门括约肌自主收缩存在，双侧肛门括约肌肌电检查未见明显异常。尿动力学检查提示：膀胱充盈期未见异常；排尿期逼尿肌收缩力稍减弱，最大尿流率降低，无残余尿。患者主要临床表现为会阴部、肛门、臀部疼痛，久坐、行走、劳累后加重，病程 10 年，主诉症状多，情绪焦虑，至多家医院就诊，行相关检查，生殖系统、泌尿系统、消化系统均未查出明确器质性病变，治疗效果欠佳，综上所述考虑诊断为 CPPS。

本病还需与以下疾病鉴别诊断：①阴部神经痛。指没有任何器质性病变可以解释的发生在阴部神经管的阴部神经，卡压或受损导致其分支所支配区域的肌肉筋膜及皮肤的疼痛。疼痛位于会阴、外生殖器及肛门周围，可伴有感觉异常、大小便失禁及性功能障碍。阴部神经由 $S_2 \sim S_4$ 神经前支组成，与阴部内动脉伴行，自梨状肌下缘离开骨盆，再绕过坐骨棘后方经坐骨小孔重返盆腔，并于肛提肌下方沿坐骨肛门窝的外侧壁穿过阴部管达会阴部。其在坐骨直肠窝内发出以下分支：会阴神经（浅支、深支）、直肠下神经、阴茎（阴蒂）背神经。阴部神经在出坐骨大孔跨过骶棘韧带转而进入坐骨小孔处、阴部管中，进入坐骨小孔处及跨越骶结节韧带的镰状缘时易受到卡压，患者会阴区疼痛、肛门胀痛，与阴部神经支配区域相符，但患者存在明显臀部疼痛及下肢痛，且肌电图提示双侧 BCR 异常，不排除 $S_2 \sim S_4$ 节段反射弧功能异常，但患者无大小便功能障碍，无浅感觉障碍，肌电图 BCR 异常不能明确阴部神经损伤，阴部神经易卡压处体表投影无明显压痛，故不能明确阴部神经痛诊断；②梨状肌综合征。患者存在双侧臀部疼痛且偶有下肢痛，久坐及行走时坠胀感明显，但疼痛性质非放射，且手法症状为会阴部不适，梨状肌无明显压痛，未可触及弥漫性钝厚、成条索状或梨状肌束局部变硬等。梨状肌下孔处、坐骨神经体表投影无压痛，双侧梨状肌紧张试验（-），患者曾行相关手法及针灸治疗，疼痛无明显缓解，故梨状肌综合征可能性小；③腰椎间盘突出症。患者偶有下肢疼痛，MRI 提示腰椎退行性变，但双下肢浅感觉及肌力正常，腱反射正常，双侧直腿抬高试验（-），股神经牵拉试验（-），故腰椎间盘突出症引起疼痛可能性小。

（二）慢性盆腔疼痛综合征的发病机制

目前 CPPS 的发病机制并不明确，创伤学说、炎症学说和神经源学说是当前相对公认的三种学说。创伤学说中，创伤导致组织受损使其缺血缺氧等，可使组织释放大量内源性致痛物质产生疼痛；同时组织灌注量减少，致组织出现水肿变形，从而刺激局部神经感受器出现痛觉。炎症学说中提出，覆盖在膀胱和阴道黏膜上的糖胺聚糖层被破坏，最终导致神经源性炎症和肥大细胞激活，聚集产生并释放各种炎症因子如 5- 羟色胺、前列腺素 E_2、血管内皮生长因子、血管活性肠肽、神经生长因子等，这些炎症因子直接或间接作用于周围感觉神经导致外周神经的损伤，刺激局部神经痛觉感受器产生痛觉。随着相关研究的深入，现如今研究认为 CPPS 患者盆底骨骼肌肉系统处于高张痉挛状态，盆底肌肉痉挛、肌张力增加与盆腔疼痛密切相关。神经源学说中，由于盆腔器官神经来源于盆丛和下腹下神经，具有相同的神经传导通路，其神经冲动在不同的器官的功能状态下会相互影响，如膀胱炎影响子宫收缩，结肠炎使正常的子宫、膀胱产生炎性反应。CPPS 与中枢或外周神经系统的功能障碍有关；最近的研究支持中枢神经敏化（伤害感受的放大）在 CPPS 中发挥重要作用。中枢神经敏化使外周疼痛引起的神经递质过度反应，进而放大痛觉，在大脑特定部位激活，同时在下丘脑－垂体－肾上腺素系统和自主神经系统产生连锁反应，进一步加剧患者心理上的痛苦。有研究表明，患有 CPPS 的女性在远离生殖器区域的身体区域对疼痛的敏感性增加，表现为异常性疼痛和痛觉过敏，而中枢神经敏化理论可以解释该现象。CPPS 的发生可能与这些机制相互作用有关。

（三）慢性盆腔疼痛的治疗

1. 一般治疗

（1）改善生活方式：良好的生活方式对于 CPPS 患者的治疗能够起到积极作用。长期憋尿、熬夜、吸烟、饮酒、不健康的饮食偏好及性生活过频等均是诱发 CPPS 的危险因素。

（2）心理咨询：CPPS 的症状会严重影响患者的心理状况，带来焦虑、抑郁等心理问题。应重视患者的精神心理状态，结合临床实际情况给予恰当的心理疏导；必要时联合心理科进行专科治疗。

2. 药物治疗

（1）使用外周性止痛剂，主要包含乙酰氨基酚、非类固醇抗炎药物、阿司匹林等，但具有明显的不良反应，阿片类属于中枢性止痛剂，应用于慢性盆腔疼痛治疗中具有一定争议。

（2）由于慢性盆腔疼痛患者常伴有抑郁症，对于慢性盆腔痛的治疗可使用抗抑郁药物，可有效降低疼痛程度，缩短疼痛持续时间。

（3）针对激素反应型者，例如子宫肌瘤、子宫肌瘤变性、子宫腺肌病、子宫内膜异位症等，可选择激素类药物治疗。

（4）局部治疗：用麻醉药及激素类药物对腹壁、阴道、骶管的触发点注射能起到镇痛和缓解疼痛的作用。基于触发点注射的作用机制而提出的理论包括内啡肽的释放、骨骼肌内反射弧的破坏及异常痉挛肌纤维的机械变化。

3. 手术治疗　对于部分有明确病灶的 CPP 患者，可采取不同手术方式进行手术治疗，如子宫切除术、骶前神经切除术、盆腔粘连松解术等。

4. 物理治疗　包括加强盆底锻炼、生物反馈治疗、电刺激（如骶前神经、阴道电刺激）、盆底磁刺激、手法治疗等。

三、病例讨论

本例患者诉坐下半小时即感会阴区不适，每次不适便自行躺下休息，疼痛缓解，严重影响其日常生活，近年来症状加重并影响性生活才至外院就诊，行针灸、电刺激、生物反馈、手法、运动等多项治疗，症状无明显缓解，遂至我科就诊。患者病程长，且进行过多项检查与治疗，并未查出明确导致会阴疼痛的器质性病变，情绪焦虑，故来我科就诊后，首先对其进行健康教育及心理疏导，缓解患者紧张焦虑的情绪，并适当补充相关检查，考虑诊断 CPPS，并进行对症治疗。而患者已行常规电刺激及盆底治疗，效果欠佳。有研究表明，盆底磁刺激可通过密闭线圈产生磁场并作用于盆底部外周神经，抑制或兴奋神经通路，调控异常反射弧，进而发挥止痛效果，缓解盆腔疼痛症状。肌筋膜的手法治疗可在疼痛触发点释放肌筋膜，使软组织更富有弹性，降低张力，释放和拉伸缩短的肌肉，改善局部血液循环，减少不适感。患者存在肌紧张并可触及多个筋膜触发点，本例采取针灸、筋膜手法联合盆底磁刺激治疗缓解盆腔疼痛。神经源说提示 CPPS 患者可能存在中枢神经敏化，国际临床神经生理学联盟（International Federation of Clinical Neurophysiology，IFCN）欧洲分会制定的《重复经颅磁刺激临床治疗循证指南》指出高频（≥5 Hz）经颅重复磁刺激作用于神经病理性疼痛患者疼痛对侧 M1 区具有确定的镇痛疗效，且经颅重复磁刺激在情绪调节中也显示出良好的疗效，因此本例选用了经颅重复磁刺激治疗提高患者疼痛阈值，调节患者情绪。射频是一种电磁辐射，它利用高频交流变化电磁波产生热效应，通过恒温控制作用于人体靶组织中的电子和离子，使其定向运动，促进胶原蛋白和弹性纤维再生，改善血液循环，同时，射频能量可激活盆底筋膜和韧带等结缔组织中成纤维细胞，促使原胶原蛋白和弹性蛋白的收缩及新胶原蛋白的生成，加速细胞外基质透明质酸沉积，增加盆底结缔组织的厚度和弹性，从而提高韧带的收缩性，改善盆底功能障碍引起的常见病症。本例加用了射频治疗改善阴道环境，促进局部组织修复。经相关治疗后，患者情绪稳定，日常生活中未再发疼痛，治疗效果满意。

四、病例点评

慢性盆腔疼痛综合征是一种病因复杂、诊断困难、治疗也较为棘手的严重影响患者生活质量的综合征。症状不典型，无特异性疾病诊断，涉及泌尿、消化、神经、骨骼等多个系统，且易受心理因素的干扰，患者常首诊于妇科、泌尿外科等相关科室。针对各种检查均未发现明显器质性病变的 CPP 患者，临床医师应予以高度重视，不应轻易诊断为心理性盆腔疼痛。由于 CPPS 无明确器质性病变，且发病机制尚未明确，且患者易发生心理问题，医务人员需更多地关注患者的心理问题，从局部到中枢进行综合全面的治疗。

本例患者除会阴肛门疼痛外，还存在臀部及下肢痛，曾在外院诊断为"腰椎间盘突出症"，予相关治疗后无明显缓解，存在多项干扰诊断的因素，所以需注意

CPPS 与其他疾病的鉴别诊断。患者被诊断为慢性盆腔痛后已在外院行电刺激、生物反馈、运动训练等相关物理治疗，自诉症状无改善，考虑患者病程已长达 10 年，盆底肌电图未提示神经损伤，在心理疏导的基础上，根据 CPPS 的中枢敏化机制选用了筋膜手法治疗、盆底磁刺激、射频治疗联合经颅重复磁刺激治疗改善患者局部症状，提高患者疼痛阈值，从局部到中枢，从肌肉骨骼到神经，对患者进行了综合治疗，取得了良好的治疗效果。

总体来说，该病例展示了全面康复计划和跨学科团队合作的重要性。

（病例提供：石汝婷　中南大学湘雅三医院）

（病例点评：李旭红　中南大学湘雅三医院）

参考文献

[1]American College of Obstetricians and Gynecologists. Chronic pelvic pain : ACOG practice bulletin summary, number 218[J]. Obstet Gy-necol, 2020, 135 (3): 744-746.

[2]Dueñas M, Ojeda B, Salazar A, et al. A review of chronic pain impact on patients, their social environment and the health care system[J]. Journal of pain research, 2016, (9): 457-467.

[3]Kiadaliri A, Dell'Isola A, Lohmander LS, et al. Assessing the importance of predictors of adherence to a digital self-management intervention for osteoarthritis[J]. J Orthop Surg, 2023, 18 (01): 1-10.

[4]Banerjee A, Hendrick P, Blake H. Predictors of self-management in patients with chronic low back pain : a longitudinal study[J]. BMC musculoskeletal disorders, 2022, 23 (01): 1-9.

[5]Chapman DP, Perry GS, Strine TW. The vital link between chronic disease and depressive disorders[J]. Preventing chronic disease, 2005, 2 (01): A14.

[6]Buggio L, Barbara G, Facchin F, et al. Self-management and psychological-sexological interventions in patients with endometriosis : strategies, outcomes, and integration into clinical care[J]. International journal of women's health, 2017, 9 : 281-293.

[7]Urits I, Schwartz R, Herman J, et al. A comprehensive update of the superior hypogastric block for the management of chronic pelvic pain[J]. Curr Pain Headache Rep, 2021, 25 (3): 13.

[8]De Las Mercedes Villa Rosero C, Mazin SC, Nogueira AA, et al. Prevalence of chronic pelvic pain and primary dysmenorrhea in women of reproductive age in Ecuador[J]. BMC women's health, 2022, 22 (01): 1-15.

[9] 王春珺，裴刘成，李雪洁，等．乌海市女性慢性盆腔疼痛患者的临床特征及相关因素分析 [J]．实用妇科内分泌电子杂志，2023，10（23）：12-15.

[10] Farage MA，Miller KW，Ledger W．Localized provoked vestibulodynia：do multiple etiologic triggers manifest as neurogenic vulvar pain？[J]．J Genit Syst Disord，2014，（3）：1-6.

[11] Brawn J，Morotti M，Zondervan KT，et al．Central changes associated with chronic pelvic pain and endometriosis[J]．Hum Reprod Up-date，2014，20（5）：737-747.

[12] 陶沐珩，肖培娜，叶明珠．慢性盆腔疼痛发病机制及治疗的研究进展 [J]．医学综述，2022，28（4）：736-741.

[13] Kaya S，Hermans L，Willems T，et al．Central sensitization in urogynecological chronic pelvic pain：a systematic literature review[J]．Pain physician，2013，16（4）：291-308.

[14] Chen X，Hu C，Peng Y，et al．Association of diet and lifestyle with chronic prostatitis/chronic pelvic pain syndrome and pain severity：a case-control study[J]．Prostate Cancer Prostatic Dis，2016，19（1）：92-99.

[15] Allaire C，Williams C，Bodmer-Roy S，et al．Chronic pelvic pain in an interdisciplinary setting：1-year prospective cohort[J]．Am J Obstet Gynecol，2018，218（1）：111-114.

[16] Zoorob D，South M，Karram M，et al．A pilot randomized trial of levator injections versus physical therapy for treatment of pelvic floor myalgia and sexual pain[J]．Int Urogynecol J，2015，26（6）：845-852.

[17] 龚柳英．腹腔镜治疗慢性盆腔痛患者的临床效果 [J]．医疗装备，2019，32（20）：143-144.

[18] 张婷婷，张庆，刘盼，等．盆底磁刺激疗法在产后盆底康复中的疗效观察 [J]．中国妇产科临床杂志，2021，22（5）：516-517.

[19] 吴洁，袁梦，陈伟，等．盆底磁刺激治疗初产妇产后性功能障碍的临床研究 [J]．中国康复医学杂志，2022，37（3）：385-388.

[20] Ailliet L，Rubinstein SM，Knol D，et al．Somatization is associated with worse outcome in a chiropractic patient population with neck pain and low back pain[J]．Man Ther，2016，21：170-176.

[21] Lefaucheur JP，Aleman A，Baeken C，et al．Evidence-based guidelines on the therapeutic use of repetitive transcranial magnetic stimulation（rTMS）：an update（2014-2018）[J]．Clin Neurophysiol，2020，131：474-528.

[22] Hong JY，Kwon TR，Kim JH，et al．Prospective，preclinical comparison of the performance between radiofrequency microneedling and microneedling alone in reversing photoaged skin[J]．Journal of Cosmetic Dermatology，2020，19（5）：1105-1109.

[23] Kent DE，Bernardy J．Safety and mechanism of action of noninvasive radiofrequency treatment for vaginal laxity：histological study in the swine vaginal model[J]．Journal of Cosmetic Dermatology，2020，19（6）：1361-1366.

病例 24 尿失禁手术失败病例的思考

一、病历摘要

（一）病史简介

患者女性，47 岁。

主诉：反复不自主漏尿 20 余年，加重伴体位改变时漏尿 5 年。

现病史：患者于 2001 年左右（28 岁）无明显诱因出现不自主漏尿，尤其在站立和剧烈活动时症状加重，咳嗽时偶有少量漏尿，合并尿不尽感，坐卧位时无漏尿，但站立时存在明显的不自主漏尿现象。既往被诊断为"压力性尿失禁"，曾多次接受盆底康复及电针灸治疗，均无明显改善。2020 年 7 月 19 日接受经闭孔尿道中段无张力悬吊术（outside-in transobturator tape，TOT），术后漏尿症状部分改善，但站立时漏尿的症状仍然存在。

既往史：既往健康状况良好，无重大疾病史。有两次分娩经历，第一胎顺产，第二胎剖宫产。无外伤史和其他手术史。家族史中无类似疾病。

（二）体格检查

意识清楚，精神状态良好，腹部无压痛，无腹部包块。外阴检查未见异常，无明显外伤或炎症迹象。妇科检查显示无宫颈病变，无宫体异常。肛门指诊未见异常，肛门反射存在。

（三）辅助检查

盆底四维超声：显示膀胱颈后脚开放角度 164°，尿道内口有漏斗形成，盆腔轻度子宫脱垂和轻度盆腔直肠膨出。

术后尿动力学检查：最大尿流率 18 mL/s，尿量 364 mL，无残余尿。坐位时，反复用力咳嗽或 Valsalva 动作未见漏尿，膀胱顺应性正常，初始膀胱充盈感 184 mL，排尿逼尿肌收缩存在，PVR < 30 mL。患者取站立位，可见逼尿肌过度活动，同时伴有漏尿。

盆底肌力评估：肌肉张力减弱，盆底肌功能评分低。

（四）诊断

1. 急迫尿失禁；
2. 逼尿肌过度活动；
3. 盆底功能障碍。

（五）诊疗经过

患者自 2001 年起出现不自主漏尿症状，经历了长期的治疗和管理，最初被诊断为压力性尿失禁，接受了包括盆底康复和电针灸在内的保守治疗，均未能显著改善症状。随着时间推移，病情逐渐加重，特别是在站立和剧烈运动时漏尿明显。2020 年 7 月 19 日行 TOT 治疗压力性尿失禁。术后患者漏尿问题依然存在，尤其是在体位变化时。

为了进一步评估和治疗，尿动力学检查显示：坐位时，反复用力咳嗽或 Valsalva 动作未见漏尿，膀胱顺应性正常，初始膀胱充盈感 184 mL，排尿逼尿肌收缩存在，PVR < 30 mL（病例 24 图 1）。但当患者取站立位时，则可见逼尿肌显著过度活动，同时伴有漏尿（病例 24 图 2）。据此，考虑患者属于少见的体位改变（站立位）诱发的逼尿肌过度活动。基于这一发现，患者接受了膀胱内 A 型肉毒毒素 100 万 U 注射治疗，旨在减轻逼尿肌的过度活动，从而减少漏尿。治疗后 1 个月，患者漏尿症状得到显著缓解。4 个月后，患者自诉症状有所反复，考虑可能为前一次的肉毒毒素治疗疗程和剂量不足，因此第二次给予 200 万 U 的肉毒毒素注射。第二次治疗同样取得了理想的效果，至今未再复发，再次证明了肉毒毒素注射在治疗体位诱发的逼尿肌不稳定中的有效性。

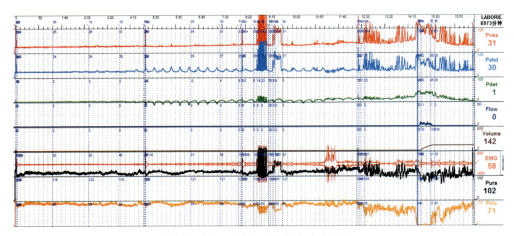

病例 24 图 1　尿动力学检查（坐位）

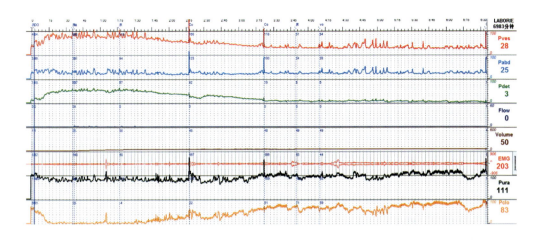

病例 24 图 2 尿动力学检查（站立位）

二、诊疗经验

在处理女性尿失禁的病例中，尤其是本例患者，我们面临的主要挑战是"正确诊断"。最初，患者因存在站立位漏尿而被诊断为 SUI 并接受了 TOT 手术，但术后漏尿症状仍然存在。这一情况提示我们，仅依靠临床症状和体格检查可能不足以准确诊断尿失禁的类型。

1. 漏诊的原因 在本例中，患者最初的诊断可能受到了临床症状的误导，患者症状看似典型的 SUI（起立时和咳嗽时漏尿），但是，少见的体位诱发性膀胱过度活动（over active bladder，OAB）伴有 UUI 也可以产生类似症状，后者甚至可能也表现为压力诱发实验（一种 SUI 的专科体检）阳性。因此仅凭症状和体格检查有时难以区分这两种类型的尿失禁。

2. 尿动力学检查的必要性 为了准确诊断尿失禁的类型，尿动力学检查成了关键。此项检查可以提供关于膀胱和尿道功能的详细信息，帮助医生区分 SUI 和 UUI。

3. 最终诊断 在本例中，在治疗组分析患者的情况后，采取不同体位的两次尿动力学检查揭示了患者存在 OAB 伴有 UUI 的问题，这是之前未被识别的。这一发现导致了治疗策略的转变，从而有效缓解了患者的漏尿症状。

综上所述，本病例强调了在治疗女性尿失禁时进行全面和准确的诊断的重要性。尿动力学检查在这一过程中扮演了关键角色，帮助医生制订了更为精确和有效的治疗方案。

对于确诊 OAB 伴 UUI 的患者，下一步面临的主要挑战是选择合适的治疗方法。

最新的研究和治疗进展提供了多种有效的治疗选项，包括药物治疗、物理治疗和新兴的治疗技术。

1. 药物治疗　是OAB的常规治疗方法，包括β₃肾上腺素受体激动药如米拉贝隆，或是M受体阻滞药如托特罗定。这些药物通过激活特定的蛋白质来放松膀胱肌肉，减少尿急和尿频的症状。然而，药物治疗并非对所有患者均有效，且可能存在药物相互作用和不良反应的问题。

2. 物理治疗　如盆底肌训练和生物反馈，对于改善OAB症状也非常有效。这些治疗方法通过增强盆底肌肉的控制能力，帮助患者更好地管理尿急和尿频。然而，物理治疗需要患者的持续参与和努力，可能不适用于所有患者。

3. 新兴治疗技术　包括经颅磁刺激和神经调节疗法。这些方法通过调节神经信号传递，有助于控制膀胱的过度活动，骶神经和胫神经刺激的疗效已经得到多项研究的证实。而经颅磁刺激已被证明对于治疗抑郁症状和改善OAB症状具有双重效果。

4. A型肉毒毒素膀胱内注射的选择　在本病例中，考虑到患者对传统治疗方法的反应不佳，我们选择了A型肉毒毒素膀胱内注射。肉毒毒素注射通过直接作用于膀胱肌肉，减少其过度活动，从而减轻尿失禁症状。这种治疗方法被证明对于难治性OAB患者特别有效，且不良反应相对较少。

综上所述，治疗OAB的关键在于采用多模式、个性化的治疗策略，结合药物治疗、物理治疗和新兴治疗技术，以及患者教育和生活方式的调整。在本病例中，A型肉毒毒素膀胱内注射的选择是基于患者对其他治疗方法的反应和综合评估得出。

三、病例讨论

（一）女性尿失禁的全面评估

在讨论本病例中，我们首先需要理解女性尿失禁的分类，以便进行全面的评估和准确的诊断。女性尿失禁主要分为压力性尿失禁、急迫性尿失禁、充溢性尿失禁及真性尿失禁四类。

临床中较易混淆的是压力性尿失禁和急迫性尿失禁。压力性尿失禁通常是由于盆底肌肉和尿道括约肌功能减弱，导致腹压增加时（如咳嗽、打喷嚏或运动）发生尿液漏出。急迫性尿失禁则是由于膀胱肌肉的不正常收缩导致尿急、尿频和尿失禁。混合性尿失禁则同时具有压力性和急迫性尿失禁的特点。

本例患者最初接受的是针对压力性尿失禁的手术治疗（TOT手术），但术后漏尿症状仍然存在。这提示我们在治疗尿失禁时，需要对患者进行全面评估，以确定是否存在其他类型的尿失禁，如急迫性尿失禁或混合性尿失禁。尿动力学检查在这一过程中扮演了关键角色，帮助医生制订更为精确和有效的治疗方案。

（二）膀胱过度活动伴有急迫性尿失禁的最新治疗进展

在进一步讨论本病例时，我们关注的是膀胱过度活动伴有急迫性尿失禁治疗的最新进展和挑战。这是一个复杂的临床问题，需要综合考虑多种治疗方法。最新的研究表明，治疗这种类型尿失禁的方法正在不断发展，包括药物治疗、物理治疗、手术治疗及新兴的非侵入性治疗方法。

1. 药物治疗的进展　用于治疗急迫性尿失禁的药物种类不断增加，包括 β_3 肾上腺素受体激动药和抗胆碱药物。这些药物通过不同的机制作用于膀胱，帮助减轻尿急、尿频和尿失禁的症状。

2. 物理治疗的进展　物理治疗，如电生理、电针灸、磁疗等，也被用于治疗急迫性尿失禁。这些治疗方法通过刺激神经和肌肉，有助于改善膀胱控制。

3. 手术治疗的发展　包括胫神经刺激、骶神经刺激和膀胱腔内射频治疗等手术治疗。胫神经刺激和骶神经刺激是通过植入式装置刺激相应的神经，以改善膀胱控制。膀胱腔内射频治疗则是一种新兴的微创治疗方法，通过射频能量减少膀胱壁的神经敏感性，从而减轻尿失禁症状。

4. 个性化治疗的重要性　考虑到尿失禁的多因素成因和患者的个体差异，制订个性化的治疗计划至关重要。治疗计划应基于患者的具体症状、生活质量的影响及患者的偏好和治疗目标而定。

（三）肉毒毒素注射治疗膀胱过度活动的要点和注意事项

肉毒毒素注射已成为治疗逼尿肌过度活动和压力性尿失禁的重要手段，尤其是在传统治疗方法无效的情况下。

1. 肉毒毒素的治疗效果　最新的研究显示，肉毒毒素注射对于减少尿失禁发作次数和改善膀胱功能具有显著效果。在一项涉及不同剂量肉毒毒素治疗尿失禁的随机对照试验中，肉毒毒素显示出优于安慰剂的治疗效果，尤其是在逼尿肌过度活动的患者中。这些研究结果表明，肉毒毒素在减少尿失禁发作次数和改善膀胱功能方面具有显著的临床效果。

2. 剂量选择的重要性　在选择肉毒毒素剂量时，需要考虑患者的具体情况和治疗目标。研究表明，较高剂量的肉毒毒素可能会增加泌尿系感染、尿潴留和肌肉无力等不良反应的风险。因此，选择适当的剂量对于优化治疗效果和减少不良反应至关重要。

3. 长期效果和安全性　尽管肉毒毒素注射是一种有效的治疗方法，但其长期效果和安全性仍需进一步研究。目前的研究表明，肉毒毒素注射的效果通常持续约6个月，之后可能需要重复治疗。对于长期使用肉毒毒素的患者，监测其不良反应和调整治疗方案是必要的。

综上所述，肉毒毒素注射在治疗尿失禁方面显示出了显著的临床效果，但在使用时需要考虑剂量选择、长期效果和患者的个体差异。未来的研究应进一步探索肉毒毒素在尿失禁治疗中的最佳应用方式和长期安全性。

四、病例点评

本病例的讨论突出了女性尿失禁，特别是膀胱过度活动伴有急迫性尿失禁的复杂性和治疗挑战。该例揭示了在处理尿失禁时，全面评估和准确诊断的重要性。此外，本病例还展示了多模式治疗策略的必要性，包括药物治疗、物理治疗、手术治疗，以及患者教育和生活方式的调整。

1. 全面评估和准确诊断的重要性　患者最初被误诊为压力性尿失禁并接受了TOT 手术，但术后漏尿问题依然存在。这一情况强调了仅依靠临床症状和体格检查可能不足以准确诊断尿失禁的类型。尿动力学检查在本病例中发挥了关键作用，揭示了逼尿肌过度活动的问题，从而引导了治疗策略的转变。

2. 多模式治疗策略的必要性　本例患者在接受了传统的药物治疗和物理治疗后，最终通过肉毒毒素注射获得了显著的症状缓解。这一治疗选择展示了在处理难治性尿失禁时，需要考虑多种治疗方法的综合应用。

3. 个性化治疗计划的重要性　考虑到尿失禁的多因素成因和患者的个体差异，制订个性化的治疗计划至关重要。在本病例中，肉毒毒素注射的选择是基于患者对其他治疗方法的反应和个人偏好。

4. 肉毒毒素治疗的要点和注意事项　肉毒毒素注射在治疗尿失禁方面显示出了显著的临床效果，但在使用时需要考虑剂量选择、长期效果和患者的个体差异。未来的研究应进一步探索肉毒毒素在尿失禁治疗中的最佳应用方式和长期安全性。

综上所述，本例强调了在治疗女性尿失禁时，进行全面和准确诊断的重要性，以及采用多模式、个性化的治疗策略的必要性。通过这种综合方法，可以为患者提供更有效的治疗方案，改善其生活质量。

（病例提供：吕坚伟　上海市浦东新区公利医院）

（病例点评：李建华　浙江大学医学院附属邵逸夫医院）

参考文献

[1]O'Connor E, Nic An Riogh A, Karavitakis M, et al.Diagnosis and non-surgical management of urinary incontinence-a literature review with recommendations for practice[J].Int J Gen Med，2021，14：4555-4565.

[2]Mayo Clinic.Urinary incontinence-diagnosis and treatment[EB/OL].（2023-02-09）[2024-01-18].https：//www.mayoclinic.org/diseases-conditions/urinary-incontinence/diagnosis-treatment/drc-20352814.

[3]Araklitis G, Baines G, Da Silva AS，et al.Recent advances in managing overactive bladder[J].F1000Res，2020，9：F1000.

[4]Fontaine C, Papworth E, Pascoe J，et al.Update on the management of overactive bladder[J].Ther Adv Urol，2021，13：17562872211039034.

[5]Kuo HC.Clinical application of botulinum neurotoxin in lower-urinary-tract diseases and dysfunctions：where are we now and what more can we do？[J].Toxins（Basel），2022，14（7）：498.

[6]Hu JS, Pierre EF.Urinary Incontinence in women：evaluation and management[J].Am Fam Physician, 2019，100（6）：339-348.

[7]Mayo Clinic.Urinary incontinence-symptoms and causes[EB/OL].（2023-02-09）[2024-01-18].https：//www.mayoclinic.org/diseases-conditions/urinary-incontinence/symptoms-causes/syc-20352808.

[8]Gong QQ, Xu YQ, Xu J, et al.Meta-Analysis of randomized controlled trials using botulinum toxin a at different dosages for urinary incontinence in patients with overactive bladder[J].Front Pharmacol，2020，10：1618.

病例 25　盆底疝的手术治疗

一、病历摘要

（一）病史简介

患者男性，35 岁。

主诉：肛门坠胀 4 年。

现病史：患者于 4 年前出现肛门坠胀，便意强烈，大便一天 1～2 次，里急后重，排便不尽感明显，无便血，无腹痛腹泻，无恶心呕吐，无发热。平躺时肛门坠胀可稍缓解，活动后明显，严重影响生活，焦虑明显，有自杀倾向。后肠镜检查显示直肠炎性改变，非特异性炎症？口服美沙拉嗪治疗无效。现患者肛门坠感加重，大便一天 1～2 次，里急后重，排便不尽感明显，无便血，无腹痛腹泻，无恶心呕吐，无发热。今为求进一步治疗至我院就诊，门诊拟"盆底疝"收住入院。患者目前精神尚可，体力、食欲、睡眠正常，体重无明显变化，大便如上述，排尿正常。

既往史：既往体健。否认高血压、糖尿病等病史；否认肝炎、结核、疟疾等传染病史；预防接种史不详；否认药物、食物过敏史；无手术史、外伤史；否认输血史、中毒史。

（二）体格检查

体温（口）36.2 ℃，呼吸 20 次 / 分，心率 75 次 / 分，血压 127/62 mmHg。神志清，精神可，全身浅表淋巴结未触及肿大，颈静脉无充盈怒张，心前区无膨隆，两肺呼吸音清，未闻及干、湿性啰音。心脏体检无殊。腹软，脐周轻压痛，无反跳痛，未及包块，肠鸣音 2 次 / 分，肝脾肋下未及。双侧巴宾斯基征（-）。力排时肛门及会阴外膨明显，肛门指检直肠黏膜松弛堆积，力排时直肠前壁下降明显，肛门松弛。

（三）辅助检查

血常规、血液生化、肿瘤指标、甲状腺功能阴性。

盆腔多重造影：①直肠局部狭窄；②直肠前突；③盆底疝可能。

肌电图：①肛门括约肌针极肌电图部分针点有轻度慢性神经源性损害；②阴部神经体感诱发电位轻度异常；③双侧球海绵体肌反射未见明显异常。

盆腔 MRI 检查：直肠脱垂，盆底腹膜疝。

腹盆腔 CT 检查：腹盆腔多发致密影，考虑多发淋巴结钙化。

（四）诊断

1. 盆底疝；
2. 直肠前突；
3. 直肠脱垂。

（五）诊疗经过

患者入院后完善检查，排除手术禁忌后行腹腔镜直肠悬吊术、会阴疝无张力修补术。术中见直肠膀胱凹下降，约 4 cm，直肠内黏膜松弛堆积。乙状结肠与左前侧腹壁、横结肠粘连，会阴疝形成，术中放置生物补片用不可吸收缝线将补片间断缝合在直肠前壁下端，向上拉直并固定在骶骨岬前筋膜水平。术后予抗感染、止痛、换药、护胃等对症支持治疗。术后 5 天患者恢复饮食，大小便正常，予出院。术后1 周复查，患者肛门坠胀感消失，里急后重感消失，无排便不尽感，情绪改善。

二、诊疗经验

该例患者 4 年前无明显诱因出现肛门坠胀，里急后重，排便不尽感明显。平躺时肛门坠胀可稍缓解，活动后明显。对症治疗后无明显改善，4 年来上述症状严重影响生活，患者就诊时焦虑情绪明显，诉有自杀倾向。现患者肛门坠胀加重，里急后重，排便不尽感日益加重。为求进一步治疗我院拟"盆底疝"收住入院。肛门坠胀的就诊患者逐渐增加，但大多数患者因被诊断为肛窦炎、混合痔而被误诊，目前其病因尚不清楚。导致盆底疝的原因可分为先天性和后天性，先天因素如盆底肌肉、筋膜结构发育不良；后天因素包括肥胖造成的持续腹压增加、长期便秘引起的反复用力排便、慢性咳嗽、肺部疾病、吸烟、妊娠与分娩对盆底肌群的损伤及结直肠手术、妇科手术等造成的盆底筋膜组织损伤。该例患者入院后完善相关查体，重点进行了盆底专科检查。查体结果提示存在直肠前突、直肠脱垂、盆底疝，行腹腔镜直肠悬吊术、会阴疝修补术。术后经过 5 天的康复，患者顺利出院，出院 1 周后主诉显著好转。

三、病例讨论

（一）盆底疝的定义

盆底疝是指腹腔内脏器通过盆底肌肉和筋膜的薄弱或缺损部位，向下突出至坐骨直肠窝、闭孔或阴道后壁等盆腔下方区域形成的疝。这些疝囊的内容物通常包括肠道、网膜或者其他盆腔内的腹膜包裹的结构。盆底疝的发生原因多样，包括先天性盆底发育不良、长期腹压增高（如慢性咳嗽、便秘、妊娠、分娩等）、手术创伤或自然衰老导致的盆底支持结构退变等。其临床表现各异，常见症状包括便秘、排便困难、盆腔不适、会阴部肿块、子宫脱垂、小便失禁或频率增多等。对于盆底疝的确诊往往需要借助影像学检查（如排粪造影、盆腔 MRI 等）及临床体检，治疗上根据疝的大小、症状严重程度及患者的身体条件，可能选择保守治疗或手术治疗（如腹腔镜下盆底疝修补术等）。

（二）盆底疝的诊断

盆底疝的诊断通常涉及多方面的临床评估和影像学检查，因其症状可能不典型且容易与其他盆腔疾病混淆，盆底疝诊断常用的步骤和检查手段包括以下几方面。

1. 病史采集　医生会详细询问患者的病史，包括症状如排便习惯改变、排便困难、肛门坠胀感、排便中断感、下腹部或盆腔疼痛及既往手术史（尤其是盆腔手术，如子宫切除术）等。

2. 体格检查

（1）直肠指诊有助于发现直肠周围是否存在肿块或异常结构。

（2）在适当的情况下，进行阴道触诊检查，特别是对于女性患者，可能会发现阴道后壁或穹窿区域的异常变化。

3. 实验室检查　血常规、血癌胚抗原、甲状腺功能等。结肠镜和影像学检查对有报警征象者，应进行结肠镜检查和（或）腹部影像学检查。结肠动力和肛门直肠功能学检查可对便秘进行病理生理分型，有助于治疗方法选择和评估疗效，主要用于药物治疗无效的难治性便秘患者或外科手术前的评估。

4. 影像学检查

（1）排粪造影：是一项用来评估排便过程中直肠和盆底活动的影像学技术，分为 X 线和 MRI 排粪造影。X 线排粪造影操作方法：将 150 ～ 300 mL 硫酸钡灌入直肠，模拟生理性排便活动，采用 X 线动态观察肛门直肠的功能和解剖结构变化。与 X 线排粪造影对比，MRI 排粪造影空间分辨率高，能清晰显示整个盆底的情况，且无辐射。不过 MRI 排粪造影由于仪器的限制，需要患者采取仰卧位，这不符合"生理性"，不易于发现器官脱垂。排粪造影用于评估疑似排便障碍，特别是怀疑有形态结构异常的便秘患者，确定结构上的改变和指导外科手术治疗。但排粪造影提示的一些改变（如直肠前突、内套叠）也可见于无症状的对照者，同时正常参考数据很有限，所以不能单独应用排粪造影诊断排便障碍，需结合症状和其他辅助检查。

（2）MRI：对软组织分辨率高，有助于识别盆腔内结构和确定疝囊内容物，对复杂病例提供更详尽的信息。

通过以上的检查和评估，医生可以更准确地诊断盆底疝，并根据疝的类型（如直肠型、阴道型、子宫切除后盆底疝等）来选择合适的治疗方案。

（三）盆底疝的鉴别诊断

盆底疝的鉴别诊断相对复杂，其症状可能与其他多种疾病相似。

1. 膀胱颈梗阻　患者可能出现排尿困难、尿频、尿急等症状，需要通过尿动力学检查、膀胱镜检查等方法排除膀胱颈梗阻、前列腺增生或其他泌尿系统疾病。

2. 子宫脱垂和阴道前壁膨出　女性患者如果出现下腹部或盆腔区域坠胀感、阴道有物突出及性交疼痛，可能与子宫脱垂或阴道前壁膨出混淆，需妇科检查确诊。

3. 直肠脱垂　直肠黏膜或全层脱出肛门外，可引起排便困难、里急后重等症状，需要通过直肠指诊、结肠镜检查等排除。

4. 慢性便秘及功能性肠病　长期便秘、腹胀、排便不畅等症状也可见于各种肠道功能性疾病，需结合临床表现和相关实验室、影像学检查区别。

5. 神经源性膀胱　神经系统病变导致的膀胱功能障碍也可能出现排尿异常，需要通过详细的神经系统评估和相应检查排除。

6. 其他类型的疝气　如腹股沟疝、切口疝等，其临床表现中亦有疼痛、肿块等相似症状，但解剖位置不同，可通过超声、CT 或 MRI 等影像学检查加以区分。

7. 盆腔炎性疾病　盆腔感染或炎症也可能引起盆腔疼痛、排尿异常等症状，需通过血常规、C 反应蛋白、盆腔 B 超或 CT 等辅助检查明确诊断。

在实际诊断过程中，医生会依据详细的病史询问、体格检查及必要的影像学和实验室检查结果综合分析，以准确鉴别盆底疝与上述疾病的差异，并制订相应的治疗方案。

（四）盆底疝的治疗方法

1. 保守治疗　对于症状较轻、疝囊较小且无并发症的患者，可能采取保守治疗措施，如：①多卧床休息，减少站立和负重活动，避免增加腹内压的动作；②物理疗法，如盆底肌训练，增强盆底肌肌力。

2. 药物治疗　药物并非直接针对疝本身，而是用于改善相关症状或原发疾病，如便秘引起的腹压增高，可给予通便药；若存在慢性盆腔疼痛或炎症，可使用消炎镇痛类药物。

3. 手术治疗　①开放手术：传统的开腹手术或经阴道／会阴途径手术，直接修补疝孔并加固盆底结构，有时需要用到生物补片材料来加强修复部位；②微创手术：腹腔镜下盆底疝修补术是一种较为先进的治疗方法，它通过小切口引入腹腔镜器械，在监视器指导下精确找到疝孔并完成修补，同样也会使用补片进行强化。

无论是哪种手术方式，其目的都是要闭合疝环、恢复正常解剖结构，并防止疝内容物再次脱出。术后，患者通常需要遵循特定的康复指导，包括定期复查、避免剧烈运动和重体力劳动，以及继续进行盆底肌肉锻炼，以促进愈合和预防复发。

总之，盆底疝的治疗方案应由医生根据患者的具体病情、年龄、全身状况及生育需求等因素综合考虑后制订。对于大部分患者而言，由于盆底疝通常难以自愈，手术往往是最终的选择。

四、病例点评

盆底疝是临床上常见的疾病，该病例属于难治性盆底疾病。患者肛门坠胀不适数年，治疗无效，我们需要从多病因分析患者病情，该患者存在盆底疝、直肠前突和精神心理问题。排便困难及肛门坠胀患者可伴有多种精神心理症状，此类患者单纯治疗很难获得满意的疗效。精神心理症状仍需采用心理治疗，以健康教育和心理疏导为主。合并明显心理障碍的患者，往往需要精神心理科参与的联合治疗，酌情给予中枢神经调节剂治疗。针对上述患者我们根据病情选择了腹腔镜直肠悬吊术＋会阴疝修补术，该手术通过在腹部打几个小孔，置入腹腔镜和手术器械进入腹腔，然后在直视下通过生物补片将其固定在骶骨或其他稳定的解剖结构上，以防止直肠再次下滑。相比于传统的开放手术，腹腔镜直肠悬吊术具有创伤小、出血少、恢复快、并发症少等优点。患者术后 5 天就恢复了正常饮食，术后 1 周复查疗效明显，该病例体现手术治疗盆底疝、直肠前突的良好疗效。

（病例提供：龚文敬　浙江省人民医院）
（病例点评：李玉玮　天津市人民医院）

病例 26　慢性盆腔痛伴腰骶部疼痛的康复治疗

一、病历摘要

（一）病史简介

患者女性，41 岁。

主诉：盆腔会阴部伴腰骶部疼痛 1 年余。

现病史：患者于 1 年前无明显诱因出现腰骶部疼痛，就诊于当地医院予以针灸、推拿等治疗后症状好转，后经当地诊所行清宫术后在上述症状基础上出现会阴部疼痛，疼痛呈酸胀痛，不能久坐、久站，多次就诊于当地医院，考虑"腰椎间盘突出、子宫脱垂"，予以针灸、理疗等康复治疗，症状未见明显好转，今为进一步诊治入住我科。患者自患病以来，精神状态良好，饮食、睡眠正常，二便正常，体重无明显变化。

既往史：既往体健，否认高血压、冠心病、糖尿病等慢性病史；否认肝炎、结核等传染病史；1 年前外院行清宫术（具体不详）；否认外伤史、输血史；否认药物、食物过敏史；预防接种史不详。

婚育及月经史：适龄结婚，育 2 子，配偶健康情况良好，夫妻关系和睦。13 岁初潮，4～6 天 /20～30 天，经量中等，无血块，无痛经，白带量如常，无异味。

家族史：父母体健，否认家族中类似疾病史，否认家族中有传染病、精神病及遗传病史。

（二）体格检查

1. 一般查体　体温 36.7℃，脉搏 64 次 / 分，呼吸 20 次 / 分，血压 117/78mmHg。神志清楚，发育正常，营养中等，自主体位，步入病房，应答切题，查体合作。全身皮肤黏膜色泽正常，全身浅表淋巴结未触及肿大，头颅大小正常无畸形，五官、面部、颈部、胸部结构无异常；呼吸运动两侧对称，语颤两侧对称，正常。心前区无隆起，心尖冲动范围正常，律齐，心音正常，心脏各瓣膜听诊区未闻及病理性杂音。腹部触诊未见明显异常，双侧肾区无叩痛。肛门与直肠未查，生殖器未查。脊柱生理弯曲存在，活动度正常，无叩痛。四肢无畸形，活动自如，双下肢无水肿，生理反射存在，病理反射未引出。

2. 专科查体

盆底肌手法检查：单指指腹由浅入深，顺时针检查，扳机点如下：盆底浅层肌、耻骨尾骨肌、髂骨尾骨肌、闭孔内肌、尾骨肌、双侧内收肌紧张、盆底肌张力偏高、臀部压痛。

改良牛津肌力分级：弱，肌肉力量有所增加，但是感觉不到抬举感。

新 PERFECT 方案：P＝2，肌力 II 级，收缩力差；E＝3，最大收缩后可以保持 3 秒；R＝4，可以做 4 次保持 3 秒的收缩；F＝5，可以做 3 次最大快速收缩；E＝N，收缩时无阴道后壁的抬举；C＝N，收缩时无下腹部肌肉协同收缩；T＝N，咳嗽时无盆底肌反射性收缩。

站立位屈曲试验（+），坐立位屈曲试验（-），Stork 试验（+），Downing 试验（+），改良 Thomas 征（+），VAS 评分 5 分。

（三）辅助检查

盆腔 MRI：双侧盆底肌筋膜炎。

腰椎 MRI：①$L_{4/5}$ 椎间盘膨出并后下脱出，$L_{3/4}$ 椎间盘膨出并轻度后突出，L_5/S_1 椎间盘膨出并后突出，右后纤维环裂隙；腰椎间盘变性；②腰椎骨质增生；骶管囊肿；③腰骶部皮下软组织少许水肿；④宫颈小囊肿，宫颈饱满，请必要时结合内镜；右侧附件区囊性结节，请结合超声。

电子肠镜：直肠多发息肉，内痔。

盆底肌电：前静息阶段：张力偏高；快速收缩阶段：肌力减弱；紧张收缩阶段：肌力减弱；耐力收缩阶段：肌力减弱；后静息阶段：张力偏高。

盆底 B 超：①左侧卵巢囊肿，考虑非赘生性；②膀胱颈活动度明显增加，膀胱后壁中度膨出；③中盆腔脱垂：子宫脱垂；④后盆腔及肛提肌间隙未见明显异常改变。

神经肌电检查：①双侧球海绵体反射异常，提示 $S_2 \sim S_4$ 节段反射弧受累可疑（骶尾神经丛或神经根受累可疑）；②双侧坐骨海绵体反射异常，提示 $S_4 \sim S_5$ 节段反射弧受累可疑（骶尾神经丛或神经根受累可疑）；③阴蒂皮肤交感反应及体感诱发电位、四肢皮肤交感反应及体感诱发电位、双侧肛门括约肌肌电图均未见明显异常。

（四）诊断

1. 盆底肌痉挛综合征；

2. 子宫脱垂；

3. 腰椎间盘突出（$L_{3/4}$，L_5/S_1 椎间盘突出，$L_{4/5}$ 椎间盘脱出）；

4. 骨质增生；

5. 骶管囊肿；

6. 左侧卵巢囊肿。

（五）诊疗经过

入院后根据患者功能障碍情况，对其进行康复评定，包括各项功能状态的评定，如认知功能、运动功能、盆底肌功能、日常生活活动能力、心理状态、社会参与能力评定。根据评定结果，设定康复目标：近期目标是通过住院康复治疗，改善盆底肌肌张力、肌力，改善子宫脱垂，缓解腰骶部、阴部疼痛，提高生活质量；远期目标是通过系统康复治疗，进一步恢复盆底肌功能，缓解疼痛，同时进行盆底肌训练健康宣教。根据患者盆底功能障碍，康复治疗给予相对应的康复治疗，通过盆底肌筋膜手法改善盆底肌张力，通过筋膜、牵伸等手法改善内收肌、臀肌、腰方肌、竖脊肌紧张。针对患者的盆底肌肌力减弱的问题，给予盆底肌训练、盆底电子生物反馈、盆底磁刺激等治疗。针对患者的抑郁问题，患者拒绝专业治疗。针对腰骶部疼痛问题给予筋膜手法、运动训练、艾灸治疗、针刺治疗等治疗技术联合骨盆调整技术给予改善。患者住院康复期间，定期接受功能和病情的康复评估，经治疗后患者盆底肌肌张力正常，腰骶部疼痛明显缓解，VAS 评分下降至 1 分，阴部疼痛较前明显改善，焦虑、抑郁情况稍改善。

二、诊疗经验

（一）患者康复治疗效果欠佳的原因

该例患者一年前出现腰骶部疼痛，于当地行清宫术（具体手术不详）后未做休息行体力劳作，随后出现盆底功能障碍，出现盆腔痛、性交痛、子宫脱垂等症状。尽管在当地医院进行了康复治疗，但恢复效果欠佳。分析其原因，可能有以下几点：

1. 康复方案不当　有效的康复方案需要基于对患者功能障碍的综合评估。针对盆底肌只做了盆底电刺激，未做盆底肌肌张力的相关治疗，如果方案过于局限，没有针对性地解决患者的具体问题，康复效果欠佳。本次治疗包括个性化的运动治疗计划，精准评估了患者盆底肌表面肌电、神经、触诊、盆底内脏器官脱垂等情况。

2. 盆底肌肌张力增高处理不当　肌张力的处理要求非常精细，需要根据患者的具体症状选择合适的盆底肌筋膜手法，盆底肌肌张力偏高的患者单一行盆底电刺激会导致盆底肌肌张力越来越高，未必能达到增加盆底肌肌力的作用，患者在行盆底电刺激治疗结束后同房时出现性交痛。应定期评估患者的盆底肌肌张力偏高情况并根据反馈调整治疗方案。例如，盆底肌筋膜手法松解是常见的处理盆底肌肌张力偏高的方法，盆底电子生物反馈因根据患者情况调整至放松模式，优先处理盆底肌肌张力再进行盆底肌肌力的训练。

3. 疼痛管理不足 腰骶部痛是患者在行清宫术前疼痛，这种疼痛可能由多种原因引起，随后出现的阴部疼痛会显著降低患者的生活质量，严重影响患者的情绪。因此，有效的疼痛管理对患者的康复预后尤为重要，治疗方法主要包括物理治疗、药物治疗等。

4. 患者骨盆前倾，左侧较右侧明显，骶髂关节活动功能障碍未做处理，腰骶部疼痛一直持续。入院后行骨盆调整术，核心肌群激活，臀中肌、竖脊肌牵伸激活，臀大肌肌力训练等腰骶部疼痛明显改善，会阴痛较入院时稍有改善，患者在步行约1个小时后出现疼痛。治疗应当整体评估，考虑肌肉、神经、肌筋膜等多种因素，随后行肌电图检查提示球海绵体反射异常给予盆底磁治疗和药物治疗。

5. 心理因素 心理状态对康复有着重要的影响。疼痛1年余抑郁状态不仅影响患者的情绪状态，还可能影响其康复动力和效果。心理治疗和适当的药物治疗可以帮助改善心理状况，如抗抑郁药和认知行为疗法等（患者拒绝干预）。

6. 社会和家庭支持 是康复过程中不可或缺的一环。家庭成员的鼓励和帮助，社会服务的辅助，都可以提高患者的康复效率和生活质量。康复不仅仅是医疗行为，还包括社会参与和家庭互动。这些支持有助于患者重建自信，加强社会联系，从而促进整体恢复。

（二）康复治疗经验分享

针对该患者的盆底功能障碍问题，我们通过盆底肌筋膜手法、骨盆稳定性治疗等明显改善了盆底肌肌张力、肌力的影响。

1. 治疗原理 通过肌筋膜的按摩拉伸，使痉挛短缩的肌肉舒展，恢复供血，缓解疼痛，盆底肌肌筋膜松解可提高肌筋膜内感受器的痛觉阈值，减轻疼痛的敏感性，起到疼痛脱敏的效果。治疗强度：力度以患者耐受度为宜，治疗时间15～20分钟。治疗目的：降低盆底肌肌张力，提高盆底肌肌力。

2. 操作次序

（1）盆底筋膜放松手法，相关体表筋膜按压。V_6 点按压 1～2 分钟；左右侧会阴浅-深横肌牵拉，每组 1～2 分钟；肛提肌 PCL-R 点各按压 1～2 分钟；转到髂尾肌处双侧按压 2～4 分钟，左侧较严重治疗时间稍长；松解左右侧坐尾肌，3 分钟左右，左侧时间长于右侧，按压力度患者耐受，不要太重；按揉肛提肌腱弓/盆筋膜腱弓处，双侧 2 分钟；阴蒂周围轻柔按压 3 分钟；转向 2～10 点方向闭孔内肌按揉 2 分钟，中指深入 6～7 cm 处梨状肌按揉双侧 2 分钟；轻柔阴道前壁旁边 1/11 点方向尿道，左右侧时间 2～3 分钟。

（2）骨盆调整技术：患者取侧卧位，治疗师立于患者功能障碍侧，将患者的髋、膝关节被动屈曲至 90°并拉至治疗床边缘，治疗师用左手固定患者的右侧髋骨，用右手触诊患者髂后上棘。治疗师根据右手触诊髂后上棘（PSIS）来调整患者姿势，使患者的髋关节屈曲，直至在 PSIS 水平。触碰到一个阻碍点（束缚点）。在该姿势下，治疗师施加大约 20% 的阻力，患者对抗治疗师所施加的阻力伸展髋关节（臀大肌和股二头肌）10 秒。在收缩后完全放松阶段，治疗师以左手引导患者的右侧髋骨到达旋后位，同时进一步屈曲患者的髋、膝关节。重复（通常 3 次）这一操作直至到达一个新的束缚点。

（3）内收肌治疗：内收肌评估髋关节外展测试，检查左侧髋关节，患者处于仰卧位，治疗师手持其左腿并被动外展髋关节同时右手触其内收肌群。记录内收肌群有紧绷感时髋关节所处的位置。髋关节被动外展的正常角度为 45°，如果小于 45°，表明左侧内收肌群紧张。如果关节活动度小于 45°，有可能是股后肌群内侧限制被动外展。屈膝至 90°，以区分短内收肌群和股后肌群内侧，如活动范围增加，表明股后肌群内侧短缩。总之，为了确定股后肌群是否为限制因素，治疗师需被动屈膝并持续被动外展髋关节，如果关节活动度增加，股后肌群为其限制组织，而非短内收肌群。注：短内收肌包括除了股薄肌以外的所有附着于股骨的内收肌群，股薄肌附着于膝关节下方内侧的鹅足上，对膝和髋关节均起作用。

（4）内收肌群 MET 治疗：最有效拉长内收肌群（短）的方法是利用肌肉能量技术。患者仰卧位、屈膝、足跟相对，治疗师缓慢被动地屈髋直至内收肌群有紧绷感。从有束缚感的位置，患者内收髋关节并对抗治疗师施加的阻力，以收缩短内收肌群。持续 10 秒后放松，治疗师被动地将髋关节置于更大的外展位。注：内收肌过度活动将可能导致外展肌无力，尤其是臀中肌力弱，进而导致摇摆步态。

（5）臀中肌治疗：髋外展激活模式测试：为了检查左侧髋外展激活顺序，患者采取侧卧位双腿并拢的姿势，左腿位于上方。三个肌肉将按以下顺序测试：臀中肌、阔筋膜张肌（TFL）和腰方肌（QL）。治疗师将右手轻轻放在肌肉上触诊腰方肌。为了触诊臀中肌和阔筋膜张肌，治疗师将手指放在阔筋膜张肌上，拇指放在臀中肌上，在治疗师评估激活顺序时，要求患者外展髋将其左腿抬起到距离右腿约 10 cm 处检查所有的代偿或虚假康复很重要。该测试是患者必须能够外展髋而不存在：①左侧骨盆抬高（髋关节抬高意味着正在激活左侧腰方肌；②导致骨盆带旋前；③使骨盆向后倾。正确的激活顺序应是臀中肌，紧接着是阔筋膜张肌，最后是使骨盆抬高大约 25°的腰方肌。如果 QL 或 TFL 首先出现，这说明激活的顺序错误，可能会导致这些肌肉的适应性缩短。

患者的骨盆功能障碍也可能是导致臀部肌肉减弱 / 抑制的主要潜在诱发因素之

一。骨盆对位排列错位可能是问题的关键，因为这种功能障碍会在身体的其他肌肉自然地诱发过度代偿机制。这是由于骨盆位置的改变引起臀肌特定激活顺序错误，而不是因拮抗肌处于缩短和紧张的位置使这些肌肉单纯地减弱和激活顺序紊乱。骨盆矫正之前，臀肌不会恢复正常的激活顺序，甚至不会发挥其内在的肌肉力量。治疗过程中发现，重建臀肌正常的激活顺序和恢复肌肉力量，只需调整骨盆的位置。在进行骨盆带矫正之后，推荐对这些肌肉进行基于力量的训练之前先延长其拮抗肌。相关肌肉力量的训练也是维持骨盆稳定性的重要因素。

在处理患者腰骶部问题时，综合分析和针对性治疗是关键。针对该患者的腰骶部，发现与两方面因素相关：①骶髂关节功能障碍；②肌肉失衡因素，臀大肌无力、臀中肌紧张、股四头肌紧张、竖脊肌紧张、核心肌群无力等对骨盆整体稳定性有一定影响，这种综合治疗方法显著改善了患者的症状，VAS 评分显著下降，都表明了治疗的有效性。这不仅减轻了患者的疼痛，而且提高了其生活质量。此案例强调了对患者整体性评估进行个性化评估和治疗方案制订的重要性，为进一步的康复治疗和管理提供了宝贵的经验和依据。在今后的康复过程中，持续的监测和必要的调整将对维持治疗效果和进一步提高生活质量至关重要。

对于本例患者的抑郁和焦虑状态的问题，患者虽然拒绝治疗，但是认知行为治疗和必要的社会支持也是非常重要的，可为患者提供了一个全面的康复环境，不仅关注症状的缓解，也重视患者心理适应和社会功能的恢复。

三、病例讨论

（一）女性盆底功能障碍性疾病的常见临床症状

1. 器官脱垂

（1）子宫脱垂：轻者无症状，重者可有阴道内肿物脱出及脱出物溃疡、出血伴腰酸、下坠等感觉。轻度脱垂者阴道内脱出物在平卧休息后能自行还纳，严重时脱出物不能还纳，影响行动。子宫颈因长期暴露在外而发生黏膜表面增厚、角化或发生糜烂、溃疡。患者白带增多，并有时呈脓样或带血。

（2）阴道前壁脱垂：轻者无明显症状。重者自觉下坠、腰酸并有块状物从阴道脱出，实为膨出的阴道前壁。长久站立、激烈活动后或加腹压时块状物增大，下坠感更明显。若仅有阴道前壁合并膀胱膨出时，尿道膀胱后角变锐，常导致排尿困难而有尿潴留，甚至继发泌尿系感染。

（3）阴道后壁脱垂：阴道分娩损伤是主要原因，轻者往往无症状，明显膨出者可有下坠感、腰酸及大便困难，尤以大便干结时更难便出。

2. 压力性尿失禁 指打喷嚏或咳嗽等腹压突然增高时导致的不自主的尿液自尿道外口渗漏。症状表现为咳嗽、打喷嚏、大笑等腹压增加时不自主溢尿。

3. 性功能障碍 女性性功能障碍是指女性在性反应周期中的一个环节或几个环节发生障碍，以致不能产生满意的性交所必需的性生理反应和性快感。盆底肌肉对维持正常性功能有着重要意义。患有盆底功能障碍性疾病的女性盆底支持薄弱，进而发生盆腔器官的位置和功能异常，往往影响正常的性功能。

针对盆底功能障碍性疾病患者，进行有效的治疗，以提升他们的功能恢复水平，应当遵循以下步骤：首先，进行全面的康复评估，涵盖患者的盆底肌肌力、肌张力、神经损伤、骨盆功能、心理问题等社会参与水平等多个方面。基于此评估结果，为患者制订一个量身定制的康复计划，考虑到患者独特的需求和康复目标。康复计划的执行需要一个跨学科团队的合作，该团队应包括康复医师、物理治疗师、泌尿外科医生、产科医生、护士等。早期介入是关键，早期康复可以更好地利用肌肉能量技术、骨盆调整技术等，从而达到更好的康复结果。康复治疗应当是持续和递进的，随着患者治疗目标的完成及治疗疗效的分析逐步增加治疗的难度，以促进持续的功能改善。治疗方法应当综合运用，包括物理因子、运动疗法、肌筋膜手法治疗、关节松动，具体取决于患者的个别需求。健康宣教康复过程同样至关重要，通过家庭训练、康复计划，并利用家庭资源，有助于在家庭和社区环境中促进患者的康复。适当的辅助技术和设备应用，如阴道哑铃、凯格尔训练、瑜伽球等，可支持患者居家训练。定期评估患者的进展并根据评估结果调整康复计划，以确保计划的适应性和有效性。由于疼痛可能引发显著的情绪变化，心理支持和必要的药物治疗对于改善患者的整体状况极为重要。同时，鼓励患者参与社交活动，以提高生活质量和社会融入性。

（二）盆底功能障碍性疾病评估与康复治疗

1. 盆底肌的评估 康复评估不是寻找疾病诊断，而是客观地评定功能障碍的性质、部分、范围、严重程度、发展趋势、预后和转归，为制订康复治疗计划打下牢固的基础。对每一个患者来说，康复评估至少应在治疗前、治疗中和治疗后各进行 1 次，根据评估结果，制订或修改治疗计划并对康复治疗效果进行客观评价（SOAP模式）。

评估手段：手法检查、改良牛津肌力分级、新 PERFECT 方案。借助仪器检查：阴道压力评估、尿动力学检查、排粪造影、直肠肛门压力测定、盆底肌表面肌电评估（Glazer 评估）、神经肌肉电诊断、磁共振、超声等。康复评估中各种问卷评估：盆底功能障碍问卷、国际尿失禁咨询委员会问卷中国版简表等。其中常用的盆底电生理及生物力学检查（肌力）通过放置在阴道内的电子张力计检测，主要检查指标有静态张力、动态张力、牵张反射、盆底肌肉收缩闭合力。也可借助盆底组织影像学评估（三维超声）诊断到盆腔器官的脱垂等。

2. 康复治疗　通过评估分析病因制订康复治疗方案，采用相应的盆底康复治疗技术，主要从以下五点：盆底肌训练、盆底肌筋膜手法、盆底电刺激治疗、盆底持续的治疗及健康宣教。盆底肌训练即凯格尔训练，最重要的是要找到盆底肌本体感觉，配合腹式呼吸，关注盆腹协调。其次，盆底肌是机体内部核心肌群之一，也是骨盆组成的重要肌群之一。如骨盆后倾，可能也会导致整个腹部、腰背部、盆底肌的肌肉失衡。所以寻找盆底肌非常重要，可以通过以下方法寻求盆底肌。呼吸贯穿整个盆底运动训练。在小便时，阻止流动中的尿液，若成功中断尿流，则表示肌肉收缩正确。切勿通过中断尿流来锻炼盆底肌，会损伤逼尿肌。

临床中常用盆底肌感知肌力训练（凯格尔训练）、骨盆卷动－骨盆中立位、臀桥训练互相结合训练。盆底肌训练总结：①盆底与身体其他部位密切相关；②只有被感受到的身体部位才能进行高效、协调的运动；③骨的运动由骨骼肌牵引。如果骨没有运动，肌肉训练就不会产生良好的效果；④进行动态盆底力量训练的前提是让盆底肌先"动起来"；⑤肌肉长度发生变化的训练最能增强肌肉的力量。

肌筋膜手法按摩：主要针对慢性盆腔痛及盆底肌筋膜高张的患者。

盆底肌电刺激：①直接兴奋盆底肌肉组织，以增强盆底肌的控尿功能，通过神经反射兴奋盆底肌组织；②通过神经反射作用于膀胱逼尿肌，使其收缩受到抑制，从而改善膀胱储尿；③长期的电刺激可导致快反应、易疲劳的Ⅱ型纤维向慢反应、抗疲劳的Ⅰ型纤维转变；④改变肌肉运动单位的募集顺序；⑤兴奋阴部神经；⑥兴奋腹下神经，抑制盆底神经。不同频率的电刺激对不同组织的作用各不相同。

盆底生物反馈治疗：通过提供反馈信息，指导患者进行正确的盆底肌训练方法。通过模拟视觉、听觉信号，反馈提示正常、异常的盆底肌肉活动状态，指导正确、有效的盆底肌训练。可有效控制不良的盆底肌肉收缩，并对这种收缩活动进行改进或纠正。

磁刺激（magnetic stimulation，MS）：提高盆底区域神经的兴奋性（同功能性电刺激），盆底肌肉在磁场作用下收缩与舒张，产生锻炼效果（类似被动的凯格尔运动）。与电刺激相比，效果一样、不良反应少、无侵入性、更易接受。刺激靶点：①骶嵴和中线；②L_1棘突旁水平线，线圈产生的磁场与脊柱平行。

经颅磁刺激（transcranial magnetic stimulation，TMS）：慢性疼痛会造成盆底肌相关大脑区域激活的改变。刺激靶点：①大脑中线位置（盆底肌和臀肌）；

②大脑中线旁边运动区域的位置（盆底肌和拇长屈肌）更易控制强度。

生活方式干预（行为治疗）：减轻体重，尤其是 BMI ＞ 30 者；戒烟，减少饮用含咖啡因的饮料；避免或减少腹压增加的活动。

四、病例点评

盆底功能障碍性疾病评估与治疗的康复在临床上较常见，常容易忽视个性化治疗的重要性。大多数患者通过结合药物治疗、物理疗法和制订的康复计划可以获得显著改善，但少部分患者可能因康复计划不够针对性或缺乏适时调整而进展缓慢。因此，定期进行全面评估，针对患者的具体需求调整康复方案，以及跨学科团队的密切合作，对于促进患者康复很重要。

该例患者属于子宫脱垂、腰骶部疼痛伴随慢性盆腔痛、性功能障碍，合并多种问题，并伴随抑郁、焦虑状态等，既往一年于当地医院康复治疗，但其康复疗效不佳，分析原因可能与盆底肌肌张力的处理、骨盆稳定性的问题有关，疼痛管理与康复方案不当有关。患者经历了多次、多地治疗，处理时应进行综合分析。首先，盆底肌筋膜手法是针对盆底肌肌张力偏高精确且有效的治疗，现改善肌张力再增加肌力的治疗是关键；其次，针对性的腰骶部疼痛管理，骨盆的稳定性、肌肉力量的平衡、肌筋膜的张力非常重要，对于盆底神经的损伤做到精准的检测及治疗，显著提高了患者的盆底功能。此外，抑郁状态的治疗也是非常必要的。家庭和社会支持在患者康复中起到了至关重要的作用。总体来说，该病例展示了全面个性化康复计划和跨学科团队合作的重要性。

（病例提供：钟燕彪　赣南医科大学第一附属医院）
（病例点评：吴方超　浙江大学医学院附属邵逸夫医院）

参考文献

[1]Padoa A，McLean L，Morin M，et al.The overactive pelvic floor（OPF）and sexual dysfunction.Part 2：Evaluation and treatment of sexual dysfunction in OPF patients[J].Sex Med Rev，2020，9（1）：76-92.

[2]Halder GE，Scott L，Wyman A，et al.Botox combined with myofascial release physical therapy as a treatment for myofascial pelvic pain[J].Investig Clin Urol，2017，58（2）：134-139.

[3]Srinivasan AK，Kaye JD，Moldwin R.Myofascial dysfunction associated with chronic

pelvic floor pain：management strategies[J].Curr Pain Headache Rep，2007，11（5）：359-364.

[4]Mank VM，Barranco-Trabi J，Mank JK，et al.A case study of chronic iliopsoas tendinopathy and sacroiliac joint dysfunction masquerading as pelvic girdle pain[J].Cureus，2021，13（6）：e15719.

[5]Govind V，Krapf JM，Mitchell L，et al.Exploring pain-related anxiety and depression in female patients with provoked vulvodynia with associated overactive pelvic floor muscle dysfunction[J].Sex Med，2020，8（3）：517-524.

[6]Ghetti C，Skoczylas LC，Oliphant SS，et al.The emotional burden of pelvic organ prolapse in women seeking treatment：a qualitative study[J].Female Pelvic Med Reconstr Surg，2015，21（6）：332-338.

[7]Dal Farra F，Aquino A，Tarantino AG，et al.Effectiveness of myofascial manual therapies in chronic pelvic pain syndrome：a systematic review and meta-analysis[J].Int Urogynecol J，2022，33（11）：2963-2976.

[8]Wojcik M，Jarzabek-Bielecka G，Merks P，et al.The role of visceral therapy，Kegel's muscle，core stability and diet in pelvic support disorders and urinary incontinence-including sexological aspects and the role of physiotherapy and osteopathy[J].Ginekol Pol，2022，93（12）：1018-1027.

[9]Pan H，Bao Y，Cao H，et al.The effectiveness of magnetic stimulation for patients with pelvic floor dysfunction：a systematic review and meta-analysis[J].Neurourol Urodyn，2018，37（8）：2368-2381.

[10]Xu L，Fu C，Zhang Q，et al.Efficacy of biofeedback，repetitive transcranial magnetic stimulation and pelvic floor muscle training for female neurogenic bladder dysfunction after spinal cord injury：a study protocol for a randomised controlled trial[J].BMJ Open，2020，10（8）：e034582.

病例 27　盆腔淤血综合征介入术后的康复治疗

一、病历摘要

（一）病史简介

患者女性，29 岁。

主诉：反复下腹部、腰骶部疼痛伴尿频 5 年余。

现病史：患者未婚先孕 4 次，流产 4 次（G4P0），于 2018 年底因工作久站、易疲劳等原因出现右侧下腹部疼痛，外阴用药（具体不详）后自觉症状缓解，2019 年 4 月因情感问题再次出现症状，于当地医院就诊时诊断为"子宫内膜异位症"，遂口服地诺孕素后停经 4 个月余，停药后再次月经时出现持续性疼痛伴右侧下肢放射性疼痛、腰骶部疼痛，2021 年 9 月就诊于当地医院行住院诊疗，症状未见明显缓解，再次去中医诊所口服中药等治疗，效果不佳；2022 年 9 月就诊河南某三甲医院诊断"盆腔淤血综合征"行介入手术，症状缓解（肛周坠胀感消失），2023 年 1 月 30 日再次入河南某三甲医院行第二次介入手术及康复治疗一个月，术后反复出现下腹部、腰骶部疼痛，疼痛可放射至腰骶部，无肢体麻木。后逐渐出现小便频数且每次小便量少，同时存在月经不规律（量少、色暗、周期提前 1 周），伴阴道瘙痒及出血，康复疗效欠佳。于 2023 年 4 月 20 日来我院就诊，主诉反复下腹部、腰骶部疼痛伴尿频（尿量减少，小于 200 mL/ 次）、外阴瘙痒伴分泌物增多 5 年余。患者还表现为反复右下腹部疼痛，疼痛可放射至腰骶部，同时存在月经不规律（量少、色暗、周期提前 1 周），伴阴道瘙痒及出血。门诊以女性盆腔淤血综合征合并后天性骨盆倾斜收入院。

既往史：2022 年 9 月在当地医院行两次介入手术；否认冠心病、高血压、糖尿病病史；否认肝炎、结核及伤寒等传染病史；否认家族遗传病史及类似疾病史。

（二）体格检查

体温 36.5 ℃，脉搏 77 次 / 分，呼吸 20 次 / 分，血压 115/71 mmHg。神志清楚，营养中等，步入病房，双肺呼吸音清，未闻及干、湿性啰音，心脏及腹部检查未见明显异常。

形体评估报告：直腿抬高试验右侧 50° 受限 （+），泌尿生殖系检查右侧 （+），"4" 字试验右侧内收肌紧张，臀横纹左低右高，跟臀试验右侧受限，骨盆左侧旋前，髂嵴右侧高，长短腿右侧长，站立位前屈右侧背阔肌凸起，高低肩（右高），骨盆倾斜诊断明确。

盆底康复专科查体：脐正中位置,腹部肌群紧张,脐正中韧带紧。外阴色泽发暗,双侧大阴唇不对称,分泌物增多,Valsalva动作可见会阴体下降,阴道前壁Ⅰ度膨出。经阴道指诊:阴道前间隙双侧不对称,间隙变窄,膀胱后角粗糙,宫颈口偏右,宫体宫底偏左,呈左-右旋,肛管凸起偏右,双侧闭孔内肌、肛提肌触及条索有按压痛,VAS评分4分,牛津肌力Ⅱ级,新PERFECT评估:P＝2,E＝3,R＝3,F＝5,E＝N,C＝N,T＝N。

盆底肌表面肌电（Glazer评估）评估:前静息电位5.52μV,快肌25.6μV,慢肌16.23μV,耐力12.23μV,后静息电位7.75μV。

心理状态评估:SAS评估63分。SDS评估66分。

生活质量评估:健康调查简表（SF-36）49.1分。

（三）辅助检查

盆腔MRI:矢状面可见:①子宫左侧附件增大、信号不均,内囊性灶及出血灶可能;②盆腔少量积液;③膀胱充盈欠佳,肠系膜下坠,压迫膀胱体,子宫后倾后曲稍增大,阴道夹角增大,骶骨明显前点头,第二尾骨成角,冠状面可见子宫伴右偏右旋,肛管偏左,尾骨偏右,双侧肛提肌不对称。

骨盆正位片:骨盆双侧髂嵴左低右高、股骨头左低右高、股骨大转子左低右高、坐骨结节基本一致。

血液检测:乙肝小三阳。

（四）诊断

1. 盆腔淤血综合征介入术后;

2. 后天性骨盆倾斜;

3. 骨盆区肌痛。

（五）诊疗经过

入院期间在康复治疗科盆底康复治疗室采取盆底肌筋膜手法、子宫调理术、运动疗法、心理治疗等康复治疗技术。

1. 盆底肌筋膜手法 按揉盆底浅层肌群（会阴浅横肌、会阴中心腱及球海绵体肌）,进入阴道找到盆底肌筋膜触发点,在闭孔内肌、髂骨尾骨肌、坐骨尾骨肌及梨状肌以适当的压力按揉,配合受累肌肉的收缩和放松,降低肌肉张力,减轻疼痛,15分/次。

2. 子宫调理术 ①患者仰卧位,消毒外阴后带上消毒手套,示指或中指侵入阴道内,找到子宫活动度受限的位置,患者配合呼吸,在吸气末端将受限的宫颈口轻柔地进行对侧拉伸 3～5 次，每次 3～5 秒；②患者右侧卧位，一手在体外推住肠系膜，另一手的手指经阴道抵住宫颈口上端，患者在吸气末端轻微地将宫颈口朝向左侧牵拉 3～5 次，每次 5～8 秒。

3. 运动疗法　①改良凯格尔训练：仰卧位，屈髋屈膝，双膝间夹一 20 cm 的瑜伽球，如病例 27 图 1，手指触压盆壁肌肉 1 和 3 处给予本体感觉刺激，诱导其向 2 收缩，使盆底肌呈圆环形收缩，与腹横肌一起协同收缩向肚脐方向用力，双侧肋弓保持不动，每次收缩持续时间从 3 秒开始逐渐增加至 5 秒，随后放松 10 秒，重复收缩和放松的过程，每天训练 3 组，每组训练次数从 4 次逐渐增加到 10 次，同时增加侧卧位、肘膝位、胸膝位进阶训练；②腹式呼吸训练：仰卧位，腰部贴床，鼻吸口呼，深吸气 6～8 秒、慢呼气 9～12 秒，吸气时肚脐向上隆起，呼气肚脐及周围腹壁向腰椎靠拢。每日训练 2 次，每次 15 分钟；③稳定性训练：主要包括腹肌、竖脊肌、臀肌等力量训练。训练方法：仰卧位，双踝关节踝泵运动、臀桥运动、平衡功能训练等，每组重复 10 次，每日 3 组。

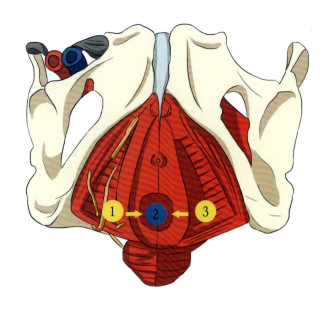

病例 27 图 1　改良凯格尔训练

4. 心理支持　在舒适、安静的环境中进行。治疗过程中，采用认知行为疗法指导患者理性认识自己的病情，并对患者的错误认知和行为加以矫正；鼓励患者表达内心真实的想法，并给予足够的心理支持，建立相互信任的医患关系；向患者解释其所面临的问题及疾病的预后，鼓励并给予患者身体和心理的关怀。

经过为期17天、6次间断治疗后，患者一般情况有所好转，右下腹部及腰骶部疼痛明显缓解，自主排尿尿量增加，无尿频、尿急、尿痛症状；外阴瘙痒感症状缓解，大便每日1次，排便顺畅；肛提肌压痛点消失；患者的焦虑、抑郁情绪明显改善，生活质量亦显著提高。复查盆腔MRI及骨盆正位片对比治疗前后均有明显疗效。具体见病例27表1至病例27表6、病例27图2至病例27图4。

病例 27 表 1　治疗前后症状变化

症状	治疗前	治疗后
外阴瘙痒	明显，分泌物增多	减轻，分泌物正常
大便	2～3次/日，有便不尽感	1次/日，软
小便	15～18次/日，尿量＜200 mL	5～6次/日，尿量≥350 mL
右下腹坠涨感	明显	减轻
腰骶部疼痛	中度	无
腹肌	张力增加	光滑紧致
肛提肌	压痛（VAS评分4分）、条索	压痛消失（VAS评分0分）
牛津肌力	2	4

病例 27 表 2　治疗前后心理状态及生活质量评估

	SAS	SDS	SF-36
治疗前	63	66	49.1
治疗中	47	48	82.3
治疗后	33	31	116.8

病例 27 表 3　治疗前后盆底肌 Glazer 评估

	前静息电位	快肌	慢肌	耐力	后静息电位
治疗前	5.52 μV	25.6 μV	16.23 μV	12.23 μV	7.75 μV
治疗中	4.31 μV	30.42 μV	20.58 μV	20.87 μV	6.13 μV
治疗后	3.21 μV	41.83 μV	31.34 μV	29.35 μV	4.15 μV

病例 27 表 4　治疗前后骨性结构位置对比

解剖位置	治疗前	治疗后
髂嵴	右高左低	基本一致
股骨头	右高左低	基本一致
股骨大转子	右高左低	基本一致
坐骨结节	基本一致	基本一致
骶骨耻骨中线	稍偏右	稍偏左

　　注：治疗前骨盆正位片髂嵴、股骨头、股骨大转子、坐骨结节、骶骨耻骨中线等连线均不对称；治疗后髂嵴、股骨头、股骨大转子、坐骨结节左右连线基本一致，骶骨耻骨中线连线稍不对称。详见病例 27 图 2。患者的骶骨形态在治疗前后也有明显的变化，如病例 27 图 3。

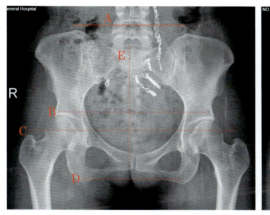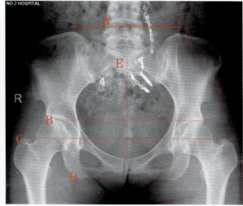

病例 27 图 2　骨盆正位片治疗前后对比

A. 髂嵴；B. 股骨头；C. 股骨大转子；D. 坐骨结节；E. 骶骨耻骨中线。

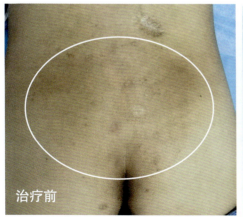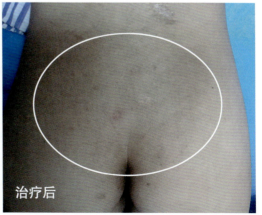

治疗前　　治疗后

病例 27 图 3　治疗前后骶骨的形态变化

病例 27 表 5　治疗前后体态评估

评估	治疗前	治疗后
直腿抬高试验	右侧 50° 受限	基本一致
泌尿生殖系检查	右侧（+）	基本一致
"4"字试验	右侧内收肌紧张	基本一致
臀横纹	左低右高	基本一致
跟臀试验	右侧受限	基本一致
骨盆	左侧旋前	基本一致
髂嵴	右侧高	基本一致
长短腿	右侧长	基本一致

注:治疗前直腿抬高试验右侧（+），且髋关节直腿活动度受限，泌尿生殖检查右侧（+），"4"字试验右侧（+），说明内收肌紧张，跟臀试验右侧受限（+），骨盆左侧旋前，髂嵴右侧高于左侧，臀横纹右侧高于左侧，左右下肢不等长，右侧比左侧长。

病例 27 表 6　盆腔 MRI 矢状面对比

解剖位置	治疗前	治疗后
子宫附件	左侧附件增大	较前改善
盆腔积液	少量积液	较前减少
肠系膜位置	下垂压迫膀胱体	上提
膀胱充盈量	少	正常

注：1. 子宫左侧附件增大较前改善；2. 盆腔少量积液，较前稍吸收；3. 肠系膜位置 B 图明显比 A 图上提，未见明显压迫膀胱体，B 图膀胱充盈度比 A 图增大（病例 27 图 4），第二尾骨成角处明显改善，子宫后倾后曲，子宫居中；冠状面可见子宫稍偏右，但未右旋，形态位置改变明显。

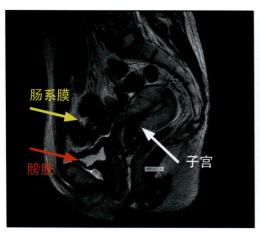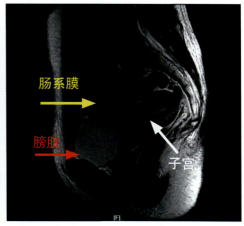

肠系膜

膀胱

子宫

肠系膜

膀胱

子宫

病例 27 图 4　治疗前后 MRI 对比

二、诊疗经验

盆腔淤血综合征（pelvic congestion syndrome，PCS）又称卵巢静脉综合征，由卵巢静脉、盆腔静脉反流或阻塞引起，可出现外阴、会阴、下肢等部位浅静脉曲张等症状，是引起慢性盆腔疼痛的重要原因之一。PCS 病因复杂，发病具体机制尚不明确，其发生发展与解剖学因素、循环因素、内分泌因素、体质和精神因素等有关，总而言之是由于各种原因导致的盆腔静脉迂曲扩张、充盈淤血而引起的综合征。除此之外，患者处于绝经前年龄、妊娠次数多、盆腔静脉解剖异常、家族有盆腔疼痛史、雌激素水平升高等激素紊乱、多囊卵巢综合征、雌激素治疗及下肢静脉曲张、静脉炎、子宫脱垂、既往盆腔手术、举重是 PCS 的危险因素。据估计，20 ～ 50 岁的女性中，15% 患有不同程度的盆腔静脉疾病，虽然有些女性没有明显的临床症状。PCS 的临床表现为"三痛、两多、一少"，即盆腔坠痛、低位腰痛、性交痛、月经及白带增多和妇科检查阳性体征少，多见于 20 ～ 45 岁育龄妇女，极少在绝经前期和绝经后发生，症状多在久站、性交、月经期等条件下加重，其中 30% 患者症状严重，且生活质量明显降低。在该病的诊断方面，除了彩色多普勒超声、静脉造影、腹腔镜检查之外，MRI 和双相超声等较新的非侵入性诊断方法越来越受欢迎。

本例患者通过为期 17 天 6 次间断的盆底肌筋膜手法、子宫调理术联合改良凯格尔训练的综合康复治疗后，腹部、腰骶疼痛的症状明显缓解，骨盆区肌压痛消失，排尿、排便正常，外阴瘙痒症状缓解，盆底肌肌张力恢复正常，肌力明显提高，盆底肌表面肌电评估可以看到快肌、慢肌和耐力的肌电值都有不同程度提高。外阴瘙痒症状明显减轻，分泌物恢复正常，大便由 2 ～ 3 次 / 日改善至 1 次 / 日且形状软，心理状态和生活质量评定的分数均有明显提高，同时患者的焦虑、抑郁情绪大幅度改善，生活质量显著提高。

治疗前后经过盆腔 MRI、骨盆正位片对比得知患者的盆腔器官位置、骨盆正位片、盆底肌表面肌电评估、体态评估、心理状态和生活质量都有明显改善，在检查报告中可见清晰的直观变化，如 MRI 可见盆腔积液较前吸收，肠系膜位置上提，未压迫膀胱体，膀胱充盈量增加，子宫在冠状面位置偏右，水平面未见右旋，第二尾骨成角处明显改善，阴道夹角恢复正常。X 线可以看出骨盆双侧髂嵴、股骨头、股骨大转子、坐骨结节基本一致。体态评估中直腿抬高试验、泌尿生殖系检查、"4"字试验、跟臀试验也由阳性转变为阴性。

三、病例讨论

盆腔淤血综合征因其症状复杂多样且发病机制不清，因而很容易被误诊，且该病常反复发作，病程持续时间长，其疼痛症状不仅影响患者的躯体功能及行为状态，同时严重影响患者的精神心理状态，明显降低患者的生活质量。目前临床虽已有很多治疗此类疾病的方法，但大多都有其不足之处，如高复发率和遵从度低等。针对慢性盆腔痛症状治疗比较困难的情况，大多提倡采用综合性的方法。因此，寻找既可以有效控制和治疗盆腔静脉淤血综合征的方法，同时又不会对人体造成潜在性伤害的方案，意义重大。

该例患者从 5 年前出现右侧下腹部疼痛开始，自行用药或去当地医院就诊均未明显好转，1 年前在河南某三甲医院行两次介入手术后症状缓解（肛周坠胀感消失）。尽管在当地医院经过了康复治疗，但患者的恢复效果欠佳。分析原因可能有以下几点：①康复方案不当。有效的康复方案需要基于对患者盆底功能障碍的综合评估。如果方案过于通用，没有针对性地解决患者的具体问题，康复效果可能会受限。包括个性化的运动治疗计划，以及其他根据患者的合并问题而调整的干预措施；②关注盆底，但是忽略盆底。患者服用西药、介入手术都是作用于盆腔，但是却忽略对盆底肌肉、筋膜的关注。这些结构也会影响盆底功能。针对这些问题，个性化的训练计划是必要的；③心理因素。心理状态对康复有着重要的影响。患者的抑郁状态不仅影响患者的情绪状态，还可能影响其康复动力和效果。心理治疗和适当的药物治疗可以帮助改善心理状况，如抗抑郁药和认知行为疗法等。

四、病例点评

盆底功能障碍性疾病会通过链式反应进而影响其他系统功能，出现异常的身体姿势、错误的运动模式、盆腔疼痛等。①从关节链的角度来说，骨盆会影响骶髂关节相邻的脊椎，同样也会影响起点位于骨盆上肌肉的长度－张力关系；②从肌肉链的角度来说，后侧链是臀大肌和骶髂关节功能紊乱的重要指示器；③从肌筋膜的角度来说，筋膜层帮助连接盆底肌同其他不同区域的肌肉，通过人体中线传递负荷以控制肢体的运动；④从神经链的角度来说，骨盆链是保持稳定最重要的运动感知觉链，包括腹横肌、多裂肌、膈肌、盆底肌。本例患者通过为期17天6次间断的盆底肌筋膜手法、子宫调理术联合改良凯格尔训练的综合康复治疗后，腹部、腰骶疼痛的症状明显缓解，骨盆区肌压痛消失，排尿、排便正常，外阴瘙痒的症状缓解，盆底肌肌张力恢复正常，肌力明显提高。同时，社会和家庭的支持是康复过程中不可或缺的一环。家庭成员的鼓励和帮助、社会服务的辅助，都可以提高患者的康复效率和生活质量。康复不仅仅是医疗行为，还包括社会参与和家庭互动。这些支持有助于患者重建自信，加强社会联系，从而促进整体恢复。

（病例提供：蒋惠瑜　海南医科大学第二附属医院）

（病例点评：李建华　浙江大学医学院附属邵逸夫医院）

参考文献

[1]Laycock J, Jerwood D.Pelvic Floor Muscle Assessment：The PERFECT Scheme[J]. Physiotherapy, 2001, 87（12）：631-642.

[2]Glazer HI, Hacad CR.The Glazer Protocol：evidence-based medicine pelvic floor muscle（PFM）surface electromyography（SEMG）[J].Biofeedback, 2012, 40（2）：75-79.

[3]Oleksy U, Wojciechowska M, Mika A, et al.Normative values for glazer protocol in the evaluation of pelvic floor muscle bioelectrical activity[J]. Medicine（Baltimore）, 2020, 99（5）：e19060.

[4]Yue T,Li Q,Wang R,et al.Comparison of hospital anxiety and depression scale（HADS）and zung self-rating anxiety/depression scale（SAS/SDS）in evaluating anxiety and depression in patients with psoriatic arthritis[J].Dermatology, 2020, 236（2）：170-178.

[5]Dong XX, Guo M, Huang LX, et al.The efficacy of manipulation as a treatment for myofascial pelvic pain[J].Int Urol Nephrol, 2021, 53（7）：1339-1343.

[6]Abu Raddaha AH, Nasr EH.Kegel exercise training program among women with urinary incontinence[J].Healthcare（Basel）, 2022, 10（12）：2359.

[7]Mesquita Montes A, Maia J, Crasto C, et al.Abdominal muscle activity during breathing in different postures in COPD "Stage 0" and healthy subjects[J].Respir

Physiol Neurobiol, 2017, 238：14-22.

[8]Hessam M, et al.The effect of mcgill core stability training on movement patterns, shooting accuracy, and throwing performance in male basketball players：a randomized controlled trial[J].J Sport Rehabil, 2023, 32 (3)：296-304.

[9]Saldaña KS, McGowan SK, Martin JL.Acceptance and commitment therapy as an adjunct or alternative treatment to cognitive behavioral therapy for insomnia[J].Sleep Med Clin, 2023, 18 (1)：73-83.

[10]Eklof B, Perrin M, Delis KT, et al.Updated terminology of chronic venous disorders：the VEIN-TERM transatlantic interdisciplinary consensus document[J].J Vasc Surg, 2009, 49 (2)：498-501.

[11]Gavrilov S, Vassilieva G, Vasilev I, et al.The role of vasoactive neuropeptides in the genesis of venous pelvic pain：a review[J].Phlebology, 2020, 35 (1)：4-9.

[12]Bałabuszek K, Toborek M, Pietura R.Comprehensive overview of the venous disorder known as pelvic congestion syndrome[J].Ann Med, 2022, 54 (1)：22-36.

[13]Rezaei-Kalantari K, et al.Insights into pelvic venous disorders[J].Front Cardiovasc Med, 2023, 10：1102063.

[14]Harris RD, Holtzman SR, Poppe AM.Clinical outcome in female patients with pelvic pain and normal pelvic US findings[J].Radiology, 2000, 216 (2)：440-443.

[15]Erbel C.Pelvic congestion syndrome：A widespread disease of women, but a gap of knowledge of medical professionals[J].Vasa, 2022, 51 (3)：119-120.

[16]Romero-Serrano E, Esparza-Miñana JM.Spinal cord stimulation in the approach to chronic pelvic pain:A case report and literature review[J].Medicine (Baltimore), 2021, 100 (52)：e28379.

[17]Albaladejo-Belmonte M, Tarazona-Motes M, Nohales-Alfonso FJ, et al.Characterization of pelvic floor activity in healthy subjects and with chronic pelvic pain：diagnostic potential of surface electromyography[J].Sensors (Basel), 2021, 21 (6)：2225.

[18]Coitinho Biurra Y, et al.Hypnotherapy for chronic pelvic pain：a scoping systematic review and meta-analysis[J].Complement Ther Clin Pract, 2023, 52：101771.

[19]Peng T, Wu Y, Huang L, et al.Acupuncture for chronic pelvic pain in patients with SPID：a protocol for systematic review and meta-analysis[J].Medicine (Baltimore), 2021, 100 (4)：e23916.

病例 28　慢性盆腔痛的康复治疗

一、病历摘要

（一）病史简介

患者女性，50 岁。

主诉：外伤后肛门尾骨区疼痛半年。

现病史：患者半年前车祸后左侧外踝骨折，尾骨疼痛。左侧外踝骨折制动 2 个月愈合，但尾骨疼痛逐渐严重，以左侧为主，不能坐位，平卧时疼痛亦难忍。辗转浙江省温州市多家医院，行中医、针灸、盆底电刺激、盆底筋膜手法等治疗，效果均欠佳，腔内手法治疗后疼痛还会加重。于 2023 年 10 月 25 日就诊浙江大学医学院附属邵逸夫医院康复科门诊，考虑"慢性盆腔痛、尾骨痛、肌腱损伤？"患者自发病以来，情绪呈焦虑状态，睡眠欠佳，饮食正常，大小便正常，无发热，无咳嗽咳痰，无胸闷气短，无腹痛腹泻，体重无明显下降。

既往史：否认高血压、糖尿病等其他慢性病史。无吸烟、饮酒史。无冶游史，无性病史。否认家族遗传病史及类似疾病史。

（二）体格检查

一般查体：体温 36.1 ℃，脉搏 92 次 / 分，呼吸 21 次 / 分，血压 110/75 mmHg。神志清楚，营养中等，步入诊室，双肺呼吸音清，未闻及干、湿性啰音，心脏及腹部检查未见明显异常，无病理征。

专科查体：视诊：未见明显异常。触诊：棉签触诊肛门及会阴区域皮肤感觉正常。POP-Q 评估：Aa ＝ Ba：-1 cm，C：-5 cm，D：-6 cm，tvl：-7 cm，Ap ＝ Bp：-2 cm，膀胱膨出。左侧髂尾肌压痛（+），左侧闭孔内肌压痛（+），靠近肛提肌腱弓处明显，左侧肛提肌腱弓压痛（+）。动量：阴道可容 2 指，盆底肌力Ⅳ级。特殊检查：球 - 肛门反射阳性。盆腔 VAS 评分 8 分。

（三）辅助检查

盆底肌电图：阴部 SSR 交感兴奋性低；正常耻骨联合 SEP；正常阴蒂背神经 SEP；正常球海绵体反射；正常骶反射；尿道括约肌、肛门括约肌、耻骨直肠肌未见明显异常。

骶尾椎正侧位 X 片：骶尾骨质未见明显异常。

（四）诊断

慢性盆腔疼痛综合征、尾骨痛。

（五）诊疗经过

患者因腔内检查疼痛扳机点明确，先行冲击波及运动疗法，治疗后疼痛评分由原来的 8 分降至 4 分。随后继续原方案治疗 2 次，疼痛评分仍然保持在 4 分。再次腔内检查闭孔内肌和肛提肌腱弓压痛转阴，左侧骶棘韧带和髂尾肌压痛阳性，疼痛评分 5 分，肛门指检发现尾骨脱位，经肛门行手法复位后疼痛明显好转，VAS 评分减轻至 1 分。

二、诊疗经验

该患者有明确的病史，病史对于诊断评估非常重要。外伤史后出现的尾骨区域疼痛，尽管在当地多家医院康复治疗，但效果欠佳，有时还会加重疼痛。分析原因可能有以下几点：①康复方案应该个性化。有效的康复方案需要基于对患者病情因果的综合评估。如果方案过于通用，没有针对性地解决患者的具体问题，康复效果可能会受限；②疼痛处理不当。慢性盆腔疼痛的原因有多种，疼痛的分布不特异，可能原因是解剖结构的变化、神经分支受累，以及疼痛区域中其他器官、神经、肌肉骨骼受累所致，使疼痛症状变得混乱。不同的原因的适应证和禁忌证也不同。如果盆底肌肉张力过高导致的疼痛，可以手法按摩缓解，但是若是肌腱的损伤则手法可能加重肌腱的撕裂和进一步损伤；③关于慢性盆腔痛的查体要全面。不单单局限在腔内检查盆底肌肉，也应该检查尾骨、骨盆、骶髂关节、骨盆带肌肉的情况；④心理因素。心理状态对康复有着重要的影响。慢性疼痛可以导致中枢敏化，影响病情的评估、判断及效果。心理治疗和适当的药物治疗可以帮助改善心理状况，如抗抑郁药和认知行为疗法等；⑤社会和家庭支持。是康复过程中不可或缺的一环。家庭成员的鼓励和帮助，社会服务的辅助，都可以提高患者的康复效率和生活质量。康复不仅仅是医疗行为，还包括社会参与和家庭互动。这些支持有助于患者重建自信，加强社会联系，从而促进整体恢复。

针对该患者的盆腔疼痛的原因是与外伤有关，触诊是与尾骨相关联的左侧骶棘韧带及髂尾肌更为明显的压痛，首先考虑是肌腱损伤的问题，没有使用腔内手法治疗，防止加重损伤，选择使用聚焦式体外冲击波，过程顺利，患者无不适主诉。经过一次治疗后疼痛明显缓解，后再次进行两次冲击波治疗，虽然疼痛明显减轻，但患者的疼痛并没有彻底消失。于是再次肛门指诊时发现尾骨脱位的情况，故给予了尾骨的手法复位，疼痛明显缓解。

三、病例讨论

（一）慢性盆腔疼痛综合征、尾骨痛和功能性肛门直肠痛的关系

首先需要了解 CPP 的定义，是指骨盆相关结构感知的慢性或持续性疼痛，通常伴有负面的认知、行为、性和情感后果，以及提示下尿路、性、肠、肌筋膜或妇科功能障碍的症状。疼痛必须持续或反复出现至少 6 个月。慢性盆腔痛分为有明确的典型病理（如感染或癌症）和无明显病理的两种情况。前者被称为 "与特定疾病相关的盆腔疼痛"，后者指在没有证实感染或其他可能导致疼痛的明显局部病变的情况下发生的 CPP，被称 CPPS，故 CPPS 是 CPP 的一个分支。

CPPS 分类比较复杂且不统一。CPPS 的疼痛感可能集中在单个器官或多个盆腔器官，当疼痛局限于单一器官时，可能会考虑使用器官末端术语，如尾骨痛、膀胱疼痛综合征、功能性肛门直肠痛等。当疼痛发生在一个以上的器官部位时，更倾向于使用 CPPS 术语。

（二）慢性盆腔疼痛综合征的分类及其鉴别

1. 泌尿系统疼痛综合征（男性）　前列腺疼痛综合征、膀胱疼痛综合征、阴囊疼痛综合征、睾丸疼痛综合征、附睾疼痛综合征、阴茎疼痛综合征、尿道疼痛综合征、输精管结扎术后阴囊疼痛综合征。

2. 妇科疼痛综合征　广泛性外阴疼痛综合征、局部外阴疼痛综合征、前庭疼痛综合征、阴蒂疼痛综合征、子宫内膜异位症相关疼痛综合征。

3. 胃肠道盆腔疼痛综合征　肠易激综合征、慢性肛门疼痛综合征、间歇性慢性肛门疼痛综合征。

4. 肌肉骨骼系统　尾骨疼痛综合征、盆底肌肉疼痛综合征。

（三）慢性盆腔疼痛综合征常见的临床表现

1. 腹部、会阴、盆腔内尖锐、痉挛、周期性或持续性疼痛或压痛。

2. 膀胱疼痛、不适感，可能有尿急、尿频或尿潴留；有时患者主诉膀胱充盈时的不适感增加，排空膀胱后会改善。

3. 功能性胃肠道疾病，表现为慢性腹痛和排便习惯改变。腹痛症状可为间歇性或持续性，常伴有腹胀和产气量增加，并常因排便而加重。患者可能表现为腹泻、便秘。

4. 性交困难。

5. 精神障碍。

6. 放射引起的沿特定皮肤区域烧灼性疼痛。

7. 中枢性致敏症状，如多个疼痛部位或综合征、睡眠障碍、焦虑、抑郁、灾难性、痛觉过敏、异位性疼痛。

（四）慢性盆腔疼痛综合征的流行病学

2004 年一项大型欧洲研究发现，19% 的欧洲成年人患有中度至重度慢性盆腔疼痛。在美国，女性慢性盆腔疼痛每年占腹腔镜手术的 40%，占子宫切除术的 12%。最近在英国进行的一项研究发现，25 岁以上女性的 CPPS 患病率为 14.8%。同时评估了疼痛对生活质量的影响，21% 的人因疼痛被诊断为抑郁症，几乎所有人都减少了工作时间或完全停止了工作。

（五）慢性盆腔疼痛综合征的病因

CPPS 的病因尚不清楚，可能是由多种相互作用的因素引起的，包括内脏病因、神经、肌肉骨骼疾病和社会心理状态。

1. 肌肉和骨盆疼痛　肌肉触发点可能是疼痛的根源，触发点可能位于骨盆肌肉和邻近的肌肉，如腹肌、臀肌和髂腰肌。触发点受到压力时疼痛会加剧（如与性交有关的疼痛），持续或反复收缩后疼痛也会加剧（如与排尿或排便有关的疼痛）。这些触发点导致的疼痛会因特定的动作而加剧，也会因特定的姿势而减轻。缩短的肌肉被拉伸的姿势或动作会导致疼痛。肌肉功能障碍与盆腔疼痛之间存在关系，绝大多数因盆腔疼痛就诊的男性都有盆底肌肉功能障碍。慢性盆腔疼痛可能只是一种肌痛，盆底肌肉以不正常的方式使用，肌肉张力增加或肌肉痉挛，在盆腔触诊检查盆底肌肉时会感到疼痛，肌肉放松可以减轻痉挛和疼痛。反复或长期的肌肉超负荷，可激活肌肉中的触发点。

2. 外阴疼痛综合征病因　有很多，包括性虐史、长期使用抗生素病史、酵母菌感染或对化学物质过敏、对感染或创伤的异常炎症反应、神经或肌肉损伤或刺激、激素的变化。

3. 神经损伤　脊柱病变或涉及神经的任何病变都可能导致这些神经分布区的神经性疼痛。肿瘤性疾病、感染和创伤、骶骨或骨盆骨折、手术切口和术后瘢痕、骶骨前间隙的肿瘤都可能导致神经损伤。随着时间的推移或反复的低度创伤（如久坐或骑自行车），阴部神经可能在以下部位受损：梨状肌、骶棘韧带／骶尾韧带可能占 42% 的病例，在阿尔科克管内（内收肌内侧、肌肉筋膜内）可能占 26% 的病例。损伤的部位决定了感觉疼痛的部位和相关症状的性质。在女性患者中特有的原因如产伤、多胎妊娠和分娩可能导致伸展性神经疾病、分娩的反复腹部用力导致阴部神经拉伸损伤。

4. 中枢神经系统疼痛敏化　中枢致敏、中枢疼痛放大和伤害性疼痛是三个有相当多重叠的术语，均描述了中枢神经系统在感觉和疼痛处理途径中的异常，最终增强和维持慢性疼痛。许多研究表明，那些患有慢性盆腔疼痛的患者对身体非疼痛区域的实验性疼痛表现出更高的敏感性。

5. 妇科相关的病因　子宫内膜异位症的症状变化很大，但可能包括痛经、非周期性盆腔疼痛、性交困难、排尿困难、排卵困难或不孕症。

6. 盆腔充血综合征　盆腔充血综合征引起 CPP 是由于性腺静脉回流和静脉充血引起的静脉瓣膜功能不全（称为盆腔静脉功能不全）或阻塞引起的结构异常。罕见的结构性原因包括 May-Thurner 综合征、胡桃夹综合征、下腔静脉血栓或闭锁及动、静脉畸形。

（六）慢性盆腔疼痛的危险因素

慢性疼痛与遗传、心理状态、内分泌、社会经济地位低、受教育程度低、失业、营养不良、体力活动有限、肥胖、睡眠障碍、吸烟、饮酒和阿片类药物使用之间存在关系。但我们对这些风险因素对应的真正潜在机制的理解仍然有限。

（七）重叠慢性疼痛疾病的发病机制

1. 中枢和周围神经系统的神经、神经内分泌、免疫和神经递质功能障碍　骨盆的内脏结构（子宫、肠和膀胱）和躯体结构（皮肤、肌肉、筋膜和骨骼）共享神经通路，表现相似的症状，使疼痛原因难以区分是躯体还是内脏。内脏和躯体结构都可以接收来自中枢神经系统（脊髓和大脑）的信号，并向中枢神经系统发送信号。这种相互联系是一种被称为脏器 - 脏器交叉致敏的现象的基础，在这种现象中，一个器官的活动可使另一个器官过敏。一个类似的相应现象称为内脏 - 躯体趋同，持续内脏伤害性刺激可导致有害的躯体刺激。如肠易激综合征、膀胱疼痛综合征或间质性膀胱炎和子宫内膜异位症等疾病都可表现为盆腔疼痛、盆腔肌肉高张力、肌痛和广泛的盆腔、腹部或下背部肌肉功能障碍。反过来，盆腔肌肉功能障碍、损伤或手术的持续输入可导致内脏功能障碍，肠道症状如便秘和膀胱症状如尿急、尿频和排空不完全。最终，内脏和躯体结构对脊髓和大脑重复输入，可以增强中枢神经系统的反应性，降低疼痛抑制，导致整体疼痛超敏反应和中枢敏化，表现为广泛的疼痛（盆腔外）、睡眠障碍、情绪和应对能力恶化。如果只关注患者的内脏或器质性疼痛原因，而忽视中枢致敏和肌筋膜功能障碍，可能会导致疼痛延长、治疗延误并使患者接受不必要的手术干预。

2. 不良童年经历、虐待和创伤。

3. 心理困扰、精神障碍和对压力的功能失调反应。压力可以对疼痛信号产生双重影响。在急性应激的情况下，这种效应可以用来减少对疼痛的感知，称为应激性痛觉减退。然而，当压力变成慢性时，糖皮质激素循环的增加和控制应激反应途径的调节系统的失调可以启动或增加疼痛的感知。

（八）慢性盆腔疼痛综合征的诊断

1. CPPS 的诊断特点

（1）通常基于病史或体格检查，有许多相关症状或促发因素有助于确定诊断。病史对于诊断评估非常重要。

（2）疼痛的分布不那么特异，可能原因是解剖结构的变化、神经分支受累、中枢敏化，以及疼痛区域中其他器官、神经、肌肉骨骼受累所致，使疼痛症状变得混乱。

（3）CPP 是一种症状性诊断，其依据是患者在过去 6 个月中至少有 3 个月的骨盆区域疼痛史；也是一种排除性诊断，排除由细菌感染、癌症、药物引起的病理变化、骨盆器官的原发性解剖或功能性疾病、神经源性疾病引起的特定疾病相关盆腔疼痛。

（4）虽然还没有可以明确诊断的影像学和实验室检查，但在诊断 CPP 的并发症方面是有用的。

（5）CPPS 的症状和其他功能性疼痛疾病之间的高度共病症状，使诊断和治疗复杂化，据估计 50% 的病例仍未得到诊断。

（6）疑似 CPP 诊断前第一步是务必确定他们是否有任何警示症状、急腹症或潜在的恶性肿瘤。

2. 病史采集 考虑到 CPPS 的多因素性质，需要采用生物 - 心理 - 社会方法。

（1）首先详细记录疼痛的发生和进展、位置、频率、分布（许多患者可能感觉直肠或会阴部有肿物或异物感）、性质（烧灼感、压迫感和电击感、不适或麻木）、所有疼痛部位的严重程度。疼痛程度可以用视觉模拟和数字评定量表来测量。除此之外，需评估影响因素，如情绪、睡眠、疲劳和功能负担。

（2）共存的盆腔和非盆腔疼痛状况。比如泌尿系统（排尿）对疼痛影响的病史；妇产科方面（月经周期、分娩或手术等）的关系；胃肠道方面（排便习惯，日常活动和进食）的关系；肌筋膜方面的症状。

（3）是否能够将疼痛的发生与急性事件联系起来，比如手术、外伤、长时间骑自行车与长期久坐等。

（4）在神经本身的分布区，除了无诱因的疼痛外，还可能出现麻痹（针刺感）、感觉障碍（不愉快的感觉）、易感症（轻触即痛）或痛觉过敏（疼痛刺激后痛觉增强）。在受损神经支配的区域之外，也可能出现类似的感觉异常，尤其是内脏痛和肌肉痛。

在麻木的情况下也可能出现感觉缺失和疼痛。内脏过敏可能会导致排便或排尿冲动。内脏充盈时可能出现疼痛。肛门疼痛和运动控制能力丧失可能导致排便不畅、便秘或失禁。射精或性高潮也可能出现疼痛或减弱。皮肤颜色的改变可能是由于神经支配的变化，也可能是由于神经源性水肿。由于水肿，也由于缺乏传入感知，患者可能会将该部位描述为肿胀。

（5）既往医学诊断、既往手术情况。

3．体格检查　应包括对情绪、情感、行为、活动能力和姿势的一般评估，然后对可能与疼痛产生有关的肌肉骨骼、神经系统和内脏结构进行更深入的评估。结合内脏、肌肉骨骼和神经系统的评估将确定 CPP 的大多数原因，并确保不会遗漏常见的肌筋膜和神经病变原因。

（1）视诊：姿势评估（站姿、坐姿、步态）有无活动范围受限、不对称、向一侧倾斜以避免疼痛的一侧或频繁调整姿势；腹部和其他疼痛区域的皮肤颜色有无瘢痕、肛周有无红肿、痔疮、肛裂等。

（2）触诊

1）肛门指诊：直肠和盆底肌肉有无包块、触痛点、盆底肌张力、前列腺有无肿大（男性）等；女性阴道内检查子宫、附件、阴道有无包块、出血、压痛点，有无脱垂等，并要求患者收缩放松盆底肌肉检查功能和能力，适度触诊阴道前、后、外侧壁（压力不超过 2 kg），分别评估闭孔肌、尾骨肌和肛提肌有无压痛。必要时行阴道、直肠的内镜检查并活检。外生殖器检查也是评估的一部分。对于阴囊/阴道疼痛的患者，应轻柔地触诊阴囊/阴道的各个部位，寻找肿块和疼痛点。耻骨直肠肌后方牵引时的触痛可区分肛提肌综合征和不明原因的肛提肌综合征。

2）外部骨骼肌肉的触诊：触诊腹部、下背部、骶髂关节和耻骨联合的肌肉骨骼结构，有助于确定压痛的病灶区域（触发点）或广泛的肌筋膜疼痛。触发点可能出现在骨盆内的肛提肌或骨盆外的肌肉中（梨状肌、内收肌、腹直肌和脊柱旁肌肉）。所以骨盆内外广泛的肌肉筋膜检查，有助于诊断盆腔疼痛患者中的肌筋膜疼痛。完整的肌肉骨骼检查，可以识别出患者的不良姿势、脊柱侧凸、单侧站立习惯、腿长不一致和不正常的步态。

3）神经感觉检查：棉签可用于腹部，以帮助确定是否有皮肤异常性疼痛。用棉签轻轻触摸腹部和其他疼痛区域，以确定异常性疼痛（对非疼痛的疼痛反应）刺激、痛觉过敏（对疼痛刺激的反应放大的疼痛），以及特定的疼痛辐射模式。可以发现周围神经病变、神经根病变和可引起或加重疼痛的感觉异常。因疼痛持续时间超过 3 个月，外部视觉检查和神经感觉检查应扩大，以确定与外阴痛一致的全身或局部疼痛区域，或由髂腹股沟神经、髂腹下神经、生殖股神经、闭孔神经和阴部神经分支引起的疼痛。当疼痛沿特定皮节放射并在创伤、手术、分娩或重复性活动（如长时间坐着或长途骑行）后开始时，应怀疑神经病变。

4. 辅助检查　应根据症状进行个体化检查，目前还没有针对 CPPS 的特异性诊断检查方法，临床检查通常是为了确认或排除从详细病史中获得的初步印象。一方面要对盆腔疼痛相关的特异性疾病进行鉴别和排除，另一方面还要对其进行表型描述。检查应针对具体问题有所选择，因为检查结果可能会改变治疗方案。除了局部检查外，全身肌肉骨骼和神经系统检查也是被评估的部分。对脊柱、肌肉、神经和泌尿生殖系统进行全面的临床检查对于帮助诊断会阴神经痛非常必要。

（1）直肠肛管测压：肛门括约肌静止压力过高或过低，盆腔疼痛患者经常会在排便时出现骨盆肌肉收缩失调（矛盾收缩）。应注意用力时的肛门或直肠脱垂或盆腔器官脱垂。

（2）盆底肌电图：主要特征是相应神经分布区的神经损伤迹象，如异常感觉或麻木。电生理研究：这可能会显示会阴神经支配、阴部神经潜伏期延长或球海绵体反射受损的迹象。但疼痛可能与有限的神经损伤有关，因此这些检查通常是正常的。

（3）盆底超声波：确定盆底肌肉功能的报道越来越多，单在诊断过程中的确切位置还需要进一步研究。超声波价值有限，但可以让患者放心。

（4）通过可靠的症状评分工具，才能确定疾病的严重程度、进展情况和治疗反应。

（5）神经系统方面的评估。

（6）盆腔 CT。

（7）骨盆 X 线片。

（8）磁共振：越来越多被用于诊断周围神经系统神经损伤的位置（近端与周围）和程度（全部与部分）。

（9）磁共振排便造影：磁共振成像与磁共振排便造影相结合，已成为动态评估肛门直肠功能最有价值的成像技术。可观察以下病变：会阴下降、挤压和用力时肛门直肠角度异常、直肠肠套叠、直肠疝、肠疝和膀胱疝。但磁共振排便造影的局限性在于左侧卧位和患者的空间有限，可能会降低患者用力的能力，从而降低该方法的灵敏度。

（10）神经损伤部位注射局部麻醉剂和类固醇可能具有诊断意义。阴部神经的鉴别阻滞有助于提供与神经受累部位相关的信息。注射时可能需要神经刺激器/定位器、超声阴道、CT 或透视技术。除了在阴部神经周围进行注射以外，还可以对盆腔内的其他神经进行特殊阻滞。

（11）功能神经成像：功能性神经成像、功能性磁共振成像（functional magnetic resonance imaging，fMRI）目前正被重新评估为一种研究工具。关于疼痛，fMRI 研究结果可能代表疼痛矩阵，也可能代表非特异性威胁处理。

（12）实验室检查：微生物检查全血细胞计数、红细胞沉降率、尿液分析尿妊娠试验、淋病和衣原体检测。精液常规、阴道分泌物检查和宫颈管分泌物检查排除感染。目前的诊断标准主要侧重于临床症状。额外的检查，包括尿液分析、尿动力学、膀胱镜检查，选择性地排除其他可能有类似表现的情况。

（13）女性腹腔镜手术可能是排除妇科病变和协助鉴别诊断女性 CPP 最有用的侵入性检查方法。腹腔镜作为 CPP 诊断工具的作用仍然存在争议；近 40% 的盆腔疼痛腹腔镜检查没有发现任何病理。当发现异常时，近 85% 显示早期子宫内膜异位或粘连。尽管诊断性腹腔镜检查有一个额外的优势，那就是为手术治疗提供了机会，比如切除子宫内膜异位或粘连，但许多妇女在手术后仍然感到疼痛。保守的腹腔镜子宫内膜异位症切除术（保留子宫）可能导致 6～12 个月后疼痛的改善。

（14）膀胱镜和膀胱活检、直肠镜或活检。目前，对于高危患者或对保守治疗无反应的患者，推荐选择膀胱镜检查以排除其他病因，如恶性肿瘤或异物。诊断标准的演变和间质性膀胱炎／膀胱疼痛综合征（interstitial cystitis/bladder painful syndrome，IC/BPS）本质上是一种排除诊断的事实使患病率的估计复杂化。IBS 的诊断主要是临床，但评估应包括至少有限的评估，以排除其他胃肠道疾病，如炎症性肠病或结构性病变。例如，如果患者出现腹泻和其他令人担忧的特征，如体重减轻或 50 岁以后出现症状，可能建议进行结肠镜检查。腹部 CT 可能推荐出现持续性便秘伴早期饱腹感、疼痛和腹胀的患者。

5. 心理评估　盆腔疼痛综合征会造成患者的生活质量降低和情绪功能受损、失眠和疲劳。诊断时应考虑焦虑抑郁情绪的评估，这在慢性疼痛中很常见。如果能在诊断过程中及早发现这些问题并加以解决，相关的疼痛症状也会得到改善，从而进一步改善生活质量。因此，盆腔疼痛患者的生活质量评估非常重要，包括身体、社会心理和情感工具，可以通过填写标准化问卷来完成。

6. 识别中枢致敏症状。

（九）慢性盆腔疼痛鉴别诊断

慢性盆腔疼痛有多种病因，是鉴别诊断的一部分。男性慢性盆腔疼痛的可能病因有以下几种。

1. 肠易激综合征。

2. 间质性膀胱炎（膀胱疼痛综合征）。

3. 肌肉骨骼盆底疼痛 腹壁肌筋膜疼痛、尾骨痛、盆底张力肌痛、梨状肌综合征神经 / 血管 - 髂腹股沟神经卡压。

4. 周围神经病变。

（十）慢性盆腔疼痛的治疗

慢性盆腔疼痛来源不明，是多因素的病因和高度异质性的表现，明确诊断比较困难。同时有关治疗的循证文献是有限的，缺乏高质量的证据支持干预措施的效果。尽管现在对影响 CPP 发展的因素有了更深入的了解，但对 CPP 的评估和管理也出现了一致的建议。CPP 的治疗理念以生物 - 心理 - 社会模式为基础，这是一种有患者积极参与的整体方法。单一的干预措施很少能单独发挥作用，需要考虑更广泛的个性化管理策略，既要对所有潜在的疼痛因素进行广泛评估，也要关注疼痛的心理方面、自我管理的内容。我们主要通过对每个患者的病史、症状和体格检查，评估可能的潜在因素对疼痛症状的影响程度，从而制定个性化治疗策略。综合来讲干预措施有以下几个方面。

1. 药物管理 非甾体抗炎药、α 受体阻滞药被广泛用于前列腺疼痛综合征（prostate pain syndrom, PPS）、经验性的抗生素治疗、5-α 还原酶抑制药可改善排尿和疼痛的观点存在争议。

（1）止痛药：缓解症状性疼痛是治疗的第一步。对乙酰氨基酚（扑热息痛）是一种耐受性很好的止痛药。非甾体抗炎药抗炎解热镇痛，但比扑热息痛有更多的不良反应，包括消化不良、头痛和嗜睡。环苯扎林是慢性盆腔疼痛患者的有效止痛药，并已被证明可以改善睡眠。如果有足够的疼痛缓解，此时不需要进一步的疼痛管理。必要时考虑阿片类镇痛药的试验。

（2）抗惊厥药或抗抑郁药：如果疼痛评估存在潜在的情绪障碍，建议使用抗抑郁药物。阿米替林是一种三环类抗抑郁药物。卡马西平、加巴喷丁、普瑞巴林是中枢作用的钙通道阻滞药，这类药物最初是为抗癫痫适应证而开发的，但已广泛用于神经性疼痛，改善情绪、睡眠、焦虑和生活质量，但对疼痛的改善作用很小。对于疑似继发于神经病变的慢性盆腔疼痛，加巴喷丁单用或与阿米替林合用比阿米替林单用更有效。

（3）肌肉松弛剂：巴氯芬对括约肌功能障碍或骨盆底 / 会阴部肌肉痉挛有帮助。

（4）免疫抑制药：硫唑嘌呤。

（5）孕激素和促性腺激素：如戈舍瑞林治疗慢性妇科盆腔痛。

2. 盆底物理疗法（pelvic floor physical therapy, PFPT） 如盆底肌拉伸、肌筋膜松解、手工疗法、生物反馈、电刺激、磁疗、微波热疗和体外冲击波疗法等。

PFPT 的基本原理是激活骨盆底区域的血液流动，放松和拉伸收缩的肌肉，释放僵硬的关节，增加软组织的弹性，减轻骨盆底、腰背、腹壁和臀部肌肉的压痛。显然，PFPT 适合盆底肌收缩性疼痛的治疗。对于治疗慢性肛门疼痛综合征方面，生物反馈治疗、电刺激和按摩，生物反馈更优。电磁疗法、经直肠或尿道热疗可明显改善 CPPS 的症状。盆底物理治疗的有效性有助于慢性骨盆疼痛的肌肉骨骼起源的诊断。盆底肌筋膜触发点释放的方法有徒手疗法、干针疗法和湿针疗法。

3. 认知行为疗法（cognitive behavioral therapy，CBT）　是一种目标导向的心理疗法，旨在帮助患者充分了解病情的多因素状态。疼痛教育也是 CBT 的一个组成部分，已被证明可以减轻疼痛、压力和改善功能。患者管理应该鼓励他们通过定期锻炼、充足的睡眠和均衡的饮食来最大限度地保持健康状态。还应使他们认识到与其专家进行公开交流及遵守所有处方药物和其他治疗方式的重要性。除了 CBT，另一种正念心理疗法也可以通过减少 CPP 患者的抑郁和压力来促进对疼痛的耐受性。与认知行为疗法一起，对患者进行关于慢性盆腔疼痛的教育是有益的。

4. 运动干预　作用机制尚不清楚，但提出的理论包括抗炎作用，改善肌肉功能，以及反复暴露于低水平运动时提高疼痛耐受性。建议患者在强度和持续时间方面"低开始，慢进行"，以最大限度地减少因活动水平突然增加而可能发生的疼痛加剧的风险。

5. 饮食疗法　作为一种由患者自己进行的自我保健管理方案，饮食疗法可能对 CPP 患者有益，鼓励患者食用无麸质和抗炎食物，低糖和低盐，同时避免酸性或辛辣食物。数据有限，单纯的饮食限制并不能明显缓解症状，由经验丰富的营养师进行持续的饮食控制和明确的饮食干预对 CPP 治疗至关重要。

6. 局部注射治疗

（1）神经阻滞注射：如果怀疑有骶神经损伤，局部注射皮质类固醇既可用于诊断以确定慢性盆腔疼痛是否累及周围神经，也可用于治疗以缓解疼痛。如果局部类固醇注射成功，射频消融、周围神经阻滞或脊髓刺激器神经调节可能是一种可行的治疗选择。

（2）触发点注射：生理盐水、局部麻醉剂或 A 型肉毒毒素注射是为了缓解盆底或腹壁肌肉继发的高压和疼痛。A 型肉毒毒素注射触发点，作为一种肌肉松弛剂，可用于降低盆底肌肉的静息压力；可注射到括约肌水平，以改善排尿和排便情况。对伴有肛提肌痉挛的 CPP，A 型肉毒毒素对耻骨直肠肌的治疗很有帮助，不良反应是偶尔出现压力性尿失禁。皮肤触发点注射局部麻醉剂，如利多卡因，可短期疼痛缓解。如果触发点注射是有益的，不仅是治疗手段，也是诊断肌筋膜疼痛综合征。

（3）神经阻滞治疗：在神经损伤处注射局部麻醉剂和类固醇可能产生治疗作用，其次可能的益处就是诊断。

（4）膀胱内注射：如局部麻醉药、透明质酸和硫酸软骨素等。

7. 针灸疗法　针灸是一种传统的中医疗法，有效且安全，且作为一种独立的治疗方式，已被广泛接受并用于治疗疼痛，适用范围包括肌肉和肌筋膜疼痛、腰椎突出和骨盆疼痛及慢性前列腺炎/CPP症状。针刺镇痛的机制尚不清楚，但研究表明，针刺穿透外周系统可触发神经内分泌、免疫和心血管反应，产生机械信号和级联效应。针刺可以通过刺激交感神经元和神经元的躯体传入纤维来平衡体内平衡。针灸还可以形成皮肤微电流来促进组织生长。与吗啡不同，慢性疼痛患者会对吗啡产生耐药性，多次针灸并不会抑制对针刺的反应。针刺可促进内源性阿片释放，加强疼痛通路中的门控。

8. 神经调节　各种外周和中枢神经调节疗法已被广泛研究并用于慢性疼痛的控制。外周神经调节刺激外周 α、β-纤维，抑制 α、β-纤维伤害感受器，从而减轻疼痛。包括经皮胫神经刺激、经皮神经电刺激、背根神经节刺激、骶神经调节和阴部神经调节。一项研究认为，神经调节可以通过刺激微电流改变神经传导并减轻痛觉。中枢神经调节，如经颅直流电刺激（transcranial direct current stimulation, tDCS）通过产生促进神经元兴奋性和激活下行抑制系统的微电流来减轻疼痛，如脊髓刺激。

（1）骶神经刺激是一种昂贵的侵入性技术，需要在试验刺激后进行镇静或全身麻醉以植入装置，用于对其他疗法难治的患者。

（2）阴茎神经刺激。

（3）脊髓刺激。

（4）背根神经刺激。

（5）经皮干扰性电刺激：针对肠易激综合征。

（6）经皮神经电刺激：非侵入性技术，可用于多种疼痛病症，据报道未出现任何不良反应。可以为CPP患者提供一种有效的非侵入性治疗选择。

（7）经皮胫神经刺激术：是一种微创技术，门诊操作即可，有效减轻CPP患者的疼痛。

（8）脉冲射频刺激调控神经。

9. 心理治疗　与一般人群相比，慢性疼痛患者的抑郁和焦虑等心理状况的患病率大幅增加，估计增加了3～5倍。与单纯慢性疼痛患者相比，伴有慢性疼痛和心理疾病的患者疼痛更严重，生活质量更差。可以针对疼痛本身，也可以针对在功能和情绪方面。

10．**高度中枢致敏**　优先推荐非药物治疗、认知行为治疗和针灸，但由于农村或服务不足地区的治疗水平受限，当我们觉得药物治疗是必要的，尝试根据症状和用药病史提出个性化建议。由于盆腔肌筋膜疼痛和睡眠障碍在慢性盆腔疼痛患者中非常普遍，除了改变神经递质活性外，我们通常首先使用环苯扎林或其他肌肉松弛剂来针对这些症状。对于除中枢致敏外还有情绪障碍的患者，我们可能会与他们的初级保健提供者合作，启动去甲肾上腺素再摄取抑制剂（SNRI）的试验。跨学科的方法是必不可少的，因为没有一个提供者有足够的专业知识来单独管理所有这些条件。文献中已经描述了这种综合、多模式、跨学科的方法，并与疼痛和生活质量的显著改善有关。

11．**外科手术治疗**　对于继发于子宫起源的慢性盆腔疼痛，可以考虑子宫切除术，但这通常是最后的选择。针对膀胱疼痛综合征可以行膀胱充盈术、经尿道切除术、凝固术和激光消融术及开放性手术。睾丸疼痛综合征可以通过显微外科手术切除精索、盆腔粘连松解术、神经减压手术。

（十一）慢性盆腔疼痛的预后

CPP 患者经常出现情绪问题，尤其是抑郁、焦虑不安，并有灾难化倾向。抑郁、灾难化和残疾都是不良预后指标。物理治疗是治疗慢性盆腔疼痛的有效方法，特别是盆底治疗。完成治疗后，慢性盆腔疼痛患者比未参加治疗的患者少使用 22% 的药物止痛。此外，研究表明，继发于膀胱疼痛综合征的慢性盆腔疼痛患者疼痛减轻，尿频和尿急减少。并发症较少的慢性盆腔疼痛患者预后较好。目前尚不清楚慢性盆腔疼痛患者选择手术的最佳时间。此外，使问题复杂化的是缺乏治疗慢性盆腔疼痛的长期研究。

四、病例点评

慢性盆腔疼痛可能是多因素的，它通常需要多次就诊，长期随访，并与多名临床医生互动。对于大多数病例，CPP 的复杂性最好由来自不同专业的临床医生团队来解决，包括妇产科、康复科、疼痛管理、胃肠病学、泌尿科、物理治疗和心理健康。治疗需要跨专业的团队合作；需要多个专业之间的合作来提供足够的疼痛缓解。

慢性盆腔疼痛与其他慢性疼痛综合征一样，生物、心理、社会因素相互作用，促进和影响疼痛。疼痛的持续性使患者处于集中和发展为慢性盆腔疼痛的危险之中。随着慢性疼痛的发展，中枢神经系统发生全身性变化，并持续处于高活动状态。当这种情况发生时，中枢神经系统会对各种刺激做出反应。为了控制这种类型的疼痛，临床医生必须考虑中枢介导的疼痛因素，以及盆腔、非盆腔内脏和躯体结构，可以产生或促成疼痛。

患者病史应包括有关诱发和缓解因素的问题，包括月经与疼痛、排尿、性活动和排便之间的关系，以及对既往治疗的反应。

治疗慢性盆腔疼痛需要一个跨专业的医疗保健专业团队，包括物理治疗师、心理学家、药剂师和不同专业的临床医生。无论使用何种治疗方法，药物、非药物或手术治疗，没有一种明确的方法可以治愈CPP，因此应采取多学科方法。

对于骶尾部损伤的诊断主要依据为X线片，特别是侧位片诊断意义更为重要。但因骶尾骨变异较大，加之放射科医师对其认识及重视程度不足，往往容易出现漏诊或误诊，从而引起不必要的医患矛盾。因此了解骶尾骨正常变异情况及骶尾骨骨折、脱位的X线表现对提高诊断率尤为关键。

（病例提供：杨艳红　山西医科大学第一医院）

（病例点评：王小榕　首都医科大学附属北京妇产医院）

参考文献

[1]Jarrell JF, Vilos GA, Allaire C, et al.No.164-consensus guidelines for the management of chronic pelvic pain[J].J Obstetr Gynaecol Canada, 2018, 40（11）: 747-787.

[2]Turk DC, Fillingim RB, Ohrbach R, et al.Assessment of psychosocial and functional impact of chronic pain[J].J Pain, 2016, 17（9）: 21-49.

[3]Maixner W, Fillingim RB, Williams DA, et al.Overlapping chronic pain conditions: implications for diagnosis and classification[J].J Pain, 2016, 17（9）: 93-107.

[4]Schwartz ES, Gebhart GF.Visceral pain[J].CurrTop BehavNeurosci, 2014, 20: 171-197.

[5]Stratton P, Khachikyan I, Sinaii N, et al.Association of chronic pelvic pain and endometriosis with signs of sensitization and myofascial pain[J].Obstet Gynecol, 2015, 125（3）: 719-728.

[6]AredoJV, Heyrana KJ, Karp BI, et al.Relating chronic pelvic pain and endometriosis to signs of sensitization and myofascial pain and dysfunction[J].Semin Reprod Med, 2017, 35（1）: 88-97.

[7]Fitzgerald CM, Neville CE, Mallinson T, et al.Pelvic floor muscle examination in female chronic pelvic pain[J].J Reprod Med, 2011, 56（3-4）: 117-122.

[8]Lamvu G, Nguyen RH, Burrows LJ, et al.The evidence-based vulvodynia assessment project：a national registry for the study of vulvodynia[J].J Reprod Med, 2015, 60 (5-6)：223-235.

[9]Mieritz RM, Thorhauge K, Forman A, et al.Musculoskeletal dysfunctions in patients with chronic pelvic pain：a preliminary descriptive survey[J].J Manipulative Physiol Ther, 2016, 39 (9)：616-622.

[10]Sedighimehr N, Manshadi FD, Shokouhi N, et al.Pelvic musculoskeletal dysfunctions in women with and without chronic pelvic pain[J].J Bodyw Mov Ther, 2018, 22 (1)：92-96.

[11]Lamvu G, Carrillo J, Witzeman K, et al.Musculoskeletal considerations in female patients with chronic pelvic pain[J].Semin Reprod Med, 2018, 36 (2)：107-115.

[12]Allaire C, Yong PJ, Bajzak K, et al. Guideline No.445：Management of Chronic Pelvic Pain[J]. J Obstet Gynaecol Can, 2024, 46 (1)：102283.

[13]US Department of Health and Human Services.Pain management best practices inter-agency task force report：updates, gaps, inconsistencies, and recommnedations[J].Published, 2019.

[14]Nasr-Esfahani M, Jarrell J.Cotton-tipped applicator test：validity and reliability in chronic pelvic pain[J].Am J Obstet Gynecol, 2013, 208 (1)：52, e1-5.

[15]Tirlapur SA, Daniels JP, Khan KS, et al.Chronic pelvic pain：how does noninvasive imaging compare with diagnostic laparoscopy？[J].Curr Opin Obstet Gynecol, 2015, 27 (6)：445-448.

[16]Bachmann GA, Brown CS, Phillips NA, et al.Effect of gabapentin on sexual function in vulvodynia：a randomized, placebo-controlled trial[J].Am J Obstet Gynecol, 2018, 220 (1)：89. e1-e8.

[17]Neville CE, Fitzgerald CM, Mallinson T, et al.A preliminary report of musculoskeletal dysfunction in female chronic pelvic pain：a blinded study of examination findings[J].J Bodyw Mov Ther, 2012, 16 (1)：50-56.

[18]Bachmann GA, Rosen R, Arnold LD, et al.Chronic vulvar and other gynecologic pain：prevalence and characteristics in a self-reported survey[J].J Reprod Med, 2006, 51 (1)：3-9.

[19]Trutnovsky G, Plieseis C, Bjelic-Radisic V, et al.Vulvodynia and chronic pelvic pain in a gynecologic outpatient clinic[J].J Psychosom Obstet Gynaecol, 2019, 40 (3)：243-247.

[20]Siedentopf F, Sillem M.Chronic pelvic pain in women[J].Schmerz, 2014, 28 (3)：300-304.

[21]Engeler D, Baranowski AP, Borovicka J, et al.EAU guidelines on chronic pelvic Pain[J]. European Association of Urology, 2017.

[22]Learman LA, McHugh WK.Chronic pelvic pain: ACOG practice bulletin, Number218[J]. Obstet Gynecol, 2020, 135 (3): 98-109.

[23]American College of Obstetricians, Gynecologists' Committee on Practice Bulletins—Gynecology.Chronic Pelvic Pain: ACOG Practice Bulletin, Number 218[J].Obstet Gynecol, 2020, 135: e98-e109.

[24]Vincent K.Chronic pelvic pain in women[J].Postgrad Med J, 2009, 85: 24-29.

[25]Valentine LN, Deimling TA.Opioids and alternatives in female chronic pelvic pain[J].Semin Reprod Med, 2018, 36 (2): 164-172.

[26]Bradley MH, Rawlins A, Brinker CA.Physical therapy treatment of pelvic pain[J]. Phys Med Rehabil Clin N Am, 2017, 28 (3): 589-601.

[27]Vandyken C, Hilton S.Physical therapy in the treatment of central pain mechanisms for female sexual pain[J].Sexual Med Rev, 2017, 5: 20-30.

[28]Sharma N, Rekha K, Srinivasan JK.Efficacy of transcutaneous electrical nerve stimulation in the treatment of chronic pelvic pain[J].J Mid Life Health, 2017, 8 (1): 36-39.

病例 29　宫颈癌综合治疗后全盆切除围术期的康复治疗

一、病历摘要

（一）病史简介

患者女性，41 岁。

主诉：阴道流血 1 个月余。

现病史：患者于 2022 年 7 月在外院诊断为"宫颈癌"并行根治性手术，术后化疗 6 个疗程，放疗 28 个疗程，末次放疗时间为 2023 年 1 月。2023 年 9 月外院 MRI 提示肿瘤局部复发，直肠陷窝脓肿形成，遂予追加化疗 2 个疗程（加用靶向药物贝伐珠单抗），末次化疗时间为 2023 年 11 月，化疗方案未完成。1 个月前患者返外院拟行化疗时突然出现阴道流血，遂于外院予肠外营养支持、止血等处理，但症状迁延持续，遂于我院急诊就诊，急诊予输血、肠外营养等对症处理后转入我科，门诊以"直肠 - 阴道瘘"收入胃肠外科。患者自患病以来，无胸闷、气促，无腹痛、呕吐，阴道持续流血，体重未见明显减轻。

既往史：既往体健；否认高血压、冠心病、糖尿病等慢性病史；否认乙肝、结核、伤寒等传染病史；否认食物、药物过敏史；有手术外伤史；无吸烟、饮酒史。

（二）体格检查（入院后、术前）

一般查体：体温 36.5 ℃，心率 80 次 / 分，呼吸 20 次 / 分，血压 70/140 mmHg，血氧饱和度 99%，身高 1.56m，体重 46 kg，BMI 18.9。神志清楚，可配合查体。胸廓形态正常，双侧胸廓活动对称，呼吸状态平稳，胸廓活动度（剑突下）最大吸气 74 cm、最大呼气 71 cm。听诊呼吸音清，未闻及干、湿性啰音。腹部微隆，无压痛及反跳痛，未扪及明显包块，无腹胀、腹痛，肠鸣音正常，4 次 / 分，平脐腹围 70 cm。大小便正常，直肠阴道瘘。

专科查体：会阴部及腹部混合性、持续性疼痛，VAS 评分为 8 ~ 10 分，剧烈疼痛，难以忍受，躯干屈曲姿势可稍稍减轻，身体伸直时会阴部疼痛加剧。血栓形成风险评估:Caprini 评分 5 分，极高危。活动能力 DEMMI 评分:原始总分 17/19 分，DE Morton 活动指数总分 74/100 分。减分内容为：动态平衡、静态平衡。双上肢肌力和关节活动度正常，双下肢关键肌肌力下降（Ⅳ⁻级），关节活动度因疼痛受限（未能配合评估）。ADL 评定：日常生活活动能力改良 Barthel 指数总分 80/100

分。减分内容为：上下楼梯、平地行走、转移。ADL 分级为轻度依赖。患者因疼痛呈现焦虑烦躁情绪，伴失眠状态。

（三）辅助检查

MRI（外院）：宫颈癌局部复发，直肠陷窝局部脓肿形成。

CT 平扫＋增强＋ 3D 检查（胸部、上下腹部及盆腔，2023 年 12 月 8 日）：①宫颈癌综合治疗后改变，子宫及双侧附件阙如；直肠阴道瘘形成；直肠壁增厚，盆腔多发渗出，结合病史，考虑放射性炎性改变可能，肠腔内及阴道残端、会阴积气伴混杂稍高密度影，性质待定，积血？造影剂残留？以上请结合临床及必要时 MRI 进一步检查双侧外血管旁稍肿大淋巴结，转移待排，建议结合旧片对比及复查；②右侧盆壁不规则软组织影，拟累及直肠右前壁及右输尿管下段（继发右侧泌尿系积液、右肾功能减低可能），考虑复发可能，膀胱壁增厚，放射性损伤与充盈不佳相鉴别，建议复查，双侧腰大肌旁致密影，请结合病史；③双肺上叶增生、钙化灶可能。

（四）诊断

1. 放射性肠炎、直肠阴道瘘；

2. 宫颈癌维持治疗；

3. 中度贫血。

（五）诊疗经过

1. 术前　入院后根据患者功能障碍情况，对其进行康复评定，包括各项功能状态的评定，如肺部检查、腹部检查、VTE 形成风险评估、DEMMI 评估、ADL 评估、IPAQ 体力活动水平评估。

术前康复问题清单：①腹部及会阴部疼痛，VAS 评分 8 ～ 10 分，疼痛影响正常的日常生活活动；②中度贫血；③焦虑、紧张情绪，失眠；④双下肢肌力下降。

针对术前的功能问题，设定术前康复目标：①减轻疼痛对日常生活的影响；②术前宣教及预康复，预防术后并发症，促进术后功能快速康复。

术前宣教及预康复方案包括：①气道廓清技术包括主动呼吸循环技术 ACBT（深呼吸、胸廓扩张、用力呼气等）；②膈式呼吸及呼吸控制技术，配合正念呼吸练习，减轻疼痛；③桥式运动；④上下肢大肌肉的等长／等张的力量训练（拳泵、踝泵、股四头肌、臀肌等）。

2. 术中　完善术前检查后，行全盆切除手术：输尿管镜下经尿道输尿管支架置入术（双侧）＋（左侧）直视下输尿管支架置入＋腹腔镜直肠拖出切除术（Bacon）＋腹腔镜乙状结肠切除术＋腹腔粘连松解术＋盆腔病损切除术（盆腔复发肿瘤）＋膀胱全切除术＋部分输尿管切除术＋回肠代膀胱术＋残余子宫颈切除术＋阴道部分切除术＋全盆底重建术＋大网膜内移植术＋横结肠造口术。手术时长为 9 小时 53 分。术后诊断：①盆腔放射性损伤；②直肠阴道瘘；③阴道出血；④中度贫血；⑤宫颈癌维持治疗。术后早期外科诊疗计划：镇静镇痛，抑酸护胃，抗感染，营养支持，早期康复。

3. 术后　术后第 1 天，对患者进行康复评估（病例 29 表 1）。

（1）配合程度：精神状态佳，标准化 5 个问题 5 分，治疗配合。

（2）生命体征：体温 36.6 ℃，心率 101 次 / 分，呼吸 16 次 / 分，血氧饱和度 98%，血压 134/76 mmHg，当前持续心电监护状态。

（3）管道评估：留置肠梗阻导管、引流管共 3 条，分别置于骶前与盆腔及肛周，引流管通畅，引流液为暗红色，有留置尿管。

（4）伤口评估：伤口位于腹中部约 10 cm（右侧中下腹、左侧中下腹部 4 孔腔镜伤口），敷料覆盖，未见渗血渗液。伤口疼痛 VAS 评分为 5 分。

（5）症状评估：无恶心呕吐，有头晕；有咳嗽咳痰，可自主咳出痰液，痰液呈白色、稀薄；无诉胸闷；无胸痛；无呼吸困难；目前无排气排便；患者诉稍微腹胀、腹痛。

（6）胸部检查：视诊：胸廓对称无畸形，呼吸运动对称，呼吸平顺，节律整齐。听诊：呼吸音清，未闻及干、湿性啰音。触诊：双侧胸廓活动度对称，上、中、下胸廓活动度均减小，胸壁无压痛。胸廓活动度（剑突下）：最大吸气 72 cm，最大呼气 69 cm。

（7）腹部检查：视诊：全腹微隆，有造口，造口血流好，无明显水肿，上腹部正中见一长约 10 cm 新鲜伤口，伤口愈合良好，无渗液，平脐腹围 74 cm。听诊：肠鸣音消失。触诊：左上腹部有压痛评分 3 分，无反跳痛，未触及肿物。

（8）肢体检查：双下肢肌力减弱（Ⅲ⁺级）；髋外展活动度受限约 30°，感觉未见明显异常；下肢无不对称性肿胀，霍夫曼征（−）。

（9）躯干动作检查：可做小范围角度的臀桥动作。

（10）血栓风险：Caprini 评分为 5 分，极高危。

4. 术后早期问题清单

（1）胃肠蠕动缓慢，无排气排便。

（2）术后伤口疼痛：VAS 评分 4 分。

（3）术后离床活动受限。

（4）胸廓活动度减小，气道廓清能力减弱。

（5）双下肢肌肉无力、酸痛。

5. 术后早期康复治疗方案

（1）针对内脏对应筋膜致密化点（病例 29 图 1B），进行意大利 FM 筋膜手法处理，以及筋膜点 / 穴位 TENS，促进术后胃肠功能恢复。

（2）伤口周围经皮神经电刺激，减轻伤口疼痛。

（3）早期活动（踝泵），以及双下肢压力治疗，预防深静脉血栓形成及水肿。

（4）促进早期下床活动，预防 / 减轻术后并发症。

（5）双下肢肌肉力量训练，改善肌力和下肢功能（病例 29 图 2）。

（6）呼吸肌训练、保护性咳嗽、气道廓清技术，改善胸廓活动度，促进气道廓清（病例 29 图 3）。

（7）盆底肌控制性训练，为日后结肠造口的关瘘手术提前做准备。

离床前评估（术后第 1 天）：①生命体征：体温 36.5 ℃，心率 110 次 / 分，呼吸 18 次 / 分，血压 123/65 mmHg，血氧饱和度 98%；②留置管道：肠梗阻导管、尿管、左右盆腔引流管、皮下引流管；③精神状态：良好，患者积极配合，离床意愿强烈；④术后状况：面部观察无唇苍白等情况，无恶心呕吐，无呼吸困难；伤口疼痛 VAS 评分 4 分。综上评估，患者可耐受离床活动。患者术后 1 周腹部情况，造口已排气排便（病例 29 图 4）。

患者术后评估和监测情况见病例 29 表 1 至病例 29 表 3。

病例 29 表 1　术后患者情况评估表 1

术后康复日志	POD1	POD2	POD3	POD4	POD5
生命体征	均平稳，无发热等不适症状，但易疲劳				
疼痛（VAS 评分）	4 分	3 分	3 分	3 分	3 分
排气	√（首次排气）	√	√	√	√
排便	×	√（首次排便）	√	√	√
胸闷 / 胸痛 恶心 / 呕吐	×	×	×	×	×

续表

术后康复日志	POD1	POD2	POD3	POD4	POD5
腹胀／腹痛	轻微腹胀＋叩诊鼓音	轻微腹胀＋叩诊鼓音	轻微腹胀＋叩诊鼓音	叩诊鼓音	叩诊鼓音
发热（皮温）	×	×	×	×	×
进食	肠外营养	肠外营养	肠外营养	肠外营养	√首次进食（1 勺营养粉＋脉动 1 瓶）
下床	√首次下床	√	√	√	√

病例 29 表 2　术后患者情况评估表 2

术后康复日志	POD7	POD8 二次小手术（肛门）	POD9	POD11	POD12	POD13	POD14
疼痛（VAS评分）	4 分	/	3 分	4 分	2 分	伤口及肛门 4 分	3 分
排气	√	/	√	√	√	√	√
排便	√	/	√	√偶有腹泻	×	×	√
胸闷／胸痛、恶心／呕吐	×	/	×	×	×	×	×
腹胀／腹痛	×	/	×	×	×	×	×
发热（皮温）	×	/	×	×	×	×	×
进食	肠外＋肠内营养	/	肠外＋肠内营养	肠外＋肠内营养	肠外＋肠内营养	肠外＋肠内营养	肠外＋肠内营养
下床	√	/	√		√	√	√

病例 29 表 3　出院前评估

出院时间	2024 年 1 月 4 日	实际住院 27 天
血栓检查	截止 2023 年 12 月 25 日双下肢深静脉血栓排查彩超检查均未见血栓形成。	
胸腹部评估	术后第一天上、中下胸廓活动度均减小；肠鸣音消失	出院前胸廓活动度较前增大；腹部听诊肠鸣音正常（4 次 / 分）
疼痛评估	入院 VAS 评分 8 ～ 10 分	出院 VAS 评分 2 ～ 3 分
生理状况评估	术前精神状态不佳	术后精神状态良好，排气排便正常
功能状况评估	对现在的生活质量的满意程度有所改善：由术前的"一点也不满意"到术后的"基本满意"。肌力未见明显改变，下肢活动度较前增加，可独立完成日常活动，如平地步行、上下楼梯，体力水平仍有待提升，易疲劳。	
术后并发症评估	术后出现腰部酸痛、下肢无力，但目前未发现直立性低血压、伤口感染、肺部感染等其他并发症。	

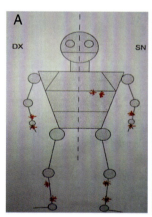 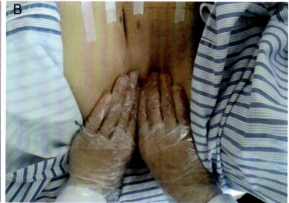

病例 29 图 1　意大利 FM 筋膜手法

A. FM 筋膜致密化点身体图；B. 针对致密化点进行手法处理。

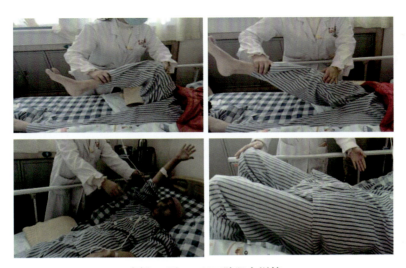

病例 29 图 2 双下肢肌力训练

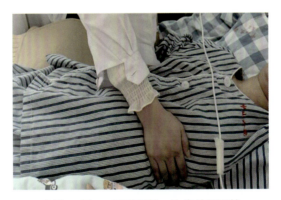

病例 29 图 3 呼吸训练、胸廓扩张训练

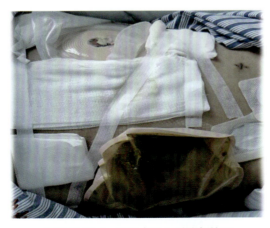

病例 29 图 4 患者术后 1 周腹部情况

二、诊疗经验

全盆腔脏器切除术（total pelvic exenteration，TPE）是指切除盆腔肿瘤及盆腔全部脏器的一种手术方式，包括切除盆腔肿块、内生殖器官、膀胱、输尿管、直肠及部分乙状结肠、转移的淋巴结、盆底筋膜、肛提肌、外阴等，并做消化道及尿路重建等的手术。TPE 由以下几个手术部分组成：①盆腔的脏器，包括膀胱、直肠、阴道和尿道及相关的邻近组织的切除；②左下腹壁人工肛门形成术；③右下腹壁人工尿道成形术。TPE 手术在一定程度上，可改善晚期盆腔肿瘤患者的生存率。因此，盆腔肿瘤复发、放疗后并发症、肿瘤姑息治疗伴随严重盆腔不适症状等患者适用于TPE 手术方式。但是，肿瘤伴远处转移者不适合 TPE 术式。TPE 的适应证和禁忌证如下。

1. 适应证　①盆腔恶性肿瘤放疗后确诊为盆腔放射性损伤；②盆腔放射性损伤晚期并发症（包括出血、穿孔、瘘及梗阻等），合并复杂盆腔瘘并累及盆腔多器官；③多学科团队会诊评估认为 TPE 手术可达到 R0 切除，建议进行 TPE 手术；④患者术前状态良好，可以耐受 TPE 手术；⑤患者手术意愿强烈，充分接受手术风险。

2. 禁忌证　①绝对禁忌证：存在盆腔以外转移病灶，如盆腔外的淋巴结转移、腹腔脏器转移及肺或骨等远处转移；严重的内科并发症不适合手术者；②相对禁忌证：侵犯盆底肌肉或有盆侧壁转移者；从患者的年龄、全身情况和精神状况考虑，如高龄、全身体质差、贫血体弱、不愿意接受人工肛门和代膀胱的患者。

过去十年，TPE 主要应用于妇科盆腔晚期肿瘤的治疗，近年来很多外科结直肠癌专家开始应用 TPE 治疗晚期结直肠癌，并取得了良好的疗效。该手术可实现严重放射性损伤及肿瘤复发病灶的"根治性切除"，对被侵犯的组织及相关的邻近组织进行微创切除，还可以同时满足患者日常排尿排便的需要，在下腹壁做尿、粪排泄双造口，极大程度缓解病情带来的不适感。该手术治疗方案未被国内外普及，主要原因在于其手术难度极高、时间很长、创伤较大。据文献显示：全盆脏器切除平均手术时长逾 10 小时，术中出血量较大，术后并发症发生率可高达 32% ～ 84%，术后 1 个月的死亡率可高达约 9%，为腹部外科、盆腔外科手术难度之最。

作为国内较早关注盆腔放射性损伤治疗的中心，中山大学附属第六医院结直肠外科三区／放射性肠病专科联合泌尿外科已成功开展 TPE 类的全盆切除手术多例，康复医学科从手术前开始，进行术前评估预康复、术后早期康复的围术期一体化康复服务，配合多学科诊疗，取得良好的疗效。首先，术前进行全面的功能评估，考虑到该类患者为肿瘤复发患者，整体的营养、体能状态欠佳，行术前心肺功能、运动耐量评估，并针对术后可能出现的并发症进行预防和康复宣教，包括气道廓清训练、呼吸肌训练、肢体大肌肉群的力量训练等，同时针对血栓的风险评估等级，进行高危级别血栓风险的预防措施，包括主动活动、物理加压预防及适当的抗凝等治疗。针对该患者的盆底肿瘤和复发肿瘤，亦考虑到全盆切除术后可能忽视患者的情况，后期可能完成"肛门成形术"及"造口关闭术"，提前针对盆底的肛门控便功能进行训练和盆底肌控制训练，为今后的排便做最佳的准备。此外，术前的宣教和预康复对即将结束创伤较大的手术提供良好的心理准备，减轻该患者手术前的焦虑和不安的情绪。

全盆手术结束后，康复医学科团队在术后第一天即对患者进行术后的全面评估，包括术后一般状态、生命体征、并发症的出现等，及时进行了术后的早期康复治疗和训练，包括控制切口疼痛的物理因子治疗和疼痛管理技术、呼吸训练和气道分泌物的廓清训练、针对术后胃肠道动力不足的筋膜手法处理、筋膜致密化点的经皮神经电刺激治疗和早期的床上活动、床边活动及综合评估后的离床活动、下地步行等；针对血栓的预防则继续手术前的物理预防和运动干预方案。同时继续关注该患者的盆底功能，包括盆底肌收缩的情况、肛门控制的能力评估和训练。

经过将近 1 个月的时间，患者从术前准备到术后康复出院，该患者对现在的生活质量感到满意，目前已基本上可以正常饮食，心理负担大大降低，之前阴道漏尿漏粪的症状也没有了，也不需要依赖止痛药物，腹壁尿、粪双造口排泄功能也正常，病情大有好转。患者的下肢活动度较前增加，可独立完成日常活动，如平地步行、上下楼梯等。嘱患者 3 个月或半年后返院复查，若评估恢复良好，将有机会实施造口关闭手术，从而恢复经肛门排便功能。

三、病例讨论

（一）全盆脏器切除手术的常见并发症

1. 出血或血肿；
2. 术后疼痛；
3. 邻近脏器、器官的损伤；
4. 下肢静脉血栓形成；
5. 盆底网片的侵蚀或暴露、网片收缩等；
6. 排便、排尿功能异常；
7. 性交痛或困难等。

（二）全盆脏器切除手术并发症的预防和康复手段

1. 术后疼痛康复 包括疼痛的控制技术、经皮神经电刺激技术、呼吸控制技术、节能技巧等。

2. 深静脉血栓的预防与康复　手术相关的血栓风险和出血风险的术前评估、术后评估；根据血栓形成的危险程度，结合出血风险，进行下肢的主动运动（踝泵等）、弹力袜、气压等物理加压治疗等预防和康复措施。

3. 二便控制的功能康复　针对全盆手术的具体手术方式和手段，例如患者术后是否使用代膀胱、造口等进行排泄，如保留尿道功能则考虑尿潴留和（或）尿失禁的康复干预；针对胃肠动力问题，考虑结合早期活动、内脏筋膜手法、穴位 TENS 刺激或针灸等综合手段促进胃肠道蠕动功能的恢复，尽快实现排气排便，从而保障患者经胃肠道吸收营养，快速恢复。

4. 性功能康复　结合临床实际，全盆手术的病例以女性患者为主，根据患者术后的性功能的需求及性功能相关的疼痛症状、功能障碍等，开展盆底功能的检查和评估，并根据评估的结果，对残留功能的盆底肌等结构进行适度手法处理及修复、结合盆底磁、电刺激等物理因子进行康复治疗。

四、病例点评

该病例是全盆切除手术的一个典型个案。全盆腔脏器切除术因其手术时间长、手术难度大、创伤性大等因素，对接受该类手术患者的康复产生了很大的挑战。然而这类手术确实精准、高效地解决复发性盆腔肿瘤患者的严重的并发症等各类功能障碍问题。因此，全面的围术期一体化康复的评估及介入可为该类患者提供更充分的术前准备，尽可能地减少手术后的一系列并发症和提升患者的整体功能来应对手术创伤应激；以及完善的术后早期康复计划，促进全盆手术后的尽早、尽快恢复呼吸系统、消化系统及盆底功能等。

中山大学附属第六医院结直肠外科积累了国内最丰富的放射性肠损伤诊治经验，先后牵头制定了首部《中国放射性直肠炎诊治专家共识（2018 版）》及《中国放射性直肠损伤多学科诊治专家共识（2021 版）》，并于 2021 年 11 月牵头全国多中心多学科专家成立了"中国放射性肠损伤研究协作组"，持续致力于临床及医学前沿理论，为患者带来更安全、更精准、更高效的治疗方案。中山大学附属第六医院康复医学科从 2014 年起与胃肠外科、普外科、泌尿外科、妇产科等腹腔、盆腔手术科室建立了良好的多学科联合查房制度，推广围术期一体化康复介入服务模式，在国家卫健委提出加快推进 ERAS 服务政策的基础上，特别是对全盆腔脏器切除及重建手术这类的高难度手术的围术期康复案例累积了一定的经验，希望为国内各单位的全盆腔脏器切除术患者的康复提供参考意见。

（病例提供：冯蓓蓓　中山大学附属第六医院）

（病例点评：王于领　中山大学附属第六医院）

参考文献

[1]Pleth Nielsen CK, Sørensen MM, Christensen HK, et al.Complications and survival after total pelvic exenteration[J].European journal of surgical oncology, 2022, 48 (6): 1362-1367.

[2]Behbehani S, Islam M, Magtibay P.Robotic-assisted total laparoscopic supralevator pelvic exenteration: steps in excising the pelvic viscera[J].Journal of minimally invasive gynecology, 2020, 27 (1): 21.

[3]Carvalho F, Qiu S, Panagi V, et al.Total pelvic exenteration surgery-considerations for healthcare professionals[J].European journal of surgical oncology, 2023, 49 (1): 225-236.

[4]Pontes-García A, Durán-Martínez M, Arjona-Sánchez Á, et al.Laparoscopic total pelvic exenteration in previously treated patient with endometrial carcinoma relapse[J].Colorectal disease, 2021, 23 (10): 2778-2779.

[5]Harji DP, Griffiths B, Velikova G, et al.Systematic review of health-related quality of life in patients undergoing pelvic exenteration[J].European journal of surgical oncology, 2016, 42 (8): 1132-1145.

[6]Guo Y, Chang E, Bozkurt M, et al.Factors affecting hospital length of stay following pelvic exenteration surgery[J].Journal of surgical oncology,2018,117(3): 529-534.

[7]Dessole M, Petrillo M, Lucidi A, et al.Quality of life in women after pelvic exenteration for gynecological malignancies: a multicentric Study[J].International journal of gynecological cancer, 2018, 28 (2): 267-273.

[8]Steffens D, Young J, Riedel B, et al.Prehabilitation with preoperative exercise and education for patients undergoing major abdominal cancer surgery: protocol for a multicentre randomised controlled TRIAL (PRIORITY TRIAL) [J].BMC cancer, 2022, 22 (1): 443.

[9]Hillman RT, Sanchez-Migallon A, Meyer LA, et al.Patient characteristics and opioid use prior to discharge after open gynecologic surgery in an enhanced recovery after surgery (ERAS) program[J].Gynecologic oncology, 2019, 153 (3): 604-609.

[10]Hodges PW, Stafford RE, Hall L, et al.Reconsideration of pelvic floor muscle training to prevent and treat incontinence after radical prostatectomy[J].Urologic oncology, 2020, 38 (5): 354-371.

[11]Sigurdardottir T, Steingrimsdottir T, Geirsson RT, et al.Can postpartum pelvic floor muscle training reduce urinary and anal incontinence? An assessor-blinded randomized controlled trial[J].American journal of obstetrics and gynecology, 2020, 222 (3): 247.e1-247.e8.

[12]Korai T，Akizuki E，Okita K，et al.Defecation disorder and anal function after surgery for lower rectal cancer in elderly patients[J].Annals of gastroenterological surgery，2021，6（1）：101-108.

[13]Morisawa T，Takahashi T，Nishi S.The effect of a physiotherapy intervention on intestinal motility[J].J Phys Ther Sci，2015，27（1）：165-168.

[14]Koo JP，Choi JH，Kim NJ.The effects of maitland orthopedic manual therapy on improving constipation[J].J Phys Ther Sci，2016，28（10）：2857-2861.

[15]Becattini C，Pace U，Pirozzi F，et al.Rivaroxaban vs placebo for extended antithrombotic prophylaxis after laparoscopic surgery for colorectal cancer[J].Blood，2022，140（8）：900-908.

[16]Hogan S，Reece L，Solomon M，et al.Early enteral feeding is beneficial for patients after pelvic exenteration surgery：A randomized controlled trial[J].JPEN，Journal of parenteral and enteral nutrition，2022，46（2）：411-421.

[17]Fagotti A，Costantini B，Fanfani F，et al.Risk of postoperative pelvic abscess in major gynecologic oncology surgery：one-year single-institution experience[J].Annals of surgical oncology，2010，17（9）：2452-2458.

[18]Miri SR，Akhavan S，Mousavi AS，et al.A Systematic review on overall survival and disease-free survival following total pelvic exenteration[J].Asian Pacific journal of cancer prevention：APJCP，2022，23（4）：1137-1145.

[19]Koda K，Shuto K，Matsuo K，et al.Layer-oriented total pelvic exenteration for locally advanced primary colorectal cancer[J].International journal of colorectal disease，2016，31（1）：59-66.

[20]鄂美慧.全盆腔脏器切除术的临床应用及意义[D].沈阳：沈阳医学院，2019.

[21]潘盛.全盆腔脏器切除术治疗直肠癌局部复发的个案报道及文献复习[D].南宁：广西医科大学，2019.

[22]王锡山.直肠癌局部复发行全盆腔脏器切除术的临床意义及适应证选择[J].中国普外基础与临床杂志，2013，20（11）：1222-1223.

[23]潘义生，万远廉，刘玉村，等.全盆腔脏器切除术治疗直肠癌术后盆腔局部复发[J].中华普通外科杂志，2005，（6）：329-331.

[24]万远廉，徐文怀，陈如法，等.全盆腔脏器切除术治疗局部进展期盆腔恶性肿瘤——附27例报告[J].北京医科大学学报，1995，（6）：450-452.

[25]刘东举.全盆腔脏器切除术在腹部肿瘤外科中的临床应用[J].沈阳医学院学报，2014，16（3）：129-133.

[26]裴昌增，孙作成，张卫华，等.全盆腔脏器切除术治疗侵及多脏器晚期盆腔内肿瘤的临床研究[J].潍坊医学院学报，2004，（6）：420-422.

[27]肖大春.盆腔脏器切除术的临床应用及意义[D].重庆：重庆医科大学，2014.

[28] 刘瑞雪，张玉姬，卫莉. 全盆腔脏器切除术后护理 [A]. 河南省肿瘤护理职业安全与临床护理新进展研讨会资料汇编 [C]，2007.

[29] 罗成华，李蕊，李荣，等. 全盆腔脏器切除术治疗局部进展期及复发直肠癌的进展 [J]. 临床外科杂志，2004，12（12）：769-771.

[30] 刘丹，解莹. 1 例保留肛门的全盆腔脏器切除术的围手术期护理 [J]. 吉林医学，2010，31（29）：5246-5247.

[31] 赵运平. 局部晚期／复发性直肠癌患者根治性全盆腔脏器切除术的疗效 [J]. 中国临床研究，2015，28（05）：595-597.

[32] 王娜. 腹腔镜下广泛子宫切除术联合盆腔、腹主动脉旁淋巴结清扫术对子宫内膜癌的疗效 [J]. 河南医学研究，2020，29（23）：4294-4296.

病例 30　盆腔痛伴压力性尿失禁的康复治疗

一、病历摘要

（一）病史简介

患者女性，41 岁。

主诉：咳嗽、打喷嚏时漏尿伴腰骶痛 8 年，加重伴盆腔痛 1 个月。

现病史：患者于 8 年前行"外痔切除术"后开始出现咳嗽、打喷嚏时漏尿，偶有小便急迫、频数、小便量少、尿线变细；后逐渐出现腰骶疼痛，酸胀痛为主，无肢体麻木，完善腰椎正侧位片检查未见异常，予推拿、理疗后稍好转，但疼痛仍反复发作。1 个月前患者因感冒咳嗽变多，漏尿次数、漏尿量较前明显增加，且腰骶部疼痛牵涉外阴、臀部等多处坠胀痛。门诊拟"盆腔痛伴压力性尿失禁"收入院。患者自患病以来，神志清楚，精神尚可，情绪偶有低落，饮食尚可，睡眠欠佳（入睡困难），大便排出困难加重，有便不尽感，每日蹲厕次数增多，时间延长，自觉肛周坠胀伴异物感。小便如上述，体重无明显下降。

既往史：8 年前行"外痔切除术"。

（二）体格检查

一般查体：体温 36.1 ℃，脉搏 75 次 / 分，呼吸 20 次 / 分，血压 105/67 mmHg。神志清楚，体型偏胖，步行入科，双肺呼吸音清，未闻及干、湿性啰音，心脏及腹部检查未见明显异常。

专科查体：双侧肋弓不对称，左侧肋弓稍外翻，左侧膈肌紧张，腹部膨隆、腹壁松弛，耻骨联合处不对称，左侧锥状肌压痛，外阴闭合好，Valsalva 动作可见阴道前壁Ⅱ度膨出，后壁Ⅰ度膨出，尿道膀胱沟间隙不对称（左宽右窄），膀胱后角增大，子宫偏右，宫颈口后倾至阴道后穹窿并卡压在骶骨前；子宫活动受限，双侧闭孔内肌、髂骨尾骨肌、坐骨尾骨肌、肛提肌腱弓都有条索、异常高张，并伴有按压痛，VAS 评分 6 分；阴道上下间隙变窄，左右间隙增宽，肛周及骶尾骨区颜色暗沉，尾骨处有一凹陷，骶骨右高左低，跟臀试验双侧受限，左侧髋关节内外旋活动受限，右侧髋关节旋外受限，本体感觉缺失（九宫格本体感觉测试欠佳），阴道内位置觉感觉障碍，盆底肌收缩未能完成，以胸廓代偿为主。直腿抬高试验双侧受限，泌尿生殖系双侧检查（+），长短腿（左侧长）。本体感觉测试位置如病例 30 图 1：采用九宫格数字进行本体感觉输入，耻骨联合左侧为 1，阴蒂为 2，耻骨联合右侧为 3；球海绵体肌左侧为 4，会阴口为 5，球海绵体肌右侧为 6；会阴中心腱为 8，坐骨棘左右侧各为 7、9。分别用棉签随机刺激以下部位，并询问患者棉签位置以评估患者的本体感觉。如病例 30 图 1。

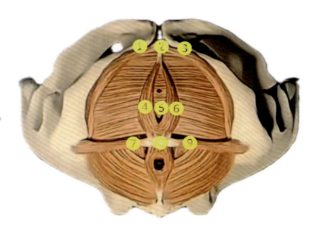

病例 30 图 1　本体感觉测试位置图

（三）辅助检查

盆腔 MRI：①子宫前倾，子宫肌壁信号不均匀，宫颈多发囊性灶，边界清，较大长径约 11 mm；②盆腔少量积液；③肠系膜下坠，子宫前倾前曲稍增大，尾骨嵌顿。

（四）诊断

1. 压力性尿失禁；

2. 盆腔痛；

3. 阴道前、后壁脱垂；

4. 后天性骨盆倾斜。

（五）诊疗经过

患者经门诊康复评估后，以盆腔痛及压力性尿失禁开展治疗。门诊治疗具体操作如下。

1. 手法治疗

（1）筋膜手法：其本质是针对人体筋膜系统的评估和治疗的技术，其目的是通过按压和摩擦缓解筋膜致密化，平衡筋膜张拉结构，恢复筋膜与肌肉间正常滑动，从而缓解疼痛，增加关节活动度。筋膜手法在国内是一个新型治疗技术，且在临床上的应用渐趋广泛，临床通过松解紧张的腹部筋膜、膈肌筋膜、胸腰筋膜、内收肌及耻骨周围相关筋膜组织以达到放松腹腔、盆腔组织周边的筋膜。

（2）盆底肌筋膜手法：有研究表明盆底肌腱、筋膜及韧带中含丰富的本体感受器，本体感觉训练可刺激局部的本体感受器，增强神经肌肉的反应，从而促进肌肉功能的修复。具体操作如下：松解盆底肌触痛点、会阴浅层肌群、会阴中心腱，降低盆底肌张力，改善盆底肌血液循环，加强盆底肌本体感觉、盆底肌肌力及耐力；患者侧卧位，暴露臀部，治疗师的手指进入肛门找到疼痛、挛缩、紧张、条索样改变的筋膜点，辅以轻柔渗透的按压，松解骶结节韧带，骶棘韧带、调整骶尾嵌顿，释放肛周和臀部的张力。

（3）子宫卵巢调理手法：基于盆腔核磁检查结果及患者主诉症状，学者根据临床实践经验，进行子宫卵巢调理的手法，具体操作如下：治疗床铺一次性垫巾，患者仰卧位，暴露外阴，医者带上无菌手套，无菌大棉签蘸取安尔碘对外阴进行消毒，一手手指深入阴道内，找到宫颈口位置，对其进行上下、左右活动测试，找到受限的部位，阴道内手指卡着宫颈口对其进行松弛手法，另一手在耻骨联合上方约2指位置找到子宫，内、外手配合，将活动受限的子宫调整到正确的位置上。

（4）内脏松弛术：又称内脏松动术（visceral manipulation，VM），是由Jean-Pierre Barral 及 Pierre Mercier 创立的，可作用于机体解剖学某一特定位置，通过触诊与聆听找到受限的内脏器官，评估判断肠道律动情况与运动轴偏移情况，治疗矫正器官及结缔组织等恢复其正常的活力与健康状态，恢复正常原动律与能动律，以促进器官的常规运动，提高患者器官功能与身体结构完整性。内脏松弛术同时也是一种激发人体自我矫正能力的技术，通过筋膜治疗影响胃肠道系统，从而激发内源性自我矫正机制。

具体操作步骤如下：首先采用"布拉格圆舞曲"手法广泛松弛腹部后，从结肠末端开始操作，依次从乙状结肠、降结肠、结肠脾区、横结肠、结肠肝区、升结肠、空肠、回肠、小肠系膜根处牵拉，交替做各内脏刺激术和松弛术。改善脏器的动力，促进消化、蠕动，促进排便。

2. 运动疗法　国内外大量相关文献报道：正确的运动干预对于女性盆底功能障碍的治疗具有良好疗效，综合而言，有针对性的、具体且持续有规律的盆底肌运动可有效增加盆底肌肌力及耐力和改善产后女性盆底功能障碍性疾病。我们针对本案例患者的主诉及评估结果对其设计以下的运动处方。

（1）腹式呼吸：患者仰卧位，腰部贴床，骨盆中立位摆放，采用鼻吸口呼，深吸气、慢呼气；吸气腹部向四周膨隆，呼气时腹部四周向腰椎靠拢，两侧腹壁向中间聚拢。

（2）改良凯格尔训练：患者可采取仰卧位、侧卧位、坐位、站立位，收缩肛门括约肌与盆底肌时，想象盆底肌呈圆环形向上收缩朝肚脐方向拉伸，同时双侧前锯肌启动将肋骨拉伸下降，腹横肌协同参与共同收缩，强调盆腹动力协调。如果患者盆底肌收缩乏力时，可先激活Ⅱ类肌纤维，快速收缩1秒，放松10秒，5个一组，每日2～3次，一次6～8组训练；当患者可以激活盆底肌收缩时，快慢肌一起训练，盆底肌收缩5秒，放松10秒，3个一组，快速收缩1秒，2个一组，每日3次，一次10组训练，锻炼Ⅰ类和Ⅱ类肌纤维的协调能力，以激活盆底肌本体感受。

（3）臀桥（夹球）训练：仰卧屈膝，双膝之间夹普拉提球（直径约25 cm），呼气卷骨盆向上同时收缩盆底肌，呼气放松臀部回落地面（注意不要用腰发力）。

（4）90/90臀桥训练：仰卧屈膝，脚踩墙上，大小腿呈90°，大腿和身体呈90°。呼气时脚踩墙，略微后倾卷起离地，吸气还原。

3. 心理支持

（1）心理疏导：帮助患者面对疼痛感受和负面情绪，并寻找积极有效的方式来处理和解决问题。患者可以通过与心理专家进行个别或群体心理治疗，如认知行为疗法等心理治疗技术以获取更为系统和专业的支持，如采取三栏记录法：患者在笔记本上画上九宫格图，最上面一栏记录时间、地点、事件，中间一栏记录当时心境与情绪反应，最后一栏记录事后看待此件事件时是否可以理性或有更好的处理方式。通过一段时间的记录，找到哪类事件对于情绪或心境有改变，对其进行认知行为疗法加以调整。认知行为疗法对于慢性疼痛治疗领域中基于患者情绪、认知及应对事件处理方式的一种行为假设，通过让患者回归性分析过往发生的事件，事后是否可以有更好的应对方式处理，如用平和的心态、合适的词汇来表达自己对疼痛的主观感受，接受自己当下的情绪，不被情绪干扰，让患者更关注于现况而不是过去对目前体验的影响。

（2）心理调适：①聆听。给予对方充分的关注和尊重，倾听他们的感受和需求，表达理解和共鸣，让对方感受到被理解和接纳；②提供情感支持。在对方情绪低落、焦虑或悲伤时，给予安抚、慰藉和鼓励，让对方感到被关心和支持；③放松。教导患者运用各种放松技巧，如深呼吸、渐进式肌肉松弛法、冥想和正念等。引导患者进行想象与冥想练习，帮助他们创造出一种放松、舒适和平静的内心状态；让患者在疼痛过程中更好地应对和调整自己的情绪。通过这些技巧训练可以帮助患者降低焦虑和恐惧感，减轻疼痛。

4. 健康教育　是个体采取的对健康有益的行为，可避免不健康行为。可通过遵医嘱、以健康的生活方式及良好的生活习惯（不通宵熬夜）、规律的排便习惯、积极向上稳定的情绪、均衡的饮食（少进食油炸、生冷食物）等进行调整。

二、诊疗经验

对患者进行整体与局部评估，发现患者胸锁乳突肌紧张，颈部前伸，膈肌紧张，腹壁膨隆，阴道前、后壁膨出，子宫整体偏右且活动受限，尾骨处有明显凹陷，肛周颜色暗沉，臀沟表面破损，骶骨右高左低。针对以上情况，我科采取盆底肌筋膜松解手法、子宫卵巢调理术、内脏松弛术、运动疗法等对患者施以治疗，同时患者入睡困难，且对疾病痊愈的未知不确定性产生焦虑情绪，针对患者入睡困难及近期自我对疾病恢复的不确定性出现的暂时焦虑情绪进行心理支持。患者间断治疗 5 次后，尿频、尿急、腰骶部坠痛及外阴痛、臀部疼痛感有明显好转。分析原因，该病例在二胎前就已经出现盆腔痛。回顾患者的症状时间轴，症状出现在痔疮术后。根据 MRI 的结果，患者的骶骨嵌顿，导致骶棘韧带和骶结节韧带张力过高，耻骨直肠肌过紧，出现排便困难。加之患者产后子宫复旧不良，宫体过于屈曲，子宫底和子宫体直接压迫膀胱，进而导致尿频、尿急症状一直未能得到缓解；同时腰骶角过大，力线发生明显改变，肠系膜压迫子宫体和直肠，导致患者盆底功能失代偿，出现便秘和腰骶部坠痛等症状。

患者通过为期 2 个月 5 次间断的盆底整体康复治疗，第一次治疗后查体：阴道前壁无脱垂，子宫颈口居中，前屈前倾位，子宫活动好，双侧肛提肌饱满、按之弹性好，骶髂关节双侧对称，跟臀试验双侧（－），髋关节内外旋、内收外展、屈伸等活动度正常，腰骶部、臀部、外阴疼痛消失。第五次治疗后复查盆腔 MRI，对比治疗前后均有明显疗效。同时患者的睡眠、情绪大幅度改善，生活质量显著提高。治疗结束，嘱患者回归家庭后强化运动康复训练。

治疗前后对比具体见病例 30 图 2、病例 30 表 1 至病例 30 表 3。

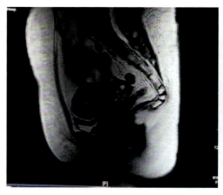
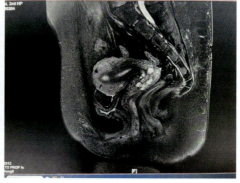

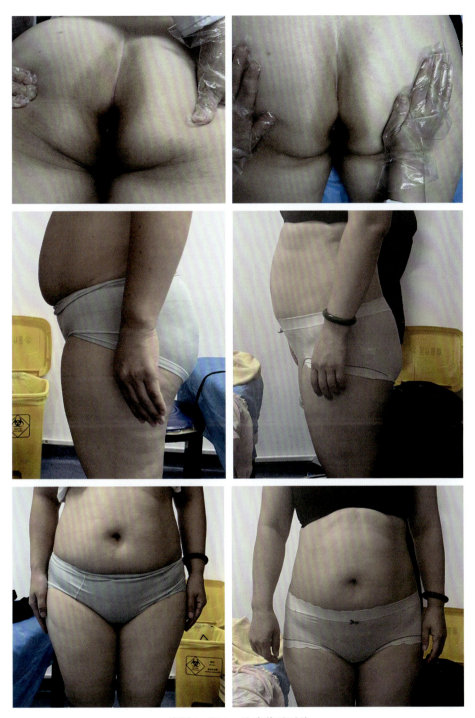

病例 30 图 2　治疗前后对比

病例 30 表 1 治疗前后查体变化

查体	治疗前	治疗后
肛周颜色	灰暗，暗沉面积大	色淡，暗沉面积减小
大便	4～5 次/日，有便不尽感	1 次/日，软，成形
小便	10～12 次/日，尿量＜150 mL	7～8 次/日，尿量≥250 mL
下腹坠胀	明显	减轻
腰骶部疼痛	中度	无
腹部	膨隆松弛	收紧，上提
肛提肌	压痛（VAS 评分 6 分）、条索	压痛消失（VAS 评分 0 分）
牛津肌力	0	3
腰椎曲度	前移角度过大	前移角度减小

病例 30 表 2 体态评估治疗前后对比

评估	治疗前	治疗后
直腿抬高试验	两侧 50° 受限	正常
泌尿生殖系检查	两侧（+）	正常
臀横纹	左高右低	基本一致
跟臀试验	双侧受限	正常
髂嵴	右侧高	基本一致
长短腿	左侧长	基本一致

病例 30 表 3 盆腔 MRI 矢状面对比

解剖位置	治疗前	治疗后
子宫	前屈过大	前屈角度较前上抬
盆腔积液	少量积液	较前减少
肠系膜	下垂压迫子宫体	上抬
直肠	受到挤压	活动充分

三、病例讨论

盆底功能障碍性疾病是由盆底支持组织损伤、功能障碍和退化引起的疾病，包括尿失禁、大便失禁、盆腔器官脱垂、性功能障碍、腹直肌分离、盆腔痛和慢性疼痛综合征等。近年来二胎、三胎政策放宽后，越来越多的产后女性关注自身盆底功能障碍性疾病，产后盆底功能障碍性疾病中发生尿失禁的概率较高，其中压力性尿失禁居多。尿失禁发生的高危因素涵盖孕期体重过重、慢性便秘、阴道多次分娩、年龄逐渐增大等。

慢性便秘属于产后尿失禁的影响因素，医务人员应对孕妇加强防治便秘知识的宣教工作，指导产妇适当增加蔬菜、水果的摄入量，同时适当增加运动以减少便秘的发生。产后便秘与胃肠功能紊乱、腹壁肌肉松弛、肛周肌张力过高或不会用力有关。因大多数产妇未接受相关科普教育，对健康意识薄弱，早期发生的便秘、尿失禁症状并未引起重视，症状拖延过久致病情加重。由于长期慢性便秘，盆底肌功能失代偿，患者易形成痔疮且逐渐加重。痔疮多表现为肛门周围局部肿物，质地较硬，不易纳回，水肿，有肛门坠胀感，局部疼痛，甚至出现排便时出血等。痔疮发病时间从数年至数十年不等，该患者因痔疮困扰从而四处求医，行外痔切除术后，出现便溏、腰背痛、尿频尿急加重等一系列并发症。

患者 8 余年间一直尿频、咳嗽喷嚏漏尿、排便困难，多年来间断服用各种药物及用开塞露辅助排便，未能好转，导致外痔逐渐增大。尽管患者一直在寻找治疗办法，但是一直未能得到根治，究其原因，我们总结了以下几个具有代表性且容易忽视的问题进行讨论，希望有助于提高对类似病例的诊治水平和服务质量。

1. 患者一直认为是痔疮或肠胃功能紊乱导致的便秘，未能考虑到是盆底功能障碍性疾病导致的一系列不适症状。因盆底功能障碍性疾病发病机制尚不完全清楚，与盆底功能障碍性疾病发生相关的病理生理因素主要与年龄相关的神经退行性改变和女性分娩时对运动神经、肌肉和结缔组织的损伤有关。中国妇女受传统观念影响，比较保守，患者出现尿失禁、慢性盆腔痛等症状时，羞于启齿，或认为是分娩后的正常现象，因此就诊率很低。

2. 患者多处就诊时，治疗方式单一。未能充分考虑到患者整体情况。单一的治疗远不如综合的治疗，同时治疗效果还需患者配合程度和信任度，患者信任度高，依从性才会高，否则也达不到治疗效果。随着人们对盆底功能障碍性疾病认识的提高，其康复治疗意识也在不断增强，但目前相关从业人员对其功能障碍的发病机制、康复治疗方法等方面的认识仍有不足；另一方面，私人诊所过多，但医生的技术水平参差不齐，从而导致患者求医多年未果。

3. 社会心理因素与女性盆底功能障碍性疾病发病也有一定的关联性，如抑郁、焦虑、遭遇负面事件等可使盆底症状更明显。一方面可能难以胜任繁多的育儿工作；另一方面，疾病导致身心不适加重，因此患者在面对疾病时难免会有错误的认知和信念，导致其产生消极的应对方式。家庭支持度是产后盆底功能障碍患者应对方式的影响因素。家庭是为产后盆底功能障碍患者提供精神和物质支持的重要场所，家庭成员是产妇的重要支持者，良好的家庭支持能够帮助患者积极应对疾病，恢复健康，而无家庭支持或家庭氛围紧张则会加剧产妇的不良身心状况。

四、病例点评

该病例涉及盆底功能障碍性疾病的治疗和康复，患者多年来一直饱受尿频、咳嗽喷嚏漏尿、排便困难等症状困扰，但在多次就诊过程中，未能得到适合的诊断和治疗。这表明，我们需要进一步提高医护人员对盆底功能障碍性疾病的认识和诊疗水平，以便为患者提供更为准确和有效的治疗方案。治疗方面涉及多个系统，故需要设计个性化的治疗，强调多学科合作，如妇产科、泌尿外科、康复科、心理科等。通过多学科共同协作，为患者提供个性化、全方位的治疗方案，提升治疗效果和患者满意度。

针对患者具体情况，采用合适的康复治疗方法，如盆底肌训练、物理治疗、心理干预等，有助于改善患者症状，提高生活质量。该患者转入我院后，接受了全面的康复治疗，包括盆底肌筋膜手法、子宫卵巢调理术、内脏松弛术、运动疗法及心理支持等，病情得到了明显缓解。但是盆底功能障碍性疾病的研究和发展是不断变化的，我们需要持续关注最新的研究成果，更新诊疗理念和技术，以便为患者提供更为先进和有效的治疗手段。

本例患者为中年女性，病程长达8年，主要表现为尿频、便秘、腰背痛等症状，曾在外院接受过痔疮切除手术，但病情并未得到缓解，反而出现了便溏、腰背痛、尿频尿急加重等一系列并发症。患者一直认为是痔疮或肠胃功能紊乱导致的便秘，未能考虑到是盆底功能障碍性疾病导致的一系列不适症状。在转入我院后，经过详细的检查和评估，确诊为盆底功能障碍性疾病。所以需要注意盆底功能障碍性疾病的发病机制、病理生理学、诊断方法、治疗手段和康复策略等方面的研究，以期为临床实践提供更为科学和严谨的依据。首先，提示我们在临床工作中，要重视患者的病史和症状，全面了解患者的身体状况，避免误诊和漏诊；其次，患者的抑郁、焦虑等心理问题加重了盆底症状。这提示我们要关注患者的心理健康，提供心理支持和干预，帮助患者积极应对疾病；再次，家庭支持对患者的康复至关重要。医护人员应加强与患者家庭成员的沟通，提高家庭对盆底功能障碍性疾病的认识，营造良好的家庭氛围，以利于患者的康复；最后，患者对自己疾病的认知和重视度不足，导致就诊时间长，治疗效果欠佳。同时反映出，现阶段有关盆腔器官脱垂的科普宣教较少，不足以引起广泛的关注，未达到早治疗、早预防的效果。

综上所述，本病例揭示了盆底功能障碍性疾病诊断和治疗的重要性，以及患者心理和社会家庭因素对疾病康复的影响。同时，采用盆底肌筋膜手法、子宫卵巢调理术、内脏松弛术结合运动疗法及心理支持等综合康复技术治疗盆底功能障碍性疾病，相较于单一项目治疗，能够取得更为显著的疗效。

（病例提供：蒋惠瑜　海南医科大学第二附属医院）

（病例点评：李建华　浙江大学医学院附属邵逸夫医院）

参考文献

[1] 葛欢，张鹏，孙武东，等. 筋膜手法的作用机制及在非特异性腰痛康复中的应用进展 [J]. 中国康复医学杂志，2021，36（02）：237-240.

[2] de Vasconcelos GS, Cini A, Lima CS. Proprioceptive training on dynamic neuromuscular control in fencers: a clinical trial[J]. J Sport Rehabil, 2020, 30 (2): 220-225.

[3] Jaen-Pierre Barral, Pierre Mercier. Visceral Manipulation (Revised Edition) [M]. Seattle: Eastland Press, 2015, 3: 1-40.

[4] Campos GE, Luecke TJ, Wendeln HK, et al. Muscular adaptations in response to three different resistance-training regimens: specificity of repetition maximum training zones[J]. European Journal of Applied Physiology, 2002, 88 (1-2): 50-60.

[5] Reid MC, Otis J, Barry LC, et al. Cognitive-Behavioral therapy for chronic low back pain in older persons: a preliminary study[J]. Pain Medicine, 2003, 4 (3): 223-230.

[6] 邵红涛，任桂琴，丁晓茜，等. 正念冥想对走神的影响及其作用机制 [J]. 心理科学进展，2023，31（12）：2368-2379.

[7] 杜娟. 慢性病患者自我导向学习能力对疾病认知的影响研究 [J]. 中国当代医药，2017，24(2): 3.

[8] Wein AJ. Re: The International Continence Society (ICS) Report on the terminology for adult male lower urinary tract and pelvic floor symptoms and dysfunction[J]. The Journal of Urology, 2019, 38 (2): 433-477.

[9] Lawson S, Sacks A. Pelvic floor physical therapy and women's health promotion[J]. Journal of midwifery & women's health, 2018, 63 (4): 410-417.

[10] 杨倩.产褥期痔疮护理研究进展[J].护理研究，2013，8（27）：2437-2438.

[11]Zoltán B, Zsigmond H, László K, et al.HAL-RAR for the treatment of hemorrhoids-a new, non invasive method[J].Magyar sebeszet, 2019, 72（4）：161-166.

[12]陈春梅,张静.产后痔疮的现代快速康复治疗进展[J].中国计划生育和妇产科,2023,15(08)：50-52.

[13]Mahoney C, Smith A, Marshall A, et al.Pelvic floor dysfunction and sensory impairment：current evidence[J].Neurourology and Urodynamics, 2017, 36（3）：550-556.

[14]王美美，梁丹，乔林静，等.盆底功能障碍性疾病的治疗进展[J].实用妇科内分泌电子杂志，2023，10（06）：32-35.

[15]董凌燕，陶茜，龚成，等.女性盆底功能障碍性疾病的发病机制和康复治疗的研究进展[J].中外医学研究，2023，21（36）：180-184.

[16]Vigod SN, Stewart DE.Major depression in female urinary incontinence[J].Psychosomatics, 2006, 47（2）：147-151.

[17]贺春荣.产后盆底功能障碍患者应对方式现状及影响因素研究[J].当代护士（下旬刊），2023，30（04）：124-127.

[18]周英凤,赵珍.初产妇产后家庭保健状况及其影响因素的研究[J].护理学杂志,2005,20(22)：3-5.